C. WREMBEL

Knaur
MensSana

Über den Autor:
Dr. med. Ruediger Dahlke, Jahrgang ’51, Medizinstudium in München, Weiterbildung zum Arzt für Naturheilweisen und Psychotherapie; ab 1989 Aufbau des Heil-Kunde-Zentrums in D-Johanniskirchen zusammen mit seiner Frau Margit, von 1978 bis 2003 als Psychotherapeut tätig, inzwischen vor allem als Fastenarzt, Seminarleiter und Vortragender international tätig.
Interessenschwerpunkt: Entwicklung einer ganzheitlichen Psychosomatik unter Einbeziehung spiritueller Themen wie sie sich in Büchern wie »Krankheit als Symbol«, »Depression – Wege aus der dunklen Nacht der Seele«, »Aggression als Chance«, »Frauen-Heil-Kunde«, »Krankheit als Sprache der Seele«, »Krankheit als Weg« (mit Th. Dethlefsen) und neuerdings »Körper als Spiegel der Seele« und entsprechenden CD-Programmen ausdrückt. Seine Arbeit liegt inzwischen in mehr als 170 Übersetzungen in 22 Sprachen vor.
Heutige Arbeitsschwerpunkte: Ausbildungen in »Archetypischer Medizin«, in Atem- und Psychotherapie, Fasten und geführter Meditation; Ärztefortbildungen und Firmentrainings, Meditations- und Fastenseminare.
Info: www.dahlke.at

RUEDIGER DAHLKE
unter Mitarbeit von
DOROTHEA NEUMAYR

RICHTIG ESSEN

Der ganzheitliche Weg
zu gesunder
Ernährung

Knaur
MensSana

Herausgegeben von Hans Christian Meiser

Besuchen Sie uns im Internet: www.droemer-knaur.de
Alle Titel aus dem Bereich MensSana finden Sie im Internet unter
www.knaur-mens-sana.de

Aktualisierte und erweiterte Taschenbuchausgabe März 2008
Knaur Taschenbuch. Ein Unternehmen der Droemerschen Verlagsanstalt
Th. Knaur Nachf. GmbH & Co. KG, München

Umschlaggestaltung: ZERO Werbeagentur, München
Umschlagabbildung: FinePic, München
Satz: Wilhelm Vornehm, München
Druck und Bindung: CPI – Clausen & Bosse, Leck
Printed in Germany
ISBN 978-3-426-87368-7

2 4 5 3 1

INHALT

MEINE PERSÖNLICHE ESSGESCHICHTE

Über Ernährung ist wirklich schon viel geschrieben worden, vielleicht sogar zu viel. Allerdings kommt das meiste von Anhängern bestimmter Richtungen, die seitenlang versuchen, die Leser auf ihre Seite zu ziehen und sie von ihrer Spezialdiät zu überzeugen. Ich kenne jedenfalls keinen anderen Bereich, Religion und Politik eingeschlossen, in dem so engagiert bis fanatisch über den richtigen Weg gestritten wird, wie in der Ernährung. In Anbetracht dieses Dilemmas will ich gleich zu Anfang erklären, wo ich selbst, was die Ernährung betrifft, heute stehe und wie ich dahin gekommen bin. Auf dieser Grundlage hoffe ich eine weitgehend ideologiefreie Plattform zu schaffen – ohne jeglichen Fanatismus und dafür das Wesentliche im Auge behaltend –, die vor allem Lust macht auf Essensgenuss, der zu weniger Gesundheitsproblemen und mehr Lebensenergie (ver-)führt.

Die Küche meiner Mutter

Begonnen hat alles in einer kleinen dreiköpfigen Familie, die sich allmählich auf sechs Köpfe vergrößerte, mit einer Mutter, die – wie wohl die meisten Mütter – bestrebt war, uns alle und insbesondere die Kinder richtig und gut zu ernähren. Vollwerternährung oder Diäten waren damals kein Thema bei uns, Gewichtsprobleme spielten – außer in Maßen beim Vater – keine Rolle, jedenfalls keine, die auf die Ernährung zurückgeschlagen hätten. Meine Mutter war ganz unfanatisch Anhängerin von Volksweisheiten wie »Mindestens einmal am Tag warm essen« oder »Morgens wie ein Kaiser, mittags wie ein Bürger, abends wie ein Bettelmann«, außerdem legte sie – wie in der Nachkriegszeit üblich – Wert auf genügend Eiweiß. Sie war bekannt für ihre gutbürgerliche Küche, wozu natürlich regelmäßig

Fleisch gehörte, das allmählich auch mehr wurde – in dem Maße, wie es finanziell aufwärtsging.

Da ich morgens wenig bis keinen Hunger hatte, gab es kleinere Probleme, wenn meine Mutter auf ausreichendem Frühstück bestand, das mir widerstrebte. So aß ich oft nur, um das Frühstück hinter mich zu bringen. Der Mittag war problemlos, am Abend setzte ich dann entgegen der Spruchweisheit mein Hungerbedürfnis in entsprechende Mahlzeiten um. Ich hatte eine schöne, relativ »runde« Kindheit, da ich ja eine ganze (Morgen-) Mahlzeit mehr bekam, als es meinem eigenen Bedürfnis entsprach. Meine rundliche Figur ergab sich aus dem Kompromiss zwischen meinen eigenen und den Ernährungsbedürfnissen meiner Mutter.

Verschiedene Ernährungsbedürfnisse in Kollision

In der Jugend wurde ich – in mancher Hinsicht – rasch »unrunder«. Was die Ernährung betraf, weil sportlicher Ehrgeiz den Kalorienverbrauch anhob und die Figur regulierte. Unter dem Einfluss von Trainern fing ich an, Berge von Fleisch zu essen, um entsprechende Muskelberge aufzubauen. Als die Sportexzesse ein abruptes unfallbedingtes Ende fanden und ich weiter wie gewohnt aß, aber das Training auf null reduzierte, bekam ich ein – rückwirkend betrachtet – leichtes Gewichtsproblem, das mich damals aber enorm nervte. Verstärkt wurde es durch eine Hosenmode, die unten weit und oben eng propagierte, während sich meine Beine – aufgrund des langen Trainings – genau konträr dazu verhielten. Der zusätzliche Verzehr von Naturjoghurt nach dem Essen war mein erster von meiner Oma inspirierter »Diätversuch« und brachte (natürlich) nichts als ein paar zusätzliche Kalorien.

Von sportlicher Fitness zum faulen Speck

Mit 18 suchte ich Kontakt zum Kreis jenes indischen Gurus, dem auch die Beatles anhingen und der bald versuchte, aus einem wilden Hippiehaufen eine geordnete Meditationsgemeinschaft zu schmieden. Recht schnell ordnete er strikt vegetarische Ernährung an, jedenfalls denen, die es ernst meinten mit der Erleuchtung, und da rechnete ich mich unbedingt dazu.

Vom Muskelaufbau zum Vegetarier

So landete ich im anderen Extrem zur Fleischmast: in einem streng vegetarischen Regime. Wenn nur der Verdacht auf etwas Knochenmark in einer Suppe aufkam, trat bereits ein erbarmungsloses Tabu in Kraft. Stattdessen verschlangen wir bergeweise Kuchen, Eiscreme und Süßspeisen.

Das verstärkte sich noch erheblich, als wir obendrein angehalten wurden, unsere sexuelle Kraft in meditativer Weise zu sublimieren, anstatt sie einfach für unseren Spaß zu verpulvern. Was wir uns von der eigenen christlichen Religion nicht einmal im Ansatz hatten gefallen lassen, wurde plötzlich spirituelles Gebot der Stunde. Recht bald scheiterte ich – trotz bester Vorsätze – am praktischen Durchhalten und verließ die mir immer prüder erscheinende Bewegung nach acht Jahren. Die Meditation und die vegetarische Ernährung behielt ich aber bei. Letztere leuchtete mir auch aus Rücksicht auf die Tiere ein und verband sich in zwangloser Weise mit meiner Faszination für das franziskanische Christentum.

Puddingvegetarismus und Enthaltsamkeit

Anschließend durchlebte ich an der Seite von Freundinnen noch verschiedene, zum Teil recht strenge Ernährungsphasen wie etwa eine veganische, wo überhaupt alles Tierische einschließlich Milchprodukten und Eiern ausgeschlossen war, und eine makrobiotische. Beide Phasen euphorisierten mich zwar nicht gerade geschmacklich, ich überstand sie aber bei guter Gesundheit wie auch ihre beiden Verfechterinnen. Die versprochenen und von mir damals dringend erwarteten spirituellen Entwicklungssprünge blieben in beiden Fällen leider aus. So kristallisierte sich allmählich das bis heute erhalten gebliebene Gefühl heraus, dass Ernährung zwar sehr wichtig für unsere Gesundheit sei, dass über den Darm aber kein Weg zur Erleuchtung führe.

Gescheiterte Erleuchtungsversuche über den Darm

Während einer Psychotherapie ergab sich, dass mein Einstieg in die vegetarische Kostform zu abrupt und ideologisch geschehen war und wenig mit mir und meinen Bedürfnissen zu tun hatte. So fing ich nochmals an, Fisch und auch

Rückfälle in fleischliche Bereiche

etwas Fleisch zu essen – Ersteres sogar mit Genuss. Letzteres aber schmeckte mir nicht mehr besonders. Und so verabschiedete ich mich mit einem gutgemeinten, aber nicht mehr genießbaren Steak, und diesmal aus freien Stücken aus dem »roten« Fleischreich, aß aber noch hin und wieder Geflügel.

Mein immer naher emotionaler Kontakt zu Tieren führte bald wieder dazu, dass ich neuerlich aufhörte, jegliches Fleisch, also auch Fisch, zu essen. Er verschwand eher nebenbei wieder von meinem Speisezettel. Dafür waren zuerst vor allem ideologische Gründe verantwortlich, die sich mit spirituellen und gesundheitlichen Argumenten vermischten. Schweinefleisch hatte ich seit der ersten vegetarischen Phase schon nicht mehr gegessen, Fohlen- und Delfinfleisch habe und hätte ich nie gegessen, weil ich beide Tierarten besonders liebe. Allmählich dehnte sich das auch zunehmend auf Kälber und verwandte Artgenossen aus. Geflügel aß ich selten, aber noch einige Zeit, bis ein Entenpaar in unserem Teich am Waldrand Junge bekam und wir die Familie mit etwas Dinkel unterstützten. Als die Fütterung einmal aussetzte und der Erpel den ganzen Weg vom Wald hochkam und mit seinem Schnabel ans Fenster unseres Wintergartens hämmerte, um den fehlenden Dinkel einzufordern, rettete er damit auch gleich seine Artgenossen vor meinem Essbesteck. Sobald einzelne Tiere einen Namen hatten, fiel es mir schwer, ihre Artgenossen weiter zu verspeisen. Von einem buddhistischen Freund übernahm ich schließlich das mir spontan einleuchtende Argument, man solle nur essen, was man von Anfang an besorgen und zubereiten könne, und so fielen auch die Fische endgültig weg und ich war wieder – diesmal ohne strenge Anweisungen von oben und mehr aus eigenem Vorsatz – Vegetarier geworden.

Essgewohnheiten und tierische Beziehungen

Inzwischen hatte ich zum Glück – über das eigene Körpergefühl – begriffen, dass nicht jede vegetarische Ernährung die bessere Lösung war. Der Puddingvegetarismus, den ich im Meditationszirkel erlebt hatte, führte weder zu einem guten Lebensgefühl, noch konnte er gesund sein. Über die

Vollwerternährung statt Puddingvegetarismus

verschiedenen Ernährungspäpste und ihre Lehren gelangte ich zur Vollwerternährung, die ich – soweit es jeweils machbar erscheint – seitdem bevorzuge, weil sie mir das beste Lebens- und inzwischen auch Genussgefühl vermittelt.
Zwei Jahrzehnte später, bei einem meiner Seminare im italienischen Montegrotto für die Trainer der österreichischen Skinationalmannschaften, hatte ich alle Mühe, beim anstehenden Bewegungsprogramm mitzuhalten. Auf den Rat eines Freundes fing ich in dieser Zeit wieder an, Fisch zu essen.

Wie ich wieder auf den Fisch kam

Da sich dies rasch im Hinblick auf meine körperliche Kraft positiv bemerkbar machte, bin ich dabeigeblieben, jedenfalls soweit Fisch zum Programm des Seminars gehört. Auch wenn ich mich von der Grundeinstellung weiterhin als Vegetarier bezeichnen würde, gestatte ich mir seitdem diesen faulen Kompromiss. Zwar würde ich weder Fische fangen noch einkaufen, aber wenn sie bei Seminaren auf der Karte stehen, esse ich sie oft, wobei ich froh bin, dass ich sie nicht angeln und töten muss.
Die persönliche Geschichte meiner eigenen Ernährung wird naturgemäß in dieses Buch ebenso einfließen wie all die Erfahrungen, die ich als Arzt mit Patienten in der Gesundlebeszene seit 28 Jahren mache. Hinzu kommen jene Erlebnisse, die sich im Rahmen der Fasten-Aufbauprogramme ergeben. Seit 35 Jahren faste ich selbst regelmäßig zweimal im Jahr, von Beginn meiner Praxis an

Fasten und Essen

betreue ich einzelne Fastende während ihrer Psychotherapien, und seit 25 Jahren leite ich vier Fastenseminare pro Jahr. Auch wenn Fasten der direkte Gegenpol zum Essen ist, ergeben sich im Zusammenhang damit ständig Themen rund ums Essen. Außerdem wird Essen erst durch den zeitweiligen bewussten Verzicht darauf, also nach dem Fasten, zu einem besonderen Genuss.
Aufgrund meiner angeborenen Neugierde habe ich auch die meisten »vielversprechenden« Diäten selbst ausprobiert, von der Mayr-Kur über die Öl-Eiweißkost bis zu Trennkost und Makrobiotik. Regelmäßig jedes Frühjahr gebe ich Kurse, die man unter dem Titel »Weniger ist mehr« zusammenfassen könnte und die

von Wassererfahrungen im Sinne des Aqua-Emotion bis zu Fastenwanderungen reichen. Dabei gibt es die sogenannte »Kohlsuppe«, die den Stoffwechsel anregt, aber kaum Kalorien enthält.

Diäten in meinem Leben

Wenn man sie mit einem entsprechenden Bewegungsprogramm kombiniert, kann man damit nicht nur gut abnehmen, sondern auch in erheblichem Umfang Fettgewebe in Muskeln umwandeln. Es ist eine Art »essenden Fastens«, bei der der Körper kaum etwas bekommt, die Seele aber das Gefühl des Essens weiter genießen kann. Diese Übertölpelung des Körpers, der äußerlich viel bekommt und innerlich nichts davon hat, dabei aber viel verbraucht, weil der Stoffwechsel gefordert ist und sogar Muskeln aufbauen muss, halte ich für eine geschickte Antwort auf die heutige Zeit des Überflusses. Außerdem macht es mir persönlich nach wie vor Spaß, auf diese Weise jedes Frühjahr in verschiedener Hinsicht in Form zu kommen.

Nachdem meine eigenen Gewichtsprobleme glücklicherweise eine kurze Episode am Ende meiner Sportkarriere blieben, habe ich mich weiter mit Verdauungs- und Gewichtsproblemen im Hinblick auf Lösungsmöglichkeiten für meine Patienten beschäftigt, was sich in einschlägigen Büchern und CD-Programmen niederschlug, die sich über die Jahre bewährt haben und die ich immer wieder weiterentwickle. In all diese Themen spielt naturgemäß immer auch die Ernährung mit hinein. Mein Bestreben ist bei allen Fasten- und Diätbesprechungen, den Schwerpunkt auf den Essensgenuss zu legen, den es zu erhalten oder wiederzugewinnen gilt.

Mein Bezug
zu Gewichtsproblemen

Begonnen hatte mein persönliches Interesse für Ernährung unter ganz funktionellen Aspekten mit der Frage: Durch welche Ernährung bekomme ich leichter und schneller mehr Muskeln? Später wechselte der Fokus vom sportlichen auf den spirituellen Aspekt, der funktionale Ansatz aber blieb. Nun lautete die Frage: Welches Essen unterstützt am effektivsten die spirituelle Entwicklung? Essen blieb mir so lange Zeit lediglich Mittel zum Zweck.

Persönliches Fazit

Mit den Jahren entdeckte ich dann in unseren Seminarhotels, dass gutes entwicklungsförderliches Essen durchaus auch sehr gut schmecken kann, und wurde zunehmend zum Genießer. Obendrein verlagerte sich mein persönlicher Lebensschwerpunkt immer mehr nach Süden, und ich lernte in Italien nach Jahrzehnten konsequenter Alkoholabstinenz hin und wieder ein Glas Wein zu genießen.

Auf meinen vielen Vortragsreisen verfalle ich allerdings noch häufig in den Gegenpol genussreichen Essens und lasse – fastenerprobt – ganze Mahlzeiten einfach aus, bevor ich mir etwas einverleibe, was ich nachträglich bereuen würde. Vor Jahren habe ich als Alternative dazu eine Ernährung in Riegelform (»Sunrider«) entdeckt, die mir zusammen mit viel gutem Wasser über lange Durst- und Hungerstrecken sehr bekömmlich hinweghilft.

Und immer wieder der Gegenpol

Über Jahre war ich allen möglichen Tipps und Geheimrezepten nachgegangen, die wahre Wunder im Hinblick auf Leistungsfähigkeit, Energiegewinn und Stimmungsaufhellung unter so klingenden Namen wie Brain- und Moodfood angepriesen hatten. Im Wesentlichen hatte ich dabei immer Enttäuschungen erlebt. Anfang 2006 ergab sich aber doch noch und fast schon nicht mehr erwartet ein Durchbruch in Gestalt einer »Aminas« genannten Rohkostmischung. Schon lange hatte ich damit experimentiert, den Serotoninspiegel im Gehirn essend zu erhöhen, und plötzlich ergab sich hier ein Lichtblick, den ich Ihnen – anlässlich dieser überarbeiteten Neuauflage – unbedingt ans Herz beziehungsweise in den Magen legen möchte.

Stimmungsvolle Lösung vieler Probleme auf essendem Weg

Dazu kam die Bekanntschaft mit einer Seminarteilnehmerin, die sich als eine im wahrsten Sinne des Wortes »ausgezeichnete« Köchin entpuppte. Dorothea Neumayr ist eine der ganz wenigen Privatpersonen in Österreich, die vom Gault Millau mit drei Hauben für ihre Kochkünste bedacht wurden.

Bekanntschaft mit einer ausgezeichneten Köchin

Sie hatte – schon vor dem Besuch meiner Seminare – eine meiner Lieblingsideen in Bezug auf Essen umgesetzt und im Gegensatz zu den meisten Hauben- und Sterneköchen eine vollwertige, weitgehend vegetarische Küche entwickelt, die den hohen Anspruch der Haubenküche mit den Grundsätzen gesunden Lebens auf ausgesprochen geschmackvolle Weise verbindet. Es lag nahe, sie zu bitten, den Geschmacks- und Rezeptaspekt dieses Buches zu übernehmen, zumal meine eigenen Kochkünste trotz einer inzwischen großen Vorliebe für gute Küche rudimentär geblieben sind.

Unsere Essenswünsche für Sie

So hoffen wir gemeinsam, Ihnen im Lauf dieses Buches Lust auf wertvolles, im wahrsten Sinne des Wortes kostbares Essen zu machen, das zu Ihrem ganz persönlichen Typ passt und so schmackhaft ist, dass es Ihre Lebensgeister anregt und Ihre geistig-seelische Entwicklung beflügelt. Dieser Genuss ohne Reue setzt allerdings einiges an Verständnis voraus. Diesbezüglich hoffen wir, dass appetitanregende innere Bilder und entsprechendes Verständnis es Ihnen leichter machen, lesend mit uns zu gehen.

ESSEN IST VIEL MEHR, ALS SICH ZU ERNÄHREN

Diese banale Überschrift bringt uns mitten in ein Dilemma. Heute hängt so vieles am Essen, das in Wirklichkeit nur sehr indirekt damit zusammenhängt. Hinter Essproblemen tut sich die ganze Welt der Psyche auf. Meist verbergen sich hinter Essstörungen gar keine Ernährungsprobleme, sondern seelische und soziale. Gleiches gilt für Gewichtsprobleme. Für die Gesundheit problematisches Essen ist häufig Ausdruck eines gestörten Verhältnisses zur Welt. Insofern sei gleich zu Beginn um Verständnis dafür geworben, dass ein Buch über Ernährung keine Lösungen für Magersüchtige oder Bulimiepatienten anbieten kann, für Übergewichtige kann es vielleicht einen Fingerzeig in die richtige Richtung bieten, aber auch nicht mehr. Es wäre jeweils zu fragen, was die seelischen Wurzeln dieses Verhaltens sind. Diese sind gar nicht schwer zu finden, und ich bin ihnen an anderer Stelle ausführlich nachgegangen.[1] Essen ist auf der anderen Seite aber auch Ausdruck von gesunder Lebenslust. Wird diese allerdings nur essend befriedigt, kann sich auch daraus wieder ein gewichtiges Problem entwickeln.

Die Seele hinter dem Essen

Eine derart dem Materialismus ergebene Zeit neigt dazu, alles auf der physischen Ebene erklären und erforschen zu wollen. Vieles wird auf den Bereich des Essens geschoben, was sich dort zwar ausdrückt, seine Energie aber aus ganz anderen Quellen bezieht. Wer sich am Rauch stört, muss nach dem Feuer suchen, am Rauch lässt sich nichts ändern.

Über die Materialfrage hinaus

In der allgemeinen Leidenschaft für Projektion, der Verschiebung der Verantwortung auf andere, sehen einige Soziologen und auch immer mehr Ernährungsberater bereits die Verantwortung für die Übergewichtslawine in einer krankmachenden und speziell Übergewicht verursachenden Umwelt. Auch wenn das ein interessantes Thema ist und es tatsächlich Hinweise gibt, dass sich die vom Embryo mit dem Fruchtwasser aufgenommenen Geschmackswahrnehmungen später weiterhin durchsetzen, konnten mit der Verschiebung von Verantwortung noch nie Probleme gelöst, aber schon viele verschärft werden. Es mag stimmig und entlastend wirken, wenn – wie in dem Film »Supersize me« – die Schuld am miserablen Gesundheitszustand der Welt den Fastfoodketten zugeschoben wird. Letztendlich bringt das aber nur Ausreden, um weiterhin nichts gegen die eigene Unbewusstheit zu tun.

Übergewichtsträchtige Gesellschaft?

Die gesündesten Menschen essen gar nicht »gesund«

Eine inzwischen berühmt gewordene Untersuchung der Weltgesundheitsorganisation WHO brachte ans Licht, dass die gesündesten Menschen der Welt auf Kreta leben und auf den ersten Blick durchaus nicht besonders gesund essen. Auch andere mediterrane Völker wie die Spanier, die ausgesprochen spät am Abend noch ausgiebig dinieren, rangieren in der Gesundheits-Hitparade weit vor den skandinavischen und deutschsprachigen Ländern, wo man bis dahin glaubte, über gesundes Essen am besten Bescheid zu wissen. Süditaliener und Griechen, Südfranzosen und Portugiesen, sie alle schneiden besser ab als wir. Dabei neigen die mediterranen Völker zu spätem, reichlichem Essen, über das sie obendrein viel Fett in Form von Olivenöl gießen, dazu Rotwein trinken und nicht selten rauchen. Ob nun aber die in Südeuropa deutlich geringere Krebsrate mit dem höheren

Das Rätsel mediterraner Gesundheit

Olivenöl- und Rotweinkonsum zusammenhängt oder damit, dass dort dreimal mehr Obst und Gemüse als in Nord- und Mitteleuropa gegessen wird, oder ob es an etwas ganz anderem liegt, sei vorerst dahingestellt.

Schiebt man die Tatsache ihrer besseren Gesundheit, geringeren Krebsrate und höheren Lebenserwartung ausschließlich auf die Nahrung, landet man bei abstrusen Vorschlägen. So hat man im Rotwein und Olivenöl von Seiten genussresistenter Forscher bereits nach den gesunden lebensverlängernden Stoffen gefahndet, und wer suchet, findet bekanntlich. Allen Ernstes werden inzwischen Extrakte aus Rotwein und Olivenöl in Kapselform angeboten und in Apotheken Deutschlands und der Schweiz auch erfolgreich verkauft. Die wissenschaftliche Begründung liefert beim Rotwein zum Beispiel ein Stoff in den Schalen der roten Trauben, der gegen aggressive Sauerstoffmoleküle schützen soll. Schon in Österreich sind derlei Kapseln kaum abzusetzen, weil der typische Österreicher seinen Rotwein lieber weiter aus Gläsern genießt. Wer versuchen würde, derlei Pillen in mediterranen Ländern zu verkaufen, würde auf völliges Unverständnis stoßen, denn dort geht es beim Essen nicht primär um Gesundheit, sondern um Lebensgenuss. Dass dabei auch mehr Gesundheit herauskommt, sollte uns allmählich klar werden und zum Umdenken anregen.

Rotweinkapseln und Olivenölextrakte für die Unsterblichkeit

Wo der Abend noch wirklich Feierabend und somit Anlass zu Freude und wahrem Genuss ist, wird das Essen automatisch zweitrangig. Für Deutsche und Schweizer bedeutet er dagegen offenbar vor allem das Ende der Arbeit und den Beginn des Fernsehens. Bei dieser Einstellung kann auch gesundes Essen nur wenig bewirken, von Pillen mit Olivenöl- und Rotweinextrakten ganz zu schweigen.

Feierabend und Lebensgenuss

Zwischen Venedig und Palermo, Lissabon und Athen herrschen dagegen noch weitgehend andere Prioritäten. »Wenn du es eilig hast, gehe langsam!«, ist hier die gängige Parole. Die wichtigste

Siesta und Fiesta

Zutat zu einer Mahlzeit lässt sich nicht kochen, nur erleben, wissen die Südländer. Mittags Siesta und abends Fiesta heißt ihre Zauberformel für ein langes, genussreiches Leben voller Zeit und Lebensfreude. In unseren Breiten leben dagegen Zeitreisende, die die eigene Gegenwart nicht aushalten.

Nur in Ländern, wo Gesundheit weit vor Genuss rangiert, können sich solche Stilblüten wie die Rotweinkapseln entwickeln und immer mehr Medizindöschen und -schachteln auf den Esstischen versammeln. Dort wird über die Frage, ob Algen gesund sind, hinaus oft schon gar nicht mehr gefragt, wie sie schmecken. Wenn sie gesund sind, müssen sie einfach auf dem Speisezettel stehen. So ergeben sich für Gesundheitsapostel immer häufiger absurde Essensarrangements aus Kapseln und Pillen, Pulvern und Tabletten. Das Ganze schmeckt oft scheußlich und führt nicht einmal zu einem langen gesunden Leben, wie wir dank WHO-Studie wissen. Aber selbst wenn derlei Essensregime zu einem langen Leben führen würde, wäre zu fragen, warum man unter solchen Umständen denn überhaupt so lange leben wolle.

Selbst gesündeste Kapseln schmecken schlecht

Die Kreter sind verglichen mit solch medizinischen Gesundheitsexzessen Lebenskünstler und schaffen sich mit einfachen und bewährten Gerichten und Getränken allabendlichen Genuss und jene Feierabendstimmung, die offensichtlich dem Leben so guttut – in qualitativer wie quantitativer Hinsicht. Wer sein Leben feiert – auch essend –, hat offensichtlich nicht nur mehr davon, er ist obendrein auch noch gesünder.

Lebenskunst und -stimmung

Ob es für Nordeuropäer Sinn macht, pro Jahr 31 Liter Olivenöl zu vertilgen wie der durchschnittliche Kreter, darf bezweifelt werden, denn auf dieser in vieler Hinsicht begnadeten Insel hat das Tradition, und so hat sich die dazu notwendige genetische Ausstattung über die Jahrtausende entwickelt. Tatsächlich stellten Wissenschaftler fest, dass sich die Blutfettwerte der Kreter nach fettreichen Mahlzeiten deutlich rascher wieder normalisieren als bei Nordeuropäern.

Individuelle Ernährung für Kulturen und Individuen

Wahrscheinlich werden wir in einer bewussteren Zukunft immer weniger von objektiv gesunder Ernährung ausgehen können, sondern vermehrt auf für die jeweilige Kultur genetisch verträgliche und obendrein für uns individuell passende Lebensmittel zurückgreifen. Es ist ja nicht zu übersehen, dass die Inuit Grönlands mit einer extrem fett- und eiweißreichen Ernährung ähnlich gesund leben wie die Bewohner des Altiplano in Südamerika mit ihrer ausgesprochen fett- und eiweißarmen. Beide Bevölkerungsgruppen haben sich über Jahrtausende an diese Art des Essens gewöhnt und kommen auf der Grundlage ihrer angepassten genetischen Ausstattung damit gut zurecht.

Nun sind wir seit den frühen Völkerwanderungen bis hin zu der heute immer ausgeprägter werdenden Migration so gut durchmischt, dass wir selbst ausprobieren müssen, was uns und unserer genetischen Basis am besten entspricht. Die Zugehörigkeit zu bestimmten Volksgruppen kann heute kaum mehr als ein Hinweis auf einen sinnvollen Rahmen sein, in dem wir unseren individuellen Weg selbst finden müssen. Jedenfalls gilt das mit Sicherheit für die gut durchmischten Bevölkerungsgruppen Mitteleuropas wie auch für den Schmelztiegel USA.

Die (genetische) Mischung macht es

Wie bei so vielen Dingen ist auch beim Essen das »Wie?« entscheidender als das »Was?«. Im Bewusstsein der großen Mehrheit der Menschen ist das – jedenfalls in unseren Breiten – umgekehrt. Wir sind so sehr dem Materialismus verfallen, dass wir die materiellen Dinge für wichtiger halten als die sie begleitenden Stimmungen und Gefühle. Der Mensch ist aber – für jeden jederzeit nachprüfbar – ein Gefühlswesen, das von seinen subjektiven Empfindungen ungleich mehr bestimmt wird als von objektiven Daten. Wie oft habe ich erlebt, dass Menschen sich mit schlechten Laborwerten sehr gut gefühlt haben, wenn sie nichts davon wussten, weil ihr Lebensgefühl intakt und optimistisch war. Kaum aber hatte man ihnen die Laborwerte enthüllt und durch entsprechende Medikamente korrigiert, sackten sie in ein tiefes Loch, und das Lebensgefühl passte sich den Wer-

Das »Wie« ist wichtiger als das »Was«

ten an und wurde schlecht. Wer mit Genuss das Falsche zum falschen Zeitpunkt isst, fühlt sich offenbar besser als jener, der in moralinsaurer Stimmung das Richtige zur richtigen Zeit zu sich nimmt. Beim Essen ist es letztlich wichtiger, in welcher Stimmung es geschieht, als das, was gegessen wird.

Ein Buch über das »Wie« des Essens würde wohl kaum Leser finden, denn unser materialistischer Zeitgeist interessiert sich ausschließlich für das »Was«. Trotzdem ist für die Gesundheit das »Wie« entscheidender als das »Was«. In der Wirklichkeit sieht es aber so aus, dass Schulkinder im Bus nebenbei frühstücken, gestresste Manager am Schreibtisch ihr Sandwich verschlingen und abends viele während des Fernsehens essen. Das Schnellfutter im Stehimbiss ermöglicht gar kein Mittagsmahl mehr, denn Mahlzeiten brauchen Zeit. Von unseren Vorfahren könnten wir lernen, dass früher die Diätetik neben der Hygiene die zweite wichtige Grundlage der Medizin darstellte.

Zeitgeist und Ernährung

In alten Zeiten gab es nur eine bescheidene Essensauswahl. Was gerade zurzeit in der eigenen Region zu haben war, musste gegessen werden – gesundheitlich gesehen war das optimal. Aus Mangel an Alternativen beschäftigte sich Diätetik mehr mit dem »Wie« des Essens und sorgte für tägliche Rituale, die eingehalten wurden. Weil Nahrung knapp war, gab es immer Grund, für sie zu danken. Gegessen wurde selbstverständlich gemeinsam, einfach weil die Zubereitung der Gerichte ungleich mühevoller war als heute. Für einen allein lohnte sich solcher Aufwand gar nicht. Größere Gruppen trafen sich zum gemeinsamen Mahl und drückten zumeist im Tischgebet ihren Dank aus, bevor sie mit dem Essen begannen. Heute, inmitten von modernem Überfluss, könnten uns solch einfache Regeln wieder nützen. Wer sich – in welcher Form auch immer – auf sein Essen besinnt, ob wie früher betend und dankend oder in freier Form, dem wird auch heute seine Mahlzeit besser bekommen als dem schnellen Schlinger, der essend schon beim nächsten Termin ist. Mahlzeit braucht, wie das Wort sagt, zweierlei, nämlich »Mahlen« und Zeit.

Vorteile des Mangels, Gefahren des Überflusses

So käme Bewusstheit ins Spiel, und sie wäre mit Abstand der beste Schutz vor Fehlern – auch im Hinblick auf Ernährung. Ein kleiner Moment bewussten Innehaltens und entsprechender Besinnung kann hier mehr bewirken als eine auffällige oder gar pathetische Geste, bei der die Hände etwa demonstrativ über das Essen gebreitet werden.

Die Geschmacksfrage

Ist Geschmack eine Geschmackssache?

Das Thema Geschmack lässt sich einerseits kaum objektivieren, denn es gibt offensichtlich Menschen, denen Fastfood schmeckt, obwohl sie intelligent und gebildet sind. Dass diese beiden letzten Kriterien nicht hindernd wirken, zeigt der Ex-US-Präsident Clinton, der gern Hamburger vertilgte und bereits in seinen Fünfzigern mehrere Bypässe brauchte. Dass Geschmack eine Geschmackssache sei, sagt schon das Sprichwort, wobei man Geschmack offenbar lernen kann, wenn man etwa an Kunstverständige und Designliebhaber denkt. Ähnlich kann man Weingeschmack erlernen, ja geradezu trainieren, was natürlich wieder eine Geschmackssache ist.

Supertaster oder Geschmacksstars

Seit neuestem gibt es eine wissenschaftliche Objektivierung des Themas. Ungefähr ein Viertel aller Menschen kann als sogenannte Supertaster bezeichnet werden: Ihre Zungen weisen eine – genetisch bedingte – deutlich höhere Geschmacksknospenzahl auf. Unter den Supertastern finden sich überdurchschnittlich viele Frauen und Asiaten. Auch viele Berufsgourmets, die als Tester durch die Lande ziehen, gehören hierher. Zum Glück und Ausgleich finden sich auch unter deren »Opfern«, den Spitzenköchen der Welt, besonders viele. Die Supertaster erkennen noch geringste Mengen Bitterstoffe in Süßigkeiten und reagieren überhaupt sensibel auf jeden Geschmacksreiz. Eine Grapefruit ist ihnen leicht zu sauer, Chicorée zu herb und Radicchio zu bitter. Eigentlich sind solche Unterschiede in der Geschmackswahrnehmung leicht nachvollziehbar, denn wir sprechen auch auf anderen Sinnesgebieten von Menschen mit besonders feiner Nase, sicherem Gespür, absolutem Gehör oder besonders scharfen Augen.

Der »geschmacklose« Rest

Natürlich gibt es auch den Gegenpol zu den Supertastern, die sogenannten Nichtschmecker oder Blindgänger in Geschmacksangelegenheiten. Zwischen beiden Extremen liegen als große Mehrheit die Durchschnittsschmecker. Betroffene brauchen sich aber nicht zu sehr zu grämen wegen solch vermeintlicher »Geschmacklosigkeit«, denn erstens kennen sie es nicht anders und leiden folglich nicht, und zweitens bezieht sich die Diagnose nur auf Ernährungsangelegenheiten und könnte drittens in modernen Zeiten sogar zum Vorteil werden, wie wissenschaftliche Studien neuerdings belegen, weil sie zum Beispiel mehr Gemüse verzehren.

Die Letzten werden die Ersten sein

In den alten Zeiten der Evolution war ein guter und sogar besonders feiner Geschmackssinn ein erheblicher Überlebensvorteil, denn so ließen sich verdorbene, ungeeignete und sogar giftige Nahrungsmittel schon im Vorfeld aussondern. Inzwischen aber haben sich die Zeiten gewandelt, und Studienergebnisse deuten darauf hin, dass Supertaster Bitterstoffe und damit auch Gemüse meiden und stattdessen Fett bevorzugen. So haben sie heute ein höheres Risiko bezüglich Übergewicht und sogar Krebs.

Geschmacksprägungen im Mutterleib

Inzwischen wissen wir, dass sich geschmackliche Vorlieben schon sehr früh entwickeln. Sowohl die Muttermilch als auch das Fruchtwasser vermitteln Geschmack und Geruch der Nahrung, die die Mutter zu sich genommen hat. So zeigte sich, dass Mütter, die während der Schwangerschaft regelmäßig viel Karottensaft getrunken hatten, Kinder bekamen, die später gern Möhren aßen. Gestillte Kinder, deren Mütter sich abwechslungsreich ernähren, probieren später selbst deutlich lieber neue Nahrungsmittel als Flaschenkinder, die immer dieselbe Kunstmilch bekamen. Was wir ganz zu Beginn des Lebens kennen und schmecken lernen, bevorzugen wir bis ins Erwachsenenleben. Dabei ist solche Prägung fast beliebig möglich, junge Filipinos mögen Hundefleisch, Koreaner gegrillte Vogelspinnen, Inuit rohes Robbenfleisch, und die Kinder der Aborigines schätzen Maden. Moderne Kinder der westlichen Wohlstandsgesellschaft erlernen heute auf gleichem Weg ihre Vorliebe für fette Speisen.

Im immer noch sehr sensiblen Vorschulalter beeinflussen vor allem Rollenmuster die Ernährungsgewohnheiten. So ließ sich zeigen, dass Jungen auf sogenannte »Starkmacher« wie Fleisch, Eier und Wurst anspringen, Dinge, die der Vater isst, während Mädchen eher »Gesundmacher« wie Obst, Gemüse und Vollwertprodukte bevorzugen wie ihre Mütter. Aus der Tatsache, dass sich diese Essgewohnheiten im späteren Leben kaum noch ändern, folgt, wie wichtig diese frühe Zeit ist. Unter diesem Aspekt ist es wenig verwunderlich, dass Firmen wie McDonald's schon die Kleinsten mit ebenso raffinierter wie massiver Werbung heimsuchen und sich sogar für Gesundheitskampagnen in der Schule engagieren. Nach dem Motto »Was einmal drin ist, ist drin« wird auf diese Weise ein fatales Ernährungsprogramm mit dem Etikett Gesundheit verbunden. Dass einige Politiker dabei mitspielen, verrät nur deren geringe Ahnung.

»Kindergarten« als Lebens- und Ess-Schule

Eine Erfahrung der Vorzeit sagt, dass knappe Dinge besonders kostbar sind. Schon Kinder haben deshalb besonderes Verlangen nach knappen Nahrungsmitteln. Insofern erhöhen die Süßigkeitenverbote nur deren Attraktivität. Auch Eltern, die mit besten Absichten Fastfood verbieten, sollten sich bewusst machen, dass sie das Schnellfutter dadurch für ihre Kleinen besonders faszinierend machen. Ähnliches gilt für Coca-Cola- und Schokoladenverbote.

Gefahren der Verknappungspolitik

Erschwerend kommt hinzu, dass die Werbung tatsächlich wirkt. Zwischen der Menge an aufgenommener Werbung und der Anzahl verspeister Kalorien lässt sich ein direkter Zusammenhang finden. Ein durchschnittliches US-Kind sieht pro Jahr mehr als

10 000 Werbespots für meist kalorienreiche Nahrungsmittel, und dieser Einsatz lohnt sich – für die Industrie. In direkten Untersuchungen zeigte sich, dass Kinder, die entsprechende Werbung gesehen hatten, eher zu Süßigkeiten griffen als etwa zu Obst. In Norwegen und Schweden sind deshalb Werbespots, die sich an Kinder unter zwölf Jahren richten, verboten.

Die Rolle der Werbung für die Geschmacksentwicklung

ARTGERECHTES LEBEN

Bei aller Schwierigkeit im Dschungel von Ernährungsideologien und sich widersprechenden Diäten kann man über den Punkt der artgerechten Ernährung in der Regel noch recht leicht Einstimmigkeit erzielen. Praktisch alle Menschen fühlen sich als Menschen und wollen sich auch wie Menschen und nicht wie Rehe, Fische oder Tiger ernähren. Die Frage ist nur, was is(s)t ein Mensch und was ist für ihn artgerecht, wie sieht eine wirklich »menschenwürdige« Ernährung aus?

Menschen sollten wie Menschen essen

Darüber gibt es schon wieder heftige Auseinandersetzungen, die mit den unterschiedlichen Definitionen des Menschseins zusammenhängen. Einige sehen den Menschen mehr als einen Engel, der sich am besten von himmlischem Nektar nähren sollte, andere erkennen in sich doch eher das Raubtier und schielen auf entsprechende Beute. Diese Position lässt sich sicher noch eher nachvollziehen, denn den Mitgeschöpfen gegenüber verhält sich der Mensch schlimmer als das gefährlichste Raubtier, selbst gegenüber Artgenossen ist er im Wirtschaftsleben oft ein gnadenloser Konkurrent. Insofern mag es fast konsequent sein, wenn große Teile der Bevölkerung die alte Mahlzeit in Schlingzeit verwandeln und auf Raubtierniveau große Mengen Fleisch vertilgen.

In der Esoterikszene hält eine Minderheit dagegen, der Mensch sei vor allem himmlisches Wesen, und so bekämen ihm *natürlich* jene Früchte und Beeren am besten, die eine freigebige Natur von sich aus schenke. So bleibt er zwar schuld-, aber oft auch bedenklich eiweißfrei.

Zwischen Engel und Raubtier

Wer also ist der Mensch, wo kommt er her, und wo gehört er hin? In diesem Dilemma – irgendwo zwischen Wunsch und Wirklichkeit – empfiehlt es sich nach meinen Erfahrungen, einfach von der materiellen Grundlage, in diesem Fall also der Anatomie und Physiologie, auszugehen und auch auf die Geschichte und damit auf das Erbgut zu achten. Bei der Deutung der Organe und ihrer Krankheitsbilder hat es sich immer bewährt, zurückzugehen auf die Ebene der in Jahrmillionen der Evolution entstandenen Strukturen. Das ist eine sehr bio-logische Sichtweise, und natürlich ist der Mensch nicht nur seiner Natur verbunden, sondern auch seiner Kultur verpflichtet. Diese bio-logische Perspektive zeigt aber sehr verlässlich, was *natür*lich ist. Das kann von der Kultur überarbeitet und weiterentwickelt werden, wird sich aber erst über sehr lange Zeiten und die entsprechend langsamen Mechanismen der Evolution auch in der Natur niederschlagen.

Der Körper macht ehrlich

Betrachten wir unseren Verdauungstrakt, der ja zuerst und vor allem mit der Nahrung zu tun hat, müssen wir an seinem Anfang und damit beim Gebiss beginnen. Dieses teilt uns direkt und über seine Geschichte einiges mit. Offenbar liegt das ganz frühe Jagdstadium weit hinter uns, wo die Beute noch unter Einsatz des Gebisses gerissen werden musste, da sich die ehemaligen Reißzähne als sogenannte Canini oder Eckzähne auf sehr bescheidene Ausmaße zurückgebildet haben.

Der Abstieg der Reiß- und Raubtierzähne

Betrachten wir die Anzahl der verschiedenen Zähne, ergibt sich, dass die defensiven Mahlzähne gegenüber den aggressiv schneidenden deutlich in der Überzahl sind. Das lateinische »Mola« bedeutet Mühle, und unsere Molaren und Prämolaren wollen mahlen – ihrer Art entsprechend vor allem Getreide. Und wie das Sprichwort weiß, mahlen Gottes Mühlen langsam. Die Molaren sind uns aber eindeutig von Gott beziehungsweise der Evolution mitgegeben worden. Wir sollten von daher, nach einem durchaus herzhaften Zu- und Abbeißen, wofür unsere Schneidezähne geradestehen, unsere Mühlen (Getreide) mahlen lassen.

Die Mühle im Mund

Alle alten großen Kulturen hatten ihr bevorzugtes Getreide als Ernährungsbasis. Die Inder und viele andere Kulturen des Ostens setzten bereits in der Vergangenheit auf Reis, was noch heute gilt, die Ägypter hatten ihren Weizen, die Indianer Mais und die Germanen Hafer. Das reichte offenbar, um unser Gebiss entsprechend zu gestalten, und so ist es geprägt von der Notwendigkeit des Mahlens.

Jedem das Seine

Bei genauerer Betrachtung haben wir nicht die Wahl, ob wir Getreide mahlen, sondern nur, ob wir das selbst in unserem Mund machen oder es sozusagen »outsourcen« und beim Müller in Auftrag geben. Wenn wir es ganz verweigern, bekommen wir postwendend Verdauungsprobleme. Vor allem, wo die zweite Säule der Ernährung, die Vollwertigkeit, einbezogen wird, ergeben sich aus zu sparsamem Kauen Gefahren. Denn wo ganzes Korn und ungenügend gekaute, zu große Obst- und Gemüsestücke in den Magen gelangen, kann dieser sie mit seiner Säure nicht zerkleinern, ebenso wie der Dünndarm mit seinen Fermenten chancenlos bleibt, weil er auf viel kleinere Teile eingestellt ist. So werden die zu dicken Brocken unverdaut in den Dickdarm abgeschoben, wo sie zu gären beginnen und solcherart Gase erzeugen. Diese brauchen einen Ausweg. Eine Zeit lang können sie den Bauch aufblähen, der in der Regel dank unterentwickelter Bauchmuskeln meist nachgibt. Allerdings sind der Expansion auf dieser Ebene Grenzen gesetzt. Nachdem das ästhetische Inferno eines aufgeblasenen Kugelbauches angezettelt ist, müssen die Gase trotzdem stinkend entweichen. Symbolisch spricht es im Übrigen Bände, seinen Verdauungstrakt durch Vorstülpen gleichsam auszulagern und so sein Problem ständig und für alle sichtbar vor sich herzutragen.

Wer sich das Mahlen spart, erntet Blähungen

Allerdings geht der für unser Gefühl langen seit ca. 10 000 v. Chr. noch eine ungleich längere Zeit voraus, in der unsere Vorfahren als reine Naturwesen eher fleischorientiert gewesen sein dürften, denn anders hätten sie – zumindest in unseren Breiten – die kalten Perioden der Eiszeiten gar nicht überleben können.

Die lange, harte Frühzeit

Biologisch gesehen ist unser Gebiss das eines Allesfressers, auch wenn vereinzelte Schöngeister das nicht wahrhaben wollen. Der

Der Mensch als Allesfresser

Mensch ist dafür geschaffen, auch Fleisch zu essen, aber er muss natürlich nicht alles machen, was er kann – denn offensichtlich kann die Natur von der Kultur überspielt werden.

Wenn wir den Menschen auf einer Skala zwischen den reinen Vegetariern wie Rehen auf der einen und Fleischfressern wie Tigern auf der anderen Seite einordnen, gehört er dazwischen, ähnlich wie etwa das Schwein. Man kann die verschiedenen Tiere auf dieser Skala stimmig einordnen, indem man ihre Körperlänge mit der ihres Darmes vergleicht. Je länger der Darm im Verhältnis zur Länge des Tieres ist, desto mehr neigt der Besitzer zum Vegetarismus. Reine Raubtiere brauchen nur wenig Darm, um das leicht verdauliche Eiweiß aufzunehmen, während Vegetarier viel Aufwand in einem langen Darm treiben müssen, um die wenigen Nährstoffe aus dem Grünfutter zu holen. So hat ein Rind einen viele Meter langen und der Löwe nur einen sehr kurzen Darm.

Standortbestimmung über die Darmlänge

Will man den Menschen in dieses »tierische« System einordnen, muss man allerdings darauf achten, dass man entweder seine langen Beine nicht mitzählt oder aber auch bei den Tieren deren Hinterbeine mit in Rechnung stellt. Vergleicht man nur die Länge des Darmes mit der der Wirbelsäule, wird das Ganze fair, und der Mensch landet nicht in der Mitte zwischen den beiden Extremen, sondern näher bei den Rehen oder reinen Vegetariern, ohne aber wirklich dazuzugehören. So peinlich das manchen sein mag, rangieren wir in der Nähe der Schweine, die überwiegend vegetarisch leben, aber ab und zu auch ein paar Engerlinge und Würmer mitverspeisen. So bräuchten auch wir keine Bedenken zu haben, hin und wieder beim Genuss von Himbeeren ein paar frische Würmer abzubekommen.

Mensch und Schwein in einträchtiger Nähe

Auch die Tatsache, dass Menschen kauen und schlucken können, spricht dafür, dass sie Pflanzliches erst kauen und dann schlucken sollten, ansonsten würde eben der viel einfachere Schlingakt der Fleischfresser ausreichen. Da die Natur niemals Sinnloses mit Aufwand entwickelt, kann man davon ausgehen, dass wir als überwiegend Pflanzen fressende Wesen ins Rennen (der Evolution) geschickt worden sind. Dafür spricht auch, dass wir im Gegensatz zu Fleischfressern gar nicht in der Lage sind, Vitamin C in unserem Verdauungstrakt selbst herzustellen. Andererseits verbindet uns mit den Pflanzenfressern die Fähigkeit, Stärke über entsprechende Enzyme in Glucose aufzuspalten. Außerdem haben wir Schweißdrüsen wie viele Pflanzenfresser, um unseren Wärmehaushalt zu regeln.

»Vegetarische Indizien« beim Menschen

Auf der anderen Seite müssen wir aber auch sehen, dass unser Verdauungstrakt nicht in der Lage ist, riesige Mengen von Grünzeug zu verdauen, wie der der Kuh. Würden wir im gleichen Ausmaß Salat und Gras zu uns nehmen, würde es uns wohl zerreißen. Von Natur aus haben wir nur einen relativ kleinen, Säure produzierenden Magen. Ähnlich wie Raubtiere sind wir auch nicht (mehr?) in der Lage, Vitamin B_{12} selbst herzustellen, und mit Vitamin A tun sich reine Vegetarier zumindest schwer. Wir müssen bestimmte Amino- wie auch einige Fettsäuren aufnehmen, die wir deshalb auch »essentiell« nennen. Bei Kohlenhydraten ist das ganz anders. Der Mensch könnte theoretisch ohne Kohlenhydrate überleben, da er sie selbst aus Eiweiß herstellen kann, ohne bestimmte essentielle Fett- und Aminosäuren kommt er aber nicht aus. All das könnte deutlich machen, dass der heutige Mensch ein Allesfresser ist und über lange Zeiten wohl auch war. Es gibt jedenfalls wenig Hinweise auf archaische Völker, die gänzlich auf Fleisch verzichtet hätten. Das hätte keine Vorteile bezüglich des Überlebens gebracht.

»Fleischliche Argumente«

Zusammenfassend könnte es so gewesen sein, dass wir vor unendlich langen Zeiten einmal weitgehend vegetarisch angefangen haben, wie etwa Schimpansen, deren Erbgut bis auf 2 % mit dem unseren übereinstimmt, uns dann wohl aus der Not des sich ändernden Klimas – zum Beispiel während der Eiszeiten – zu Allesfressern mauserten, um erst wieder in jün-

Entwicklungsgeschichtliches Hin und Her

gerer Zeit – die letzten 12000 Jahre sind ja nur ein Wimpernschlag in der Evolution – zur überwiegend vegetarischen Kost zurückzuwechseln. Letzteres wäre übrigens heute auch die einzige Chance, die enorm gewachsene und immer noch weiter expandierende Menschheit durchzubringen.

Blick zurück auf die Nahrungsgeschichte

Die Betrachtung der Geschichte der Menschheit lässt vermuten, dass unsere Vorfahren wahrscheinlich lange Zeit sehr viel mehr Fleisch essen mussten, um die langen Phasen der Eiszeiten zu überstehen, in denen jedenfalls in unseren Breiten kaum genug pflanzliche Nahrung gewachsen sein dürfte. Vor etwa zwei Millionen Jahren hat solch eine Eiszeit das relativ einfache Leben unserer Vorfahren in den vom Überfluss an Pflanzen geprägten Regenwäldern nachhaltig verändert. Es entstanden kalte Steppen und Buschlandschaften, in denen ein Überleben wohl nur durch den Verzehr von Aas und kleineren Tieren möglich war. Moderne Forschungen unterstützen diesen Gedanken.

Als die Kälte ins (Nahrungs-)Paradies kam

Vor 1,7 Millionen Jahren kam die Zeit des aufrechten Menschen, des Homo erectus, der sich zum Allesfresser mauserte, da die Jagd seine einzige Überlebenschance war. In eiskalten und dunklen Zeiten musste der frühe Mensch große Anpassungsleistungen vollbringen. Die dunkle Haut der ursprünglichen Menschen dürfte sich nun aufgehellt haben, so dass sie mehr UV-Licht durchlassen und dadurch die Vitamin-D-Produktion verbessern konnte. Auch das wärmende und generell isolierende Unterhautfettgewebe, das heute vielen so ärgerlich erscheint, dürfte hier seinen ursprünglich lebensrettenden Ursprung haben.

Anpassungsleistungen an das Eiszeitklima

Vor ca. 500000 Jahren trat der Homo sapiens auf die Bildfläche und breitete sich trotz wechselnder und schwieriger Klimabedingungen sehr weit über die Welt aus. Vermutlich machte er den vor etwa 200 000 Jahren auftauchenden Neandertalern den Garaus, wobei wahrscheinlich über lange Zeiten auf der Ernährungsebene sogar Kannibalismus eine Rolle spielte.

Vom Vegetarismus zum Kannibalismus

Die letzte Eiszeit dauerte von 120 000 bis ca. 15 000 v. Chr. und damit bis zum Beginn unserer Geschichte. Die Steinzeit entspricht in etwa dem letzten Viertel der Eiszeit und dauerte von 40 000 bis 10 000. Erst vor ca. 17 000 Jahren wurde es langsam wieder wärmer. Bis dahin kann Überleben ohne hohe Anteile Fleischnahrung – jedenfalls in unseren Breiten – kaum möglich gewesen sein. Auf dieser klimatischen Basis entwickelte sich im sogenannten Neolithikum der erste Ackerbau im Nahen Osten und trat von hier aus seinen Siegeszug an. 5000 Jahre später war die Feldwirtschaft praktisch überall verbreitet und machte die Menschen sesshaft. Die großen Kulturen der Frühzeit konnten sich auf dieser Basis entwickeln.

Neue Wärme erlaubt neue Esssitten

Innerhalb einer relativ kurzen Zeitspanne wechselte der Ernährungsschwerpunkt radikal. Nach neueren wissenschaftlichen Schätzungen betrug der Anteil tierischer Kalorien vorher über 60 %, um nun auf ca. 10 % zu sinken. So haben wir wohl auch hier einen zyklischen Verlauf anzunehmen, in dem sich vegetarische Zeiten mit karnivoren und sogar kannibalischen abwechseln. Den Vegetariern gehört wohl der Beginn der Menschheit. Bis heute sind die meisten der sogenannten Menschenaffen wie Orang-Utans und Gorillas Vegetarier, wobei die uns am nächsten stehenden Schimpansen wie wir selbst Allesfresser sind. Sie schrecken auch vor dem Fleisch von Artgenossen nicht zurück. Erst die Not der Eiszeiten dürfte uns zu wahren Fleischfressern gemacht haben. Das milder werdende Klima ließ dann mit den Hochkulturen wieder die vegetarische Komponente stärker hervortreten, bis in unserer Zeit Reichtum und Erfindungsreichtum (über die Entdeckung immer besserer Konservierungsmethoden) die Fleischkurve wieder ansteigen ließen.

Dem Auf und Ab der Temperaturen entspricht das der Ernährung

Alles spricht dafür, dass wir unser Erbgut aus diesen frühen Zeiten mitgebracht haben und es sich den verschiedenen Phasen anpasste, allerdings mit der ihm eigenen aufreizenden Langsamkeit.

Die Rolle der Gene

Bedenkt man, dass unser Erbgut noch immer zu 98,5 % identisch ist mit dem der Schimpansen, wird klar, wie langsam und auf welch geringem Niveau sich seine Veränderungen ereignen. Das bedeutet, dass zwar die aus den Regenwäldern des Überflusses mitgebrachte genetische Basis in Richtung Vegetarismus ging, uns aber die folgenden langen Zeiten der Eiszeit mit ihrem hohen Fleischkonsum sicher auch noch in den Genen stecken und wir also auf die Verdauung von Fleisch genetisch gut eingestellt sind. Wahrscheinlich steckt die neuerliche Anpassung an pflanzliche Nahrung und insbesondere Getreide – genetisch gesehen – noch in den Kinderschuhen und kann eigentlich gerade erst so richtig begonnen haben. Denn die Zeitspanne seit den Hochkulturen ist noch relativ kurz. Dass über 40 000 Menschen allein in Deutschland kein Gluten, den Kleber im Getreide, vertragen und somit an Zöliakie leiden, könnte ein Hinweis darauf sein. Sie können als einzige Getreide Reis, Mais, Hirse, Quinoa und Amaranth, die glutenfrei sind, vertragen.

In welch geringem Maß die Umstellung auf eine Ackerbau und Viehzucht treibende Lebensweise abgeschlossen ist, zeigt sich auch daran, dass weltweit 2,3 Milliarden Erwachsene und über 600 000 Jugendliche und Kinder unter Laktoseintoleranz leiden und Kuhmilch nicht vertragen. Sie können Milch bestenfalls in weiterkultivierter Form als Käse, Joghurt und Quark zu sich nehmen, wenn also Bakterien den Milchzucker bereits verdaut haben. Neben der Laktoseintoleranz müssen wir heute eine weitere gegen Kuhmilcheiweiß annehmen. Das ist besonders bedauerlich, da Milch in verarbeiteter Form in vielen Fertigprodukten vorkommt, zum Beispiel in Gestalt von Molke als billigem Füllstoff.

An der Kuhmilch scheidet sich die Menschheit

Aber es kommt noch dicker. Nach einer Studie des Finnen Kelainen gleicht ein Anteil des Kuhmilcheiweißes einem Eiweißbestandteil der Insulin produzierenden Langerhansschen Inseln der Bauchspeicheldrüse, woraus sich zumindest eine interessante Hypothese zur Entstehung von Diabetes Typ 1 ergibt. Aufgrund der bis zum 9. Lebensmonat fehlenden eigenen IGA-Antikörper des Kindes können die Molkeeiweißbestandteile problemlos durch die Darmwand eindringen und werden von der Abwehr unschädlich gemacht. Die sich so bildenden Antikörper greifen nun aber wegen der großen Ähnlichkeit auch die Inselzellen im Pankreas an. Demnach müsste jugendlicher Diabetes desto früher ausbrechen, je früher und mehr Kuhmilcheiweiß Säuglinge bekommen. Nach Werthmann (Ratgeber für Allergiker) verlangsamt denn auch der völlige Verzicht auf Kuhmilch das Fortschreiten von Diabetes vom Typ 1.

Milcheiweiß und jugendlicher Diabetes?

Die Milchwirtschaft entpuppt sich jedenfalls für über die Hälfte der Menschen als Misswirtschaft. Tatsächlich machte Milchtrinken bis zur Entwicklung von geregelter Landwirtschaft auch gar keinen Sinn. Wenn Kinder nach dem ersten Jahr eine Aversion gegen Milch entwickelten, war das sinnvoll, denn dann konnte die Mutter abstillen und wurde wieder fruchtbarer, um ganz im Sinne der Evolution weitere Kinder zu bekommen.

Milchwirtschaft als Missverständnis?

Andererseits hat die andere Hälfte der Menschheit sich bereits mit Erfolg genetisch auf das Milchangebot, das durch die Viehzucht aufkam, eingestellt, das heißt, diese Menschen haben Vorfahren, die aufgrund von Mutationen lernten, sich das zusätzliche Angebot zu Nutze zu machen, und mittels dieses Evolutionsvorteils die weniger flexiblen Esser überflügelten. Betrachtet man die genaue Verteilung der Milchunverträglichkeit über die Erdteile, zeigt sich, dass die Intoleranz unter Afrikanern und Asiaten sogar 80% beträgt, unter Weißen dagegen nur 15%. Tatsächlich hatten Menschen weißer Hautfarbe länger Zeit, sich an die Milchwirtschaft zu gewöhnen.

Genetische Anpassung ist immer möglich, aber zeitaufwendig

Dass wir uns der noch ungleich moderneren Variante der Raffinierung der Getreide bisher überhaupt nicht anpassen konnten, ist genetisch völlig klar und macht uns eine Reihe von Problemen, wie etwa das von der WHO als weltweite Diabetesepidemie erkannte Szenario. In den wenigen Jahrzehnten, seitdem wir die Lebensmittel raffinieren und zu Nahrungsmitteln machen, konnte sich unsere Genetik nicht einmal ansatzweise auf das neue Angebot einstellen. Das wird – falls die Menschheit es erlebt – noch viele Jahrtausende dauern.

Raffinierung ohne genetische Anpassung

Im Augenblick scheint es so, dass praktisch alle, die sich auf sogenanntes Fastfood umstellen, daran auch erkranken. Am spektakulärsten hat das jener US-Amerikaner dargestellt, der für vier Wochen auf Bewegung verzichtete und dafür ausschließlich auf Produkte von McDonald's umstieg. Seine vorher guten Blutwerte veranlassten die Ärzte schon nach zwei Wochen, dringend auf den Abbruch des Selbstversuches zu pochen. Nach einem Monat war der Mann behandlungsbedürftig krank, hatte sich subjektiv aber gut an das Schnellfutter gewöhnt – es ging ihm eigentlich nur noch gut, wenn er davon aß. Der Film »Supersize me« handelt von diesem heroischen Selbstexperiment.

Auch wenn der Versuch wissenschaftlich begleitet war, gibt es viel stärkere Argumente für die noch ausstehende Anpassung an Fastfood. Wenn Völker sehr abrupt in die US-amerikanische Fastfood-Wirklichkeit gestoßen werden und ihre überlieferten Ernährungsgewohnheiten über Bord werfen, ist das Ergebnis besonders deprimierend. Indianer, Inuit und Aborigines bieten dafür traurige Beispiele. Gut untersucht ist das Phänomen in dem pazifischen Inselstaat Nauru. Die Insulaner hatten in ihrer Evolution den Vorteil einer sehr effektiven Fettspeicherung erworben, was ihnen lange, anstrengende Bootsfahrten ermöglichte. Im Jahr 1925 wurde der erste Fall von Diabetes bekannt, nachdem Anfang der zwanziger Jahre Reichtum durch den Abbau von Bodenschätzen eingekehrt war. Mit dem Geld kam auch die raffinierte Kost, die allmählich in Fastfood

Fastfood als neuer Weg in die Diabetesfalle

überging. Heute hat bereits jeder zweite Nauruer Diabetes vom Typ 2.

Hinweise aus der Forschung auf diese genetischen Probleme sind zahlreich und deutlich. Wird dagegen zur althergebrachten Kost zurückgekehrt, ergeben sich ebenso dramatische Verbesserungen, wie verschiedene Studien an Indianervölkern zeigen. Am bekanntesten wurde die von Boyd Swinburn (Universität von Melbourne) an Pima-Indianern. Mit ballaststoffreicher Kost, die der ihrer Vorfahren ähnelte, kamen sie rasch von ihrem hohen Insulinbedarf herunter.

Umkehr ist möglich

Wie lange die ganz frühe vegetarische Phase gedauert haben mag, können wir nur schwer schätzen, durch die modernen Forschungsmethoden wissen wir jedoch, dass der Beginn der Eiszeiten weit über 100 000 Generationen her ist. So hatte das Allesfresserprogramm also ausreichend Zeit, sich in unseren Genen zu verankern. Die Zeit seit dem Aufstieg der Ackerbau treibenden Hochkulturen war dagegen zu kurz, um sich schon deutlich im Erbgut niederzuschlagen. Wir dürfen uns also – wenn auch nur genetisch – als Steinzeitmenschen betrachten, was noch nicht heißt, dass es mit den inzwischen schon angepriesenen Steinzeitdiäten besser gehen würde.

Die Steinzeit dauert an – jedenfalls genetisch

Dass unsere Vorfahren in der Steinzeit aber Allesfresser mit einem gehörigen fleischlichen Einschlag waren, verraten auch die vielen archaischen Völker, die bis heute so leben. Deren Speisezettel ähnelt im Übrigen dem der uns nächsten Menschenaffen, der Schimpansen.

Blick voraus: Konsequenzen für die Ernährung

Wenn wir natürliche und kulturelle Einflüsse auseinanderhalten, können wir uns in dem Auf und Ab leichter orientieren. Wir müssen nicht alles tun, was natürlich ist, obwohl es meist gesund für uns ist. Stattdessen können wir unsere Natur mit Kultur überlagern. Das ist auch in vielen anderen Bereichen erklärter Anspruch, wenn etwa Ethik und Religion das Sexualverhalten in den Griff bekommen sollen. Die flächendeckende Verbreitung des biologisch besten Samens, die sich über Jahrmillionen bewährt hat, wurde durch Konzepte wie Ehe, Treue usw. abgelöst. Wie schwer das ist, zeigen die heutigen partnerschaftlichen Probleme, die nicht zuletzt darauf zurückgehen, dass die Natur sich immer wieder gegenüber der Kultur durchsetzt. Wir halten solche Ausrutscher heute für Zeichen von Charakterschwäche, man könnte aber darin auch Hinweise auf eine besondere Stärke der Natur sehen. Letztlich stellen wir auch beim so sehr von Tabus belegten Thema Partnerschaft fest, dass die kulturelle Decke, die uns von unserem *natür*lichen Erbe trennt, sehr dünn ist.

Natur versus Kultur

Wenn Vegetarier heute in allen Teilen der Welt auf Fleisch verzichten, ist das ein Akt, der sich weniger mit unserer Natur als mit Kultur beziehungsweise Philosophie und Religion begründen lässt. Es ist offensichtlich gesundheitlich möglich, immerhin haben Hunderte von Millionen Inder seit Jahrtausenden erfolgreich auf Fleisch verzichtet. Andererseits zeigen die vielen Zöliakiepatienten, die den Kleber im Getreide nicht vertragen, dass reine Pflanzenkost auf Getreidebasis für einige Menschen auch zum Martyrium werden kann.

Vegetarismus als kulturelle Anstrengung

Wer andererseits das andere Extrem wählt und zwei- bis dreimal täglich Fleischmast betreibt, wird ebenfalls Schaden nehmen. Auch wenn so viele Menschen heute diesen Weg gehen und viel Fleisch essen, ändert das nichts an der Tatsache, dass diese Ernährungsform unserer Natur zuwiderläuft. Millionen Rheumatiker können ein Lied davon singen. Der Rheumafaktor, den Mediziner im Blut finden, besteht nicht zufällig aus Eiweiß. Die heute übliche Mast mit tierischem Eiweiß wird aber leider nicht nur durch mögliche Rheumaerkrankungen schmerzhaft bezahlt. Auch die Übersäuerung, die viele Symptome kennt, ist eine Folge davon.

Eiweißmast und ihre Folgen

Noch bis vor wenigen Jahrzehnten haben die Menschen ganz automatisch artgerechter gelebt, einfach weil sie sich etwas anderes nicht leisten konnten. Auf dem Land war es noch viel länger üblich, sich lediglich am Sonntag einen Braten zu leisten und ansonsten fleischlos auf Gemüse zu setzen. Nur der Adel konnte sich schon lange Eiweißmast auf Fleischbasis leisten und hatte so auch die typischen Symptome zu ertragen. Man sprach in Preußen geradezu vom Gichtkabinett in Zeiten, als nur Adelige am Kabinettstisch Platz nehmen durften. In der kaiserlich-königlichen Suppenküche am Wiener Hof war die allerfeinste Essenz, die Consommé, den hochwohlgeborenen Herrschaften vorbehalten, der fleischliche Rest blieb dem Gesinde, was zu dem Spruch »Die Dienstboten bekommen das Fleisch, die hohen Herrschaften die Gicht« führte. Heute essen wir alle wie Kaiser und Könige und übernehmen folglich auch deren Krankheitsbilder.

Schmalhans als weiser Küchenchef

Auf die Dosis kommt es an

Wie wichtig die quantitative Zusammensetzung der Nahrung ist, geht heute in der Gesundlebeszene oft unter. Man glaubt, wenn man nur genug vom Gesunden nähme, sei man auf dem besten aller Wege. In Wahrheit ist weniger auch in Ernährungsdingen oft mehr. Zwei Extrembeispiele mögen das belegen.
Auf einer Krankenstation erlebte ich einen jungen Mann, dessen sich stetig verschlechternder Zustand die Ärzte zur Verzweiflung trieb. Alles schien bei ihm durcheinander, aber es zeichnete sich kein nützlicher Hinweis auf die Ursache ab. Schließlich löste eine Krankenschwester das Geheimnis. Der junge Mann verschmähte das zugegebenermaßen schlechte Klinikessen und ließ sich von seiner Freundin ernähren. Die beiden hatten Oshawa, den Papst der Makrobioten, so verstanden, dass es vor allem darum ging, die Yin- und Yang-Anteile der Nahrung zum Ausgleich zu brin-

Die Dosis macht das Gift

gen. Da die ausreichende Versorgung mit Yang-Energie ihnen schwer erschien, suchten sie den Ausgleich über enorme Mengen an Salz. So hatte sich der Patient über die Zeit sein Leben und seine Gesundheit im wahrsten Sinne des Wortes versalzen. Als er kurze Zeit ganz salzfrei und dann wieder mit normalen Dosen versorgt wurde, besserte sich sein Zustand rapide. Das spricht weder grundsätzlich gegen Salz noch gegen Makrobiotik, obwohl sie anfällig für solche und ähnliche Irrtümer zu sein scheint. Die Dosis ist eben auch bei an sich gesunden Dingen entscheidend.

Für die Salzfans, die den entsprechenden Boom der letzten Jahre heraufbeschworen haben, wäre an dieser Stelle Achtsamkeit geboten. Sicherlich ist es notwendig, gutes Salz zu verwenden, aber die Mengen dürfen dabei nicht kritiklos erhöht werden. Tatsächlich versalzen sich neuerdings zunehmend Menschen ihre Gesundheit mit Überdosen eingenommener Sole. So findet auch der Salzboom seine natürliche Schattenseite, obwohl Salz ganz offensichtlich in Maßen nicht nur gesund, sondern lebenswichtig ist.

Wenig gutes Salz ist ein Geheimnis guter Gesundheit

Ein noch krasseres Beispiel ereignete sich in München, wo ein Mann, der über lange Zeit Raubbau an seiner Gesundheit getrieben hatte, in einer Apothekenzeitung von den positiven Auswirkungen eines Karotten-Tages las. Da er nichts mehr zu verlieren hatte, entschloss er sich dazu und machte so gute Erfahrungen, dass er gleich noch einen weiteren Tag anhängte. Das Ergebnis war noch besser, und so entschloss er sich getreu dem Motto »Immer mehr vom selben«, ernährungsmäßig weiter ausschließlich auf gelbe Rüben zu setzen. Den Punkt allerdings, an dem das einseitige System kippte, verpasste er nachhaltig, und eine Zeitung schrieb, er sei nicht verblichen, sondern vergilbt.

Selbst Möhren sind im Überfluss gefährlich

Niemand wird bestreiten, dass Vitamin A, das reichlich in Karotten vorkommt, gesund und unverzichtbar ist, aber im Exzess kann man sich – wie das Beispiel zeigt – mit Vitamin A auch umbringen. Die richtige Dosis ist entscheidend, und nichts ist so

Gifte als Heilmittel

gesund, dass man sich damit nicht umbringen könnte, nichts aber auch so giftig, dass es nicht zum Heilmittel werden könnte – etwa in der Homöopathie.

Ernährung und Bewegung

Unsere Anpassungsprobleme sind aufgrund der Langsamkeit der Evolution viel größer, als wir uns lange vorstellen konnten. Über Jahrmillionen haben unsere Vorfahren gelernt und in ihre Gene einprogrammiert, dass Nahrung nur über intensive Bewegung zu erlangen war. Es gab einen natürlichen Zusammenhang zwischen Essen und körperlicher Aktivität, der heute erstmals durch die modernen gesellschaftlichen Entwicklungen in Frage gestellt ist.

> Sich regen bringt Segen

Parallel zur Raffinierung der Kohlenhydrate hörten die Menschen praktisch mehrheitlich auf, sich für die Nahrungsbeschaffung körperlich zu verausgaben. Vor allem aus letzterem Punkt entwickeln sich heute gewaltige Probleme. Die moderne Menschheit opfert in einem verrückten Ausmaß ihre Muskeln einer Art von Bequemlichkeit, die so neu nicht ist in der Geschichte. Immer hatten die Menschen versucht, mit dem geringsten Aufwand ein Maximum zu erreichen. Was sich aber für Jahrmillionen als Evolutionsvorteil erwies, wird heute zu einem furchtbaren Fallstrick.

> Ein Übel kommt selten allein

Eigentlich müsste ab diesem Punkt das Buch zweigeteilt werden: eine Sparte für diejenigen, die sich weiterhin wie typische Menschen verhalten und in einem schlanken, kräftigen Körper die seit unübersehbar langen Zeiten laufende Entwicklung fortsetzen. Eine andere Sparte aber müsste sich mit der Mehrheit in modernen Industrienationen der sogenannten ersten Welt befassen, die sich – wohl erstmals in der Geschichte – weigert, weiterhin für Bewegung und Muskelerhalt zu sorgen.

> Die Menschheit am Scheideweg

Dieser Trend ist stark und vor allem US-amerikanischer Herkunft und von daher wohl kaum aufzuhalten. Im Land der unbegrenzten Möglichkeiten sollen nach Schätzungen der Wissenschaftler im Jahr 2030 100% der Menschen übergewichtig sein, wenn sich die jetzige Entwicklung linear fortsetzt, was sie zum Glück nie tut. Über die Hälfte der Kinder ist es aber heute schon, und immerhin 30% der Hunde und Katzen leiden schon am sogenannten Garfield-Syndrom, der Haustier-Fettsucht.

Aber die Welt holt auf. In Deutschland gelten heute zwei Drittel der Männer und die Hälfte der Frauen als übergewichtig. Die Kosten aus den Schäden der flächendeckenden Fehlernährung sollen bereits über ein Drittel der ständig weiter eskalierenden Gesundheitskosten ausmachen. Die Weltgesundheitsorganisation hat die Fettsucht zur globalen Epidemie erklärt, die sich rasant ausbreitet und auch schon Länder erreicht, die bis vor kurzem noch von Hunger geplagt waren. In Brasilien sind heute »nur« noch 4 Millionen unterernährt, aber schon 40 Millionen übergewichtig und 10 Millionen sogar fettsüchtig. Tatsächlich findet man die wunderschönen Girls und Boys von Copacabana und Ipanema längst nur noch in den Varietéshows. Am Strand herrscht inzwischen auch hier das Modell des US-amerikanischen Elefantenhinterns vor, das sich schon bis in die letzten Urwälder und Oasen der Welt hinein*frisst*.

Auf US-amerikanischen Spuren in die kollektive Fettsucht

Für diese Menschen gelten viele der kommenden Gesundheitsregeln nicht mehr. Wer sich kaum noch bewegt, kann offenbar den für Gesunde notwendigen großen Anteil von Kohlenhydraten gar nicht mehr verbrauchen. Wie auch, wenn das in den kaum mehr vorhandenen Muskeln geschehen müsste. Überfüttert er sich obendrein noch mit raffinierten Kohlenhydraten, erreicht das Elend in Gestalt der typischen Zivilisationserkrankung Typ-2-Diabetes eine neue Ebene.

Leidenswege der Opfer der Fettsuchtepidemie

Denn so, wie die Eiweißmast mit Rheuma und Gicht zu bezahlen ist, kommt auch die Mast mit überflüssigen und vor allem raffinierten Kohlenhydraten enorm teuer. Alles, was heute unter Insulinresistenz und Diabetes vom Typ 2 abgehandelt wird, gehört hier ebenso her wie unglaubliche Berge von Übergewicht mit all ihren Folgen. Konkret werden davon naturgemäß die Gelenke überlastet, aber insgesamt verfetten auch alle inneren Organe in einem ähnlichen Ausmaß wie der Körper. Das trifft nicht nur unser zur Fettleber werdendes Stoffwechsellabor, sondern auch das Herz. Beide arbeiten mit Übergewicht messbar schlechter. Insgesamt leidet aber der gesamte Mensch, wenn er aus den Kleidern quillt. Massives Übergewicht kann die Lebensqualität schrecklich belasten. Denn zum ästhetischen Inferno kommt die enorme Mühsal hinzu. Ein nur 20 kg übergewichtiger Mensch bewegt und schleppt mehr Gewicht als ein Schwerathlet, der vormittags und nachmittags je zwei Stunden Gewichte im Kraftraum stemmt.

Symptome der Mast mit raffinierten Kohlenhydraten

Die hohe Rate an Gefäßverschlüssen, die vom Gehirn über das Herz bis zu den Beinen fast alle Bereiche des Körpers betreffen kann, hat in der gnadenlosen Erhöhung der Blutfette ihre zweite Basis. Die erste liegt in der schon angemerkten Fleischmast. Insofern kommen in Bezug auf die Gefäße die Nachteile sowohl falscher Eiweiß- als auch Kohlenhydratversorgung zusammen. Bedenkt man, dass der Mensch so alt ist wie seine Gefäße, kann ihn falsche Ernährung besonders alt aussehen lassen.

Arterienverkalkung als verbindendes Problem

Menschen, die ihr Leben auch in Ernährungsfragen dem US-amerikanischen Zeitgeist unterwerfen, können sich zwar so ziemlich alles erlauben, aber nicht so lange, wie sie gern wollen, und sie müssen dafür bezahlen – nicht nur mit ihrem Leben, sondern vorher schon mit einer furchtbaren Lebensqualität. Ihnen gilt unser Mitgefühl, aber nicht dieses Buch. Sie müssten – statt sich zwischen Pest und Cholera oder der Mast mit minderwertigem Eiweiß und ebensolchen Kohlenhydraten zu entscheiden – wieder zu einer menschengerechten Lebensführung

Auswege aus der Ernährungsfalle

zurückfinden, zu der unabdingbar ausreichende Bewegung gehört, wie sie anderenorts dargestellt ist.[2] Auch ist es für sie entscheidend, die Beweggründe hinter dem Übergewichtsmuster zu erkennen.[3] Im weiteren Verlauf dieses Buches können ihre Probleme nur noch am Rande Erwähnung finden, denn es soll ja hier um sinnvolle Ernährung gehen.

Wer nur zwischen zwei Übeln das kleinere wählen will, ist wahrscheinlich mit einer eiweiß- und fettreichen Diät zwar schlimm, aber weniger schlecht dran als bei Mast mit ungeeigneten Kohlenhydraten und Bewegungsmangel. Die Höchststrafe trifft naturgemäß diejenigen, die Eiweiß- sowie Fettmast und die Mast mit raffinierten Kohlenhydraten miteinander verbinden und alle drei Nahrungsbestandteile auf dem üblichen minderwertigen Niveau zu sich nehmen.

Die Wahl zwischen Pest und Cholera

Die hier beschriebene, an sich gesunde Nahrungsaufteilung kann also etwa bei eklatantem Bewegungsmangel durchaus gegenteilige Effekte hervorrufen. Die Kohlenhydrate müssen, um gesund wirken zu können, von aktiven Muskeln verbrannt werden. Wenn diese gar nicht mehr vorhanden sind oder jedenfalls nicht zum Einsatz kommen, werden die Kohlenhydrate zum Bumerang, der das Leben bedroht. Sind sie obendrein raffiniert, überfordern sie in überschaubarer Zeit den Insulinmechanismus und führen zum Vorprogramm des Typ-2-Diabetes, der sogenannten Insulinresistenz. Diese aber bringt ihre Opfer in eine denkbar schlechte Ausgangsposition, auch wenn sie in der Evolution einmal eine sehr sinnvolle Rolle gespielt haben mag.

An sich gesunde Kohlenhydrate als Bumerang

Vom Standpunkt der Evolution machten in der Menschheitsgeschichte immer nur Programme Sinn, die einfaches Zunehmen förderten, leichtes Abnehmen war immer ein Evolutionsnachteil, der vermieden werden musste und folglich genetisch unter den Tisch fiel. So wurden wir Weltmeister im Zunehmen, woran uns über Jahrtausende nur die Knappheit des Angebots und die

Unser »schweres« Erbe

zu seiner Beschaffung notwendige Bewegung hinderte. Heute aber leben wir in einem nie da gewesenen, im wahrsten Sinne des Wortes billigen Kalorienüberfluss. In den fünfziger Jahren nach dem Zweiten Weltkrieg mussten Deutsche noch die Hälfte ihres Einkommens für Nahrung ausgeben, heute reichen 13 %, um sich ständig vollstopfen zu können.

Dadurch hat sich auch die Wertigkeit der Nahrungsbestandteile völlig umgedreht, die Lust an Kalorienbomben hat sich längst ins Gegenteil gewandelt. Am deutlichsten wird das beim Fett. Früher der wichtigste Nahrungsbestandteil, ist es heute im wahrsten Sinne des Wortes zur Last geworden. Ein Gramm Fett bringt 9 kcal auf die Waage und damit mehr als doppelt so viel wie Eiweiß und Kohlenhydrate, die es auf gerade 4 kcal bringen. Dem Fett am nächsten kommt Alkohol mit immerhin noch 7 kcal pro Gramm.

Wertewandel

Mit diesem viel zu billigen Überangebot rauschen wir in einen (ge-)wichtigen Teufelskreis. Das kontinuierlich wachsende und erschwinglicher werdende Kalorienangebot wird von ebenso kontinuierlich abnehmendem Bedarf begleitet. In den modernen Industrienationen sinkt der Kalorienverbrauch während der Arbeitszeit durch zunehmende Rationalisierungs- und Effizienzmaßnahmen dramatisch.

(Ge-)wichtiger Teufelskreis

So ergibt sich ein Kalorienüberangebot, das zu einer Verfettung führt, die nicht nur figürlich sichtbar, sondern auch labortechnisch messbar wird. Die Blutfette steigen – und zwar mehr noch als durch fette Nahrung durch das Überangebot raffinierter Kohlenhydrate.

Billiger Überfluss kommt teuer

Insulinresistenz

Während der Evolution hat der Organismus gelernt, in den seltenen Situationen eines großen Kohlenhydratangebots diese damals knappe Nahrungskomponente zu sparen und auf Fettverbrennung umzuschalten. Das erreichte er durch eine ursprünglich durchaus sinnvolle Insulinresistenz. Insulin ist das Körperhormon, das die Zellen für den Blutzucker, die Glucose, öffnet. Bei der Resistenz werden die Muskelzellen unempfindlicher gegen Insulin und nehmen weniger Zucker auf, der folglich vermehrt im Blut bleibt und zum Beispiel dem Gehirn zur Verfügung steht, das noch mehr darauf angewiesen ist, da es mit Fett nichts anfangen kann.

Alte Tugenden werden zu modernen Fallstricken

Den gleichen Weg schlug der Körper aber auch bei einer Knappheit an Kohlenhydraten ein, um die wertvolle Gehirnnahrung für dieses zu rationalisieren und zu reservieren. Auch in solchen Hungerphasen musste der Körper über Insulinresistenz auf Fettverbrennung umstellen. Das ist wohl auch der Grund, warum beim Fasten kaum wirkliche Unterzuckerungen vorkommen, der Körper stellt rechtzeitig um und erhält sich auf diesem Weg genug Glucose für sein Gehirn.

Rationalisierungsprogramme zugunsten des Gehirns

Hält nun aber die Insulinresistenz sehr lange an, weil ein unüberschaubarer Fettandrang im Blut herrscht, steuert der Körper wieder gegen und schüttet mehr Insulin aus, was auf die Dauer die Bauchspeicheldrüse erschöpft und in Typ-2-Diabetes mündet. Dieser betrifft besonders jene Völker, die ohne Vorwarnung von heute auf morgen in der modernen Falle raffinierter Kohlenhydrate landeten. Bei den Pima-Indianern Arizonas sind inzwischen 40% der Gesamtbevölkerung bereits Typ-2-Diabetiker und fett, bei den Aborigines Australiens sind es bereits fast 30%. Es scheint so, als rotteten wir diese Völker nun endgültig aus, indem wir sie reichlich an unserer Fehlernährung teilhaben lassen. Vor einem halben Jahrhundert war Diabetes Typ 2 bei diesen Völkern eine Seltenheit, vor einem Jahrhundert war er noch ganz unbekannt.

Absehbare Überforderung der Bauchspeicheldrüse

Auch wenn wir es ein bisschen besser haben, weil wir in Gestalt unserer genetischen Vorfahren etwas länger üben konnten, zeigen uns die archaischen Menschen doch den gefährlichen Weg, auf dem wir uns in den Abgrund (fr)essen. Der uralte Traum von genug Nahrung ist längst zum Alptraum des Überangebots geworden. Wir hatten in unserer ganzen Geschichte eben nie Gelegenheit, den Umgang mit Überfluss zu üben, mit Kargheit und Mangel verbindet uns dagegen eine lange, erfahrungsreiche Zeit, die uns in diesen »guten Zeiten« nur leider wenig nützt.

Der Alptraum des Überangebots

ERSTE SÄULE DER ERNÄHRUNG:

Artgerechte Aufteilung der Nahrung und die moderne Ernährungswirklichkeit

In der modernen Welt sieht die Verteilung der Nahrung heute völlig anders aus, als sie unter gesundheitlichen Gesichtspunkten vertretbar wäre. Nicht nur haben wir weltweit ein eklatantes Ungleichgewicht zwischen einerseits erbärmlich Hungernden und andererseits im Überfluss beinahe Erstickenden, auch die Verteilung bei uns, die wir von dem weltweiten Ungleichgewicht profitieren und immer häufiger am Überfluss erkranken, ist nicht ausgeglichen und verursacht Leid – nur auf anderer Ebene.

Große und kleine Welt aus den Fugen

In Österreich und der Schweiz nimmt die Bevölkerung etwas mehr als 50% ihrer Kalorien in Form von Fett zu sich, in Deutschland etwas weniger als die Hälfte. 50 statt 15% ist eine gefährliche Quote, die langfristig ins Elend führt. Der Rest wird vor allem mit Eiweiß über die angesprochene Fleischmast gedeckt. Die eigentlich für gesunde Menschen, die sich noch bewegen, wichtigste Fraktion, die Kohlenhydrate, spielt dagegen nur eine Randrolle. In Österreich hängt viel an der zwar sehr schmackhaften, aber übermäßig fetthaltigen böhmischen Küche. Was in Fett gebacken wird, ist Fettnahrung, egal, woraus es ursprünglich besteht. Pommes frites sind demnach Fettnahrung, da der Fett- den Stärke- beziehungsweise Kohlenhydratanteil deutlich überwiegt. Kartoffelchips sind ebenfalls Fettnahrung.

Internationale Fettprobleme

In der Schweiz sind die guten Milchprodukte hauptverantwortlich für den Fettüberhang. Oft werden durch die Etikettierung Illusionen geweckt, die auf gefährliche Wege führen. Der Aufdruck »3,5 Vol.-% Fett« auf der Milch beruhigt viele naive Verbraucher, die sich bei einem scheinbar so geringen Fettanteil sicher wähnen. In Wahrheit ist Milch gar kein Getränk, sondern Nahrung, und zwar vor allem Fettnahrung. 3,5 Vol.-% Fett der normalen Vollmilch bedeuten 35 g im Liter, was einem Brennwert von ca. 330 kcal entspricht, denn 1 g Fett ergibt 9,84 kcal. Da aber der ganze Liter nur gut 500 kcal hat, ergibt sich für Fett der Löwenanteil, ansonsten ist noch Eiweiß und praktisch kein Kohlenhydrat in der Milch, der ganze Rest des Volumens ist Wasser. Ähnliches gilt für Käse: Es ist egal, ob 20 % Fett oder 30 % in Tr. darauf steht. Wir essen den Käse ja nicht in Trockenmasse, und was wäre sonst noch darin? Eiweiß und vor allem Wasser. Bei 1,5%iger fettarmer Milch ist das Verhältnis zwischen Fett und Eiweiß natürlich zugunsten des Eiweißes verschoben. Als Kalziumquelle wird Milch überschätzt, denn das in ihr enthaltene Kalzium liegt in einer Phosphatverbindung vor, die zumindest schwer aufnehmbar ist. Bessere Kalziumspender wären Ziegen- und Schafsmilch, aber auch Nüsse, Sesam und Hülsenfrüchte.

Milch – oder wo die Schweiz ihr Fett abbekommt

Natürlich ist es schwer, die wundervollen Schweizer Milch- und vor allem Schokoprodukte einzuschränken, Ähnliches kann für die böhmische Küche gelten. Insofern haben es die Norddeutschen leichter, ihre knapp 50 % Fettanteil herunterzufahren, sie müssen nicht auf so viel Schmackhaftes und Unersetzliches verzichten. Am leichtesten hätten es noch etwas nördlicher die Engländer, die bei jeder Ernährungsumstellung geschmacklich immer nur gewinnen können.

Je besser das Essen, desto schwerer die Umstellung

Aber nicht nur die böhmische Küche und die Schweizer Schokoorgien fördern die Fettmast, auch die moderne Fertignahrung enthält über Gebühr Fett, da es heute billig ist und vergleichsweise gut schmeckt. Die Kunst des Kochens besteht denn auch darin, mit wenig Fett schmackhaft zu kochen, mit Bergen von Fett ist es ebenso leicht wie ungesund. Insgesamt gesehen geht es also für die meisten Menschen, die gesund leben und sich natürlich, das heißt regelmäßig bewegen wollen, darum, Fett und (tierisches) Eiweiß zu senken und dafür den Kohlenhydratanteil zu erhöhen. Der Kohlenhydratanteil müsste – was die Kalorien angeht – dreimal größer sein als der von Fett und Eiweiß zusammengenommen. Zwar gehen hier die Meinungen naturgemäß auseinander, einig sind sich aber beinahe alle, dass der Kohlenhydratanteil mindestens die Hälfte betragen sollte. Ob der Fettanteil nun 20 oder 30% ausmachen sollte, wird unterschiedlich bewertet, der Eiweißteil sollte jedenfalls nicht über 25% gehen.

Die (menschliche) Mischung macht es

Allerdings ist immer wieder zu betonen, dass all das auf schlanke, noch in einem natürlichen Sinn bewegliche Menschen zielt, die die zugeführten Kohlenhydrate auch bei entsprechender Aktivität verbrennen. Wo das nicht mehr der Fall ist, gelten andere Regeln. Die heute zunehmend in Mode kommenden sogenannten Couchpotatoes, die sich ständig fernsehend auf dem Sofa ausruhen, werden über die Zufuhr von vielen und vor allem falschen Kohlenhydraten ihr im wahrsten Sinne des Wortes schweres Schicksal weiter erschweren. Ähnlich ergeht es aber auch schon gestressten Managern, die ohne Zeit für gesundes Essen nebenbei zu Fastfood tendieren.

Von Couchpotatoes und anderen Zivilisationspflanzen

Vieles spricht dafür, dass vor allem raffinierte Kohlenhydrate mit hohem glykämischem Index für übergewichtige Bewegungsmuffel verhängnisvoll sind. Sowohl Raffinierung also auch Glykämie werden später ausführlich besprochen. Wer sich wenig bewegt, hat jedenfalls von diesen Kohlenhydraten, die den Blutzuckerspiegel schnell hochtreiben, mehr zu befürchten als von Fetten. Die Frage, was die entscheidenden Fettmacher sind, ist wieder offen. Viele Forschungsergebnisse weisen jedoch darauf hin, dass manche Kohlenhydrate gefährlicher zu Buche schlagen als viele Fette. Möglicherweise sind wir – jedenfalls bei den veränderten Lebensumständen – in

Die gemeinsten unter den raffinierten Kohlenhydraten

einer Situation, die viel mehr mit der der Schweine zu tun hat, als wir lange glaubten. Schweine werden ja bekanntlich seit langer Zeit mittels Kohlenhydraten gemästet.

Der glykämische Index

Für all jene, die mit Gewichtsproblemen kämpfen, wäre es folglich naheliegend, raffinierte Kohlenhydrate zu meiden wie der Teufel das Weihwasser. Denn diese lassen den Blutzucker zu rasch ansteigen. Das ist der Mechanismus, der über die Vorstufe der Insulinresistenz ziemlich direkt zu Diabetes Typ 2 führt. Dies berücksichtigen Diäten wie die sogenannte Glyx-Diät oder auch die von Montignac, die sich in diesen schwierigen, bewegungsarmen Zeiten zunehmender Beliebtheit erfreuen.

> Mit niedrigem glykämischem Index Übergewicht vermeiden

Die folgende Tabelle, die den glykämischen Index verschiedener Nahrungsmittel anzeigt, kann behilflich sein, jene Kohlenhydrate zu vermeiden, die diesbezüglich am problematischsten sind. Je höher der Index, desto rascher der Anstieg und desto problematischer das Nahrungsmittel. Beispielsweise erklärt dies, warum Biertrinker so besonders prächtig zunehmen.

Glykämische Indices			
Kohlenhydrate mit hohem glykämischem Index		Kohlenhydrate mit niedrigem glykämischem Index	
Maltose (Bier)	110	Vollkorn- oder Kleiebrot	50
Glucose	100	Basmatireis	50
Bratkartoffeln	95	Naturreis	50
Pommes frites	95	Erbsen aus der Dose	50
Reismehl	95	Süßkartoffeln	50
Modifizierte Stärke	95	Vollkornteigwaren (Vollweizen)	50

Glykämische Indices			
Kohlenhydrate mit hohem glykämischem Index		Kohlenhydrate mit niedrigem glykämischem Index	
Kartoffelpüreepulver	90	Spaghetti (al dente)	45
Chips	90	Frische Erbsen	40
Honig	85	Vollkorngetreideflocken ohne Zucker	40
Sehr weißes Brot, Hamburgerbrötchen	85	Haferflocken	40
Gekochte Karotten	85	Rote Bohnen	40
Cornflakes, Popcorn	85	Frischer Fruchtsaft ohne Zucker	40
Schnellkochreis	85	Pumpernickel	40
Reispudding	85	100%iges Vollkornbrot	40
Puffreis	85	Eis mit Alginaten (z. B. Agar-Agar, Karrageen)	40
Gekochte Saubohnen bzw. dicke Bohen	80	Vollkornteigwaren (al dente)	40
Wassermelone	75	Feigen, getrocknete Aprikosen	35
Riesenkürbis	75	Indianischer Mais	35
Zucker (Saccharose)	70	Wildreis	35
Weißbrot (Baguette)	70	Quinoa	35
Gezuckerte raffinierte Getreideflocken	70	Rohe Karotten	30
Schokoladenriegel	70	Milchprodukte	30
Salzkartoffeln	70	Trockenbohnen (außer Saubohnen)	0
Coca-Cola, Limonade	70	Braune, gelbe Linsen	30
Kekse	70	Kichererbsen	30
Mais	70	andere frische Früchte	30
Weißreis	70	Grüne Bohnen	30
Teigwaren, Ravioli	70	Glasnudeln (Soja)	30

Glykämische Indices			
Kohlenhydrate mit hohem glykämischem Index		Kohlenhydrate mit niedrigem glykämischem Index	
Rosinen	65	Fruchtaufstrich (ohne Zuckerzusatz)	22
Mischbrot	65	Grüne Linsen	22
Pellkartoffeln	65	Trockenerbsen (ungeschält)	22
Steckrüben	65	Schwarze Schokolade >70 % Kakao	22
Melone	65	Fructose	20
Gezuckerte Konfitüre	65	Soja, Erdnüsse	15
Weißer Grieß	60	Frische Aprikosen	15
Langkornreis	60	Grünes Gemüse, Tomaten, Auberginen, Zucchini, Knoblauch, Zwiebeln	<15
Banane	60		
Weiße Spaghetti, weichgekocht	55		
Sandgebäck	55		

Die Tücke im Detail

So einfach, wie sich das Ganze in der Tabelle ausnimmt, ist es leider nicht. Unterschiedliche Sorten etwa von Reis haben ziemlich verschiedene Indices. So bringt es z. B. Basmatireis auf einen niedrigen Index von nur 50, während andere, etwa klebrige Reissorten, einen hohen Index von 70 aufweisen.

Einfluss der Zubereitung

Auch die Zubereitungsmethode spielt eine Rolle. Rohe Karotten haben einen Index von 30, gekochte dagegen einen von 85. Allerdings enthalten sie so wenig Kohlenhydrate, dass dieser relativ hohe Index, was das Gewicht betrifft, doch relativ geringfügig zu Buche schlägt. Auch bei Kartoffeln steigt der Index je nach Zubereitungsmethode von 65 (mit Schale in Wasser gekocht) auf 70, wenn sie vor dem Kochen geschält wurden, bis auf 90 bei

Kartoffelpüree. Werden sie im Ofen gebacken oder frittiert, klettert der Index sogar auf 95.

Schließlich schlägt sich auch noch der (industrielle) Verarbeitungsprozess nieder. Naturbelassener Mais hat einen Index von 70, dieser steigt aber bei der Verarbeitung zu Cornflakes oder Popcorn auf 85. Andererseits haben weiße Teigwaren, die mit hohem Druck hergestellt werden, wie Spaghetti, einen niedrigen glykämischen Index zwischen 40 und 50, wenn sie al dente (max. 5 Minuten) gekocht sind, während Ravioli oder Makkaroni, die ohne hohen Druck erzeugt werden, einen hohen Index von 70 aufweisen.

Verarbeitungseinflüsse

Allgemein lässt sich feststellen, dass ein hoher Ballaststoff- und Proteingehalt den glykämischen Index eher sinken lässt. Linsen etwa, die vor allem lösliche Ballaststoffe und Proteine enthalten, haben im Vergleich zu anderen stärkehaltigen Nahrungsmitteln wie Kartoffeln einen sehr niedrigen Index (22 bis 30). Auch die eiweißhaltige Sojabohne hat einen ausgesprochen geringen glykämischen Index.

Ballaststoffe und Eiweiß wirken günstig

Insgesamt ist das glykämische Resultat der Mahlzeit wichtig – einige Lebensmittel können die Glykämie steigern, andere tragen dazu bei, sie zu senken. Zusammengefasst läuft das Ganze auf die altbewährten Ansätze hinaus, die schon von Kollath und Bircher-Benner, von Are Waerland und Brucker vertreten wurden, nämlich vollwertige, möglichst naturbelassene Nahrung zu sich zu nehmen. Auf dieses Thema wird später noch ausführlicher eingegangen.

Eiweiß

Wenn wir uns wie Menschen ernähren und die Tradition der bisherigen Evolution fortsetzen wollen, müssen wir nur einige Jahrzehnte zurückschauen und finden die einfache Lösung. So lange ist es nicht her, dass es nur natürliche, das heißt unraffinierte Kost gab. Alle Nahrung war automatisch Naturkost in Ermangelung jeglicher Alternativen. Fleisch oder Fisch gab es ein-, höchstens zweimal pro Woche – aus Kostengründen und weil Konservierung noch ein erhebliches Problem darstellte. Was Eiweiß angeht, war das Leben damals noch in Ordnung und ließe sich heute – durch Rückkehr zu diesem alten Regime – auch leicht wieder ins Lot bringen. Allerdings liegt die Lösung auch keinesfalls im Zuwenig. Wie der Volksmund so richtig sagt, ist zu wenig und zu viel eines Narren Ziel. Veganer, die also auf alles Tierische verzichten, müssen sehr darauf achten, dass sie wirklich über Hülsenfrüchte wie Bohnen, Erbsen und Linsen oder auch Lupinen und Soja genug von diesem wichtigen Lebensmittel bekommen.

Vorteile alter Zeiten für die Ernährung

Zu wenig und zu viel als Narrenziel

Immerhin bestehen alle Grenzstrukturen im Körper aus Eiweiß. Daher verdanken wir die Individualität unseres Körpers wie auch unseres Gesichts dem Nahrungsbaustein Eiweiß. Über den universellen genetischen Code wird unser Eiweiß individuell aufgebaut und sichert damit unsere jeweilige Einmaligkeit. Fette und Kohlenhydrate sind dagegen bei allen Menschen und Tieren gleich. Individualität aber wird uns heute immer wichtiger, was sich möglicherweise auch im zunehmenden Eiweißkult spiegelt. Aus der Übertreibung der Eiweißernährung könnte man auch auf ein entsprechendes Zuviel im Bereich der fortschreitenden Individualisierung schließen. Fast jeder junge Mensch ist auf seinem eigenen Egotrip, der zur Karikatur der eigentlichen Aufgabe wird, nämlich auf dem Weg der Individuation ein einzigartiges Individuum zu werden. Manche Teenager bevorzugen heute selbst in der Disco die eigene Musik vom iPod gegenüber der vom Discjockey aufgelegten, zu der alle tanzen. So haben sie eine gigantische Auswahl und sind völlig frei von allen Anpassungszwängen. Da sie sich dann sowieso kaum noch auf die anderen Mittänzer beziehen, trennt sie vom Couchpotato nur noch die lobenswerte Bewegung.

Das Hohe Lied des Eiweißes

Mit einem Eiweißanteil von 20 bis 25% der Kalorien sind wir trotz all der wichtigen Aufgaben der Proteine gut versorgt und könnten auch mit 15% noch gut existieren. Über diesen relativ geringen Prozentanteil sind sich so ziemlich alle einig, die sich intensiv mit der Materie befasst haben und kein eigenes Eiweißpulver produzieren oder vertreiben. Allerdings wird es auch hier keine ganz verbindlichen Richtlinien geben können, da wir alle letztlich genetische Einzelfälle sind.

Das rechte Maß in Eiweißangelegenheiten

Der Proteinanteil der Nahrung kann sich sowohl aus pflanzlichem als auch tierischem Eiweiß zusammensetzen. Beim tierischen Protein wäre noch zwischen Milchprodukten und Eiern auf der einen und Fisch und Fleisch auf der anderen Seite zu unterscheiden. Ein normaler Vegetarier würde nur auf Letzteres verzichten, nicht aber auf Milchprodukte.

Eiweißquellen

Studien, die unter dem Gesundheitsaspekt zwischen der inzwischen üblich gewordenen täglichen Fleischmast auf der einen und einem Vegetarismus, der nur auf Fleisch verzichtet, auf der anderen Seite differenzieren, kommen zu dem Schluss, dass Vegetarier, die in der Regel eiweißarm ernährt sind, nicht nur deutlich länger leben, sondern auch deutlich seltener an Krebs erkranken.

Wie wichtig und gesund ist Eiweiß?

Leider ist bei diesen Untersuchungen bisher die Gruppe der Vegetarier nicht weiter differenziert worden. Man hat also die Vollwert- mit den Puddingvegetariern einfach in einen Topf geworfen. Würde man hier unterscheiden, wäre der Unterschied sicher noch deutlich krasser zugunsten der bewusst essenden Vegetarier, während diejenigen, die lediglich Fleisch weglassen, schlechtere Karten hätten, was Lebensquantität und -qualität angeht.

Von Vollwert- und Puddingvegetariern und der Lebenserwartung

Allerdings ergibt sich diesbezüglich bei allen Studien die Schwierigkeit, wirklich entsprechende Vergleichsgruppen zu finden. Denn Vegetarier haben noch eine ganze Reihe von anderen Vorteilen auf ihrer Seite, die ebenfalls die Lebensqualität beeinflussen und so die Studienergebnisse verfälschen. So leben sie in vieler Hinsicht bewusster und engagierter, zum Beispiel rauchen sie entschieden seltener und sind durchschnittlich deutlich gebildeter.

Schwierigkeiten des Vergleichens

Neuerdings gibt es erfreulicherweise Untersuchungen, die auch jene als eigene Gruppe bewerten, die auf Fleischmast verzichten, aber selten – eben ein- oder zweimal pro Woche – Fisch oder Fleisch essen. Wie nach den Bemerkungen zur artgerechten Ernährung nicht anders zu erwarten, schneiden sie bei der Lebenserwartung am besten ab.

Eiweiß für ein langes Leben

Hier müsste letztlich noch ein weiterer Differenzierungsschritt erfolgen. Denn es scheint so, als sei Fisch besonders aus kalten Gewässern dem Fleisch entschieden vorzuziehen, und so könnte sich hier eine noch weiter bevorzugte Ernährungsgruppe herauskristallisieren. Die Beobachtungen aus der Praxis und meine eigenen eingangs geschilderten Erfahrungen deuten jedenfalls in diese Richtung. Inzwischen gibt es sogar eine europäische Studie über die Essgewohnheiten in zehn verschiedenen Ländern, die in diese Richtung weist. Daraus geht hervor, dass häufiger Fleischkonsum das Darmkrebsrisiko deutlich erhöht, während häufiger Fischkonsum es sogar senkt. Das Dickdarmkrebsrisiko steigt mit 100 g täglich mehr verzehrtem rotem Fleisch (von Rind, Schwein, Lamm) um 49 %. Täglich 100 g mehr Fisch halbieren dagegen das Darmkrebsrisiko. Der Verzehr von Geflügelfleisch hat dagegen scheinbar keinen Einfluss auf die Erkrankungshäufigkeit hinsichtlich dieses Krankheitsbildes. Vieles spricht dafür, dass die Länge, die Quantität des Lebens aber nur eine Seite der Medaille ist und die Qualität, die ungleich schwerer zu messen ist, die andere, vielleicht noch wichtigere darstellt.

Fisch oder Fleisch

Wer das Thema nur unter dem Gesichtspunkt der Gesundheit betrachtet, wäre gut beraten, seinen 20- bis 25%igen Eiweißanteil aus einem ausgewogenen Gemisch zu beziehen, in dem pflanzliche und tierische Proteine sich die Waage halten. Bei den tierischen Proteinen sollten Fleisch und Fisch den geringeren Anteil gegenüber Milchprodukten und Eiern ausmachen, sofern man sie verträgt, wobei der Fisch – wie schon angedeutet – wiederum gegenüber dem Fleisch zu bevorzugen wäre.

Bewährter Eiweiß-Kostplan

Allerdings ist Essen niemals nur unter dem Gesundheitsaspekt zu sehen, sondern immer auch unter dem des Geschmacks und damit des Lebensgenusses. Wer sich Fleisch unter großem Verzichtsgefühl versagen muss, hat dabei offensichtliche Einbußen seiner Lebensqualität hinzunehmen, ebenso wie jemand, der sich aus Gesundheitsgründen dazu überwinden müsste, Fisch, der ihm widerstrebt, hinunterzuwürgen.

Geschmack und persönliche Vorlieben als ernstzunehmende Faktoren

Am besten wäre in diesem Zusammenhang, wenn sich allmählich die Gelüste in Einklang bringen ließen mit dem, was einem wirklich guttut. Je bewusster das Leben gelebt wird, desto leichter und rascher wird es sich in diese Richtung entwickeln. Erst wenn sich das individuell Gesunde ohne Verzichtsgefühl ergibt, ist das eigentliche Ziel erreicht.

Ein bewusstes Leben ohne Verzicht

Wege dorthin können über verschiedene Stationen führen, wie etwa die einfühlsame Beobachtung, was einem wirklich guttut. Der Test, welche Nahrungszusammensetzung welches Lebensgefühl hervorbringt, kann helfen, aber etwa auch die Frage, mit welcher Nahrung, welcher Beschaffenheit und Zubereitung ich von Anfang bis Ende einverstanden sein kann. Eier oder auch Fleisch mögen durchaus schmecken, aber die Vorstellung, wie beides heute produziert wird, könnte ein Wermutstropfen sein und eine gezieltere Auswahl erfordern oder sogar Verzicht. Solange Kompromisse als solche bewusst sind, können auch sie helfen, den eigenen Ernährungsweg zu finden.

Der Weg zum Ziel

Wenn ich zum Beispiel nur Nahrung essen will, die ich aus ethischen Gründen von Anfang an zubereiten kann, dann aber merke, dass ich damit nicht so befriedigt oder fit bin, wie ich sein könnte, liegt – wie bei mir selbst – ein Kompromiss nahe. Ethik und Ästhetik fordern in dieser Hinsicht oft Kompromisse, und selbst Ideologie kann, solange sie als solche bewusst ist, eine Stufe auf dem Weg sein. Die Anarchisten waren in der Geschichte oft Vegetarier. Wären sie sich bewusst gewesen, dass sie mit zwei Ideologien unterwegs waren, hätten sie wohl nicht versucht, sie mit Gewalt gegenüber anderen durchzusetzen. Wo andere zu etwas – noch so Gesundem oder Gutem – gezwungen werden sollen, liegt immer Unbewusstheit zugrunde. Je mehr Bewusstheit ins Leben fließt, desto harmonischer können innere Empfindungen und äußere Möglichkeiten zusammengehen und irgendwann eins werden.

Ethik und Ästhetik oder Bewusstheit als Schlüssel

Für das Bewusstsein eines Franz von Assisi war der Verzicht auf Fleischnahrung wohl kein großes Thema aufgrund seiner großen Ehrfurcht vor allem Leben. Nun wird aber nicht jeder Franziskanernovize, was das Bewusstsein betrifft, auf dem Stand seines Meisters sein, sondern Kompromisse machen müssen. Solange er sich des Kompromisscharakters in seiner Lebensführung bewusst ist und das hohe Ziel als Ideal im Bewusstsein bewahrt, ist er auf seinem Weg.

Kompromiss und Verzicht

Wenn sich jemand umgekehrt seinem spirituellen Weg oder Meister zuliebe zu einem fleischfreien Ernährungsstil durchringt, obwohl er in der Tiefe seiner Seele noch Hunger darauf hat, müsste auch er sich ebenfalls des Kompromisscharakters seiner Entscheidung bewusst sein. Ein zu heiliges Selbstbild gehört zu den gefährlichsten Stolpersteinen auf dem Weg zu sich selbst.

Zu früh zu heilig ist auch nur ein Eigentor

Wenn sich jemand den Tieren zuliebe für Fleischfreiheit entscheidet, gilt Ähnliches, denn er wird seinen inneren Bedürfnissen dann nicht wirklich gerecht, sondern unterdrückt sie vielmehr zugunsten einer ihm höher erscheinenden Idee. Er könnte nun ein Leben führen, das geeignet ist, seine inneren Bedürfnisse in Über-

Tierliebe als Ernährungs- beziehungsweise Verzichtmotiv

einstimmung mit seiner Entscheidung zu bringen, zum Beispiel etwa indem er sich dem Wesen der Tiere immer weiter nähert, bis sein Bedürfnis, ihr Fleisch zu essen, von selbst verschwindet.

Fett

Dass der Fettanteil unserer Nahrung mit ca. 50 % deutlich zu hoch ist, wurde schon betont. Zu einer artgerechten Ernährung würde gehören, ihn auf 15 bis 20 % zu senken. Das Problem dabei ist, dass die zunehmend übliche Fertignahrung, auch als Conveniencefood bezeichnet, den Ernährungsmarkt allmählich erobert und in der Regel einen hohen Fettanteil aufweist. Bei dieser Nahrung kommt noch erschwerend hinzu, dass die Packungen derart dimensioniert sind, dass sie oft nur noch in der Mikrowelle erwärmt werden können. Während die neapolitanische Holzofenpizza kaum Fett enthält außer dem sichtbaren Büffelkäse und dem vielleicht nachträglich darübergeträufelten Olivenöl, enthält die Fertigpizza in der Regel Mengen von verstecktem Fett. Wenn es stimmt, dass in den deutschsprachigen Ländern heutzutage das Kochen in den Familien verlernt wird, kann das ernste Folgen haben. Verstecktes Fett ist ein ungleich größeres Problem als sichtbares.

Versteckte Fett als Gefahrenquelle

Beim Thema Fett ergibt sich daher ein starkes Argument für selbstgemachtes Essen, bei dem man die Zutaten kennt. Das Prädikat »selbstgemacht« wird in Zukunft einen noch größeren Stellenwert bekommen als bisher schon, denn der Trend zur Fabriknahrung wird wohl aus der üblich gewordenen Mischung aus Bequemlichkeit und Effizienzdenken anhalten. Eine kleine bewusste Gruppe von Essern wird sich aber sicher und standhaft gegen diese Tendenz verwahren.

Selbstgemachtes versus Fabrikfutter

Beim Fett endet die ansonsten oft sinnvolle Möglichkeit, aus Gesundheitsgründen einfach auf die alten Sitten und Gebräuche im Ernährungsbereich zurückzugreifen. Hier können uns unsere Vorfahren – aus ihrer ganz anderen Lebenssituation durchaus verständlich – kein brauchbares Vorbild abgeben. Fett war früher, als es noch darum ging, überhaupt genug Essen zu bekommen, der mit Abstand wichtigste Nahrungsbestandteil, da es einen fast doppelt so hohen Brennwert hat wie Protein und Kohlenhydrat. Hinzu kommt, dass es als einziger Nahrungsbestandteil wirklich brennt und so Licht bescheren konnte, was die frühen Menschen enorm fasziniert haben muss.

Fett, der frühe Star unter den Nahrungsbestandteilen

Diese beiden Vorzüge machten es über Jahrtausende zum beliebtesten Nahrungsbestandteil. Daher ist es verständlich, dass die frühen Menschen die Tiere vor allem wegen ihres Fettes jagten. Oft lohnte es sich für sie gar nicht, das Muskeleiweiß, das für uns heute im Vordergrund steht, über weite Strecken zu transportieren. Dabei konnten sie mehr Energie verbrauchen, als durch das Verspeisen von Muskelfleisch zu gewinnen war.

Der ehemalige Star unter den Nahrungsbestandteilen

Noch vor nicht allzu langer Zeit galt das Fett auch bei uns als wertvollster Nahrungsbestandteil und war folglich auch am teuersten. Neben dem Eingesperrtsein galt Ernährung mit Wasser und Brot, also ohne Fett, als schlimmste Strafe für Gefangene. Heute ist Fett vergleichsweise so billig geworden, dass es auch auf den Speisezetteln in Gefängnissen im Überfluss vertreten sein dürfte. Im Gegenteil ist es heute teuer, fettarm und trotzdem schmackhaft zu kochen. Mit Fett rutscht und flutscht alles viel besser und leichter – in unserem Organismus, aber natürlich auch in jedem Automotor und überhaupt jeder Maschine. Obendrein ist Fett der billigste und wirksamste Geschmacksverstärker.

Vom teuersten zum billigsten Energiespender

Fett ist auch das Material, aus dem der Organismus die beiden anderen Nahrungsbestandteile direkt herstellen kann. Dass man über

Fettverbrennung Muskeln aufbauen, also Eiweiß bereitstellen kann, weiß jeder Sportler. Darauf beruht aber auch der Trick bei Reduktionsdiäten wie etwa unserer Frühjahrskur, wo der Körper bei jeder Gelegenheit Gemüsesuppe bekommt, die kalorisch nichts hergibt. Wer sich zu diesem Programm noch viel bewegt, wird nicht nur abnehmen, sondern obendrein Fett in Muskeln umwandeln. Seit neuestem ist zudem bekannt, dass es direkt möglich ist, aus Fett Glucose fürs Gehirn herzustellen. Zwar braucht der Organismus ein wenig Zeit für die Umstellung auf Fettverdauung, aber längerfristig kann er alles daraus machen.

Fett als vielseitigstes Material

Seit sich die gesellschaftliche Situation völlig ins Gegenteil verkehrt hat und es darum geht, möglichst opulent wirkende Mahlzeiten mit möglichst wenig Kalorien und eigentlich fast ohne Fett aufzutischen, hat der beste Brennstoff einen dramatischen Imageverlust hinnehmen müssen. Fett gefällt uns an unseren Körpern nicht, weil es inzwischen in beachtlichem Überfluss anfällt. Ohne Fett wäre unser Körper andererseits aber gar nicht lebensfähig und würde grauenhaft aussehen. Denn es ist Fett, als Teil des Bindegewebes, das für all unsere Rundungen etwa auch im Gesicht zuständig ist und so ganz wesentlich zu unserem gesunden Aussehen beiträgt, ganz abgesehen von den weiblichen Rundungen wie etwa den Brüsten, die ganz wesentlich aus Fett bestehen. Ohne Fett würden all die sanften Rundungen zu Spitzen und Ecken und die Gesichter zu totenkopfähnlichen Masken. Der schönste weibliche Körper würde ohne Fett wie ein »Sack voll Hirschgeweihe« ausschauen, um es bayrisch zu sagen.

Fett kann schön sein

Als wesentlicher Bestandteil aller Zellhüllen ist Fett absolut unverzichtbar. Allein unser Gehirn besteht zu 70% aus Fett, das unabdingbar ist, um die Nervenzellen angemessen zu schützen. Die Vitamine A, D, E und K sind fettlöslich, das heißt, sie können gar nicht ohne Fett aus dem Darm aufgenommen werden, weshalb man in den Karottensaft ein wenig Rahm oder Olivenöl gibt, um wirklich an das wertvolle Vitamin A zu kommen.

Fett ist lebenswichtig

Andererseits macht es heute oft tatsächlich schon aus Kindern absurd aussehende »Michelinmännchen«, die sich vor lauter Fettwülsten ungeschickt bewegen. Zu oft ist zu viel Fett der Grund, wenn die natürliche Anmut des Körpers verloren geht. Einen wesentlichen Beitrag dazu leistet die Nahrungsmittelindustrie, die typische Kinderprodukte unter Hinweis auf Vitamine und Spurenelemente offensiv bewirbt. Laut Untersuchungen der Stiftung Warentest enthalten sie oft bis zu 5-mal mehr Zucker und Fett, als notwendig wäre, um den entsprechenden Geschmack zu erreichen. Wo wir Fett an uns nicht mehr mögen, weil es unseren Anblick so unästhetisch macht und unser Leben so beschwerlich, verliert es naturgemäß generell an Renommee. Im Überfluss vorhanden, erscheint es bald auch überflüssig, obwohl es das keinesfalls ist.

Fette Kinder als moderner Alptraum

Leider sind fast alle wirklich guten Nachspeisen im Wesentlichen Fettnahrung und stellen einen unverzichtbaren Teil des Lebensgenusses dar. Wer auf sie – aus Gesundheitsgründen – verzichten wollte, wäre gut beraten, im Bereich der Venus-Aphrodite, des Archetyps des Genusses, andere, mindestens ebenso genussvolle Befriedigung zu finden. Einfach nur auf Genuss zu verzichten ist keine akzeptable Lösung, macht auf Dauer ungenießbar und ist so – unter dem Strich betrachtet – auch nicht gesund.

Fetter (Lebens-)Genuss

Vor allem hat sich in der Praxis herausgestellt, dass Menschen durch strikte und vor allem einschränkend verbietende Ernährungsberatung nicht etwa ihr Essverhalten ändern, sondern – aus ihrer inneren *Not*wendigkeit heraus – genauso weiteressen wie bisher, nur mit schlechtem Gewissen. Letzteres ist aber längst als besonders ungesund bekannt.

Kontraproduktive Ernährungsberatung

Wenn man also einen Anteil von ca. 5% seiner Kalorienmenge aus dem Gesundheitsdenken heraushält und für Nachspeisen reserviert, wäre das sehr zu empfehlen. Dann sollte nur der Fettanteil der übrigen Nahrung auf 15% reduziert werden, damit die Bilanz insgesamt im Lot bleibt.

Die genussvolle Ausnahme von der gesunden Regel

Kohlenhydrate

Kohlenhydrate sind deutlich unterrepräsentiert in der bei uns üblichen Ernährungsauswahl der Mehrheit. Wo Fett bei 50% liegt und Eiweiß oberhalb von 30%, bleibt offensichtlich nur noch ein kläglicher Rest übrig. Gesund wäre aber ein Anteil von 50 bis 60% der Kalorienmenge, also nicht etwa Volumenprozent.

Nahrungsmittel mit hohem Kohlenhydratanteil haben in der Regel bei erheblichem Volumen nur einen relativ geringen Nährwert. Ein großer grüner Apfel ist voluminös und schwer und hat doch nur wenig Kalorien. Das gleiche Volumen an Fleisch wäre bereits eine mehr als sättigende Angelegenheit von ungleich höherer Kalorienzahl. Das Apfelvolumen schließlich in Form von Fett würde eine vergleichsweise riesige Kalorienmenge bedeuten. Es geht also bei obigen Angaben um Prozentanteile der Kalorienmenge. Wären es Volumenprozent, müsste der Kohlenhydratanteil noch viel höher ausfallen. Nach Bernhard Ludwig müsste der Österreicher zu seiner Burenwurst 15 Brötchen essen, um das Gleichgewicht zwischen den drei Nahrungsbestandteilen zu wahren.

Kohlenhydrate machen viel Aufhebens um wenig Kalorien

Wir sollten also auf der reinen Mengenebene einen vergleichsweise riesigen Berg an Kohlenhydraten essen, die wegen ihres hohen Wassergehalts viel hermachen und schwer sind, aber nicht viel (Brennwert) hergeben. Eiweiß und vor allem Fett schwimmen dagegen auf der Understatementwelle, machen von der Menge her wenig Eindruck und enthalten sehr viel Brennwert.

Großvolumige Ernährung ist gesund

Kohlenhydrate sind die lebensnotwendige Nahrung des Gehirns und hier durch nichts zu ersetzen. Früher glaubte man, dass das Gehirn daher immer auf die äußere Zufuhr von Kohlenhydraten angewiesen sei, also beim Fasten Not leide und sogar im geringen Grad abgebaut werde. Die Erfahrungen

Glucose als Gehirnnahrung

haben schon immer das Gegenteil gezeigt, sicherheitshalber nahm man jedoch beim Fasten täglich einen Teelöffel Honig, um den befürchteten Abbau von Gehirnsubstanz zu vermeiden. Heute ist wissenschaftlich bewiesen, dass der Organismus einen Stoffwechselweg kennt, über den aus Fett auch Glucose hergestellt werden kann.

Kohlenhydrate bilden in Form von Glykogen auch die entscheidende Energiereserve für kurzfristige Leistungen. Selbst wenn es sich nur um ca. 800 kcal handelt, ist diese schnelle Eingreifreserve von großer Bedeutung für unser gewohnt reibungsloses Funktionieren. Alles, was man darüber hinaus an Kohlenhydraten zu sich nimmt, wird in Fett umgebaut und überall im Körper, besonders aber an den geschlechtsspezifisch dafür prädestinierten Stellen, ein- beziehungsweise abgelagert. Aus Kohlenhydraten kann der Organismus also Fett machen und über diesen Umweg auch Muskeleiweiß.

Kohlenhydrate als kurzfristige Energiereserve

Die körperlichen Grenzen der Kompensation von Fehlernährung

Der Organismus hat längerfristig die Möglichkeit, verschiedene Nahrungsbestandteile durch andere zu ersetzen, auch wenn es kurzfristig dabei Einbußen bei der Leistungsfähigkeit gibt. Schnelle Sprints und andere rasche Höchstleistungen sind auf Fettstoffwechselbasis kaum möglich, Dauerleistungen dagegen immer. Warum, ließe sich also fragen, ist dann die richtige Zusammensetzung der Nahrung überhaupt so wichtig, wenn unser wundervolles Körperlabor alles nach seinem jeweiligen Bedarf ineinander umwandeln kann?

Wundervolle Körperalchemie

Beim Überfluss an Fett ist es vor allem das Mengenproblem, das uns ein Schnippchen schlägt. Wenn auf kleinstem Raum so viele

Kalorien unterkommen, geht es eben sehr rasch in den unangenehm sicht- und spürbaren Überfluss, den der Organismus mangels Bedarfs auf die hohe Kante legt beziehungsweise in heute wenig beliebten Polstern deponiert.

Mengenprobleme beim Fett

Fett und Kohlenhydrate werden im Stoffwechselgeschehen zu Wasser und Kohlendioxid verbrannt. Ersteres kann problemlos über die Nieren mit dem Urin ausgeschieden oder im Organismus weiterverwendet, Letzteres über die Lungen abgeatmet werden. Lediglich Eiweiß lässt sich nicht zu Wasser und Kohlensäure abbauen, sondern nur zu Harnstoff, einem deutlich größeren Molekül. Harnstoff muss mit Aufwand aus dem System über die Nieren entfernt werden. Hierin könnte eines der Probleme liegen, wenn es zu einem Überangebot kommt.

Das Ende der Nahrungsbestandteile

Solche und andere Stoffwechselschlacken – wie besonders auch die Purine, die zu Harnsäure abgebaut werden und die Basis der Gicht bilden – können den Organismus langfristig belasten. Purine sind Abbauprodukte der Zellkerne und besonders in allem enthalten, was viele Zellen und damit Zellkerne enthält. Deshalb sollten Gichtpatienten nicht so viel Kleines wie Sardinen essen, weil da auf kleinstem Raum viele Kerne zusammenkommen. Wenn sich bei Gicht die spitzen Harnsäurekristalle im Gewebe ablagern – bevorzugt am Großzehengrundgelenk –, verursachen sie die unangenehmen Schmerzen der sogenannten Podagra, des Gichtanfalls.

Stoffwechselschlacken

Es ist heute sicher, dass sowohl Fett als auch Eiweiß eine viel entscheidendere Rolle bei der Entwicklung der Arterienverkalkung spielen als der im Wort so heftig beschuldigte Kalk. Laut wissenschaftlichen Forschungen laufen Eiweiß und Fett in dieser Reihenfolge dem Kalzium leicht den Rang ab. Wenn man den Entstehungsprozess dieser Volksseuche betrachtet, handelt es sich zuerst einmal lediglich um kleine Gefäßbrüche, die sich meist durch kurzfristige Blutdruckspitzen auf

Sponsoren der Arteriosklerose

generell erhöhtem Blutdruckniveau ergeben. Arteriosklerose entsteht dann im Rahmen des üblichen Reparaturverfahrens des Körpers. Zuerst wird in die Bruchstelle eine sogenannte Eiweißmatrix, ein Gerüst aus Protein, eingebaut, an zweiter Stelle werden Blutfette wie Cholesterin und andere Lipide eingelagert. Ganz zum Schluss erst chronifiziert das Ganze durch die Einlagerung von Kalzium, weswegen der Volksmund die Arteriosklerose Arterienverkalkung nennt.

Eiweiß und Fett sind die ersten beiden Stoffe, die die sogenannten arteriosklerotischen Einlagerungen oder Plaques aufbauen. Allerdings ist nur das Fett bei Schulmedizinern ins Gerede gekommen, beziehungsweise das Cholesterin, eine seiner – entgegen aller Propaganda – für den Organismus ausgesprochen wichtigen Sonderformen. Dass es heute als fast Alleinschuldiger an dieser Volksseuche hingestellt wird, ist eigentlich ein Witz, denn das Cholesterin ist nichts anderes als der Verbandsstoff des Körpers, mit dem dieser versucht, die Gefäßschäden abzudichten und zu beheben.[4]

Cholesterin als Bauernopfer

Allerdings führt übermäßige Zufuhr von Eiweiß und Fett wohl auch zu einer verstärkten Einlagerung von Cholesterin. Jedenfalls zeichnen sich die Eiweißmast-Diäten durch eine drastische Zunahme der Arteriosklerose aus. Schon vor vielen Jahrzehnten gab es solche Kuren zum Beispiel als sogenannte Sypie-Diät. Nach Aussagen von Dr. Zimmermann, dem ehemaligen Chefarzt des Krankenhauses für Naturheilweisen in München-Harlaching, führte schon diese Frühform unter den Eiweißmast-Diäten zu drastisch verstärkter Arteriosklerose. Besser wird es mit den modernen Varianten von der South-Beach- bis zu Atkins-Diät kaum, beruhen sie doch auf demselben Trick, den Organismus mit Eiweiß, das er in diesen Mengen gar nicht verarbeiten kann, zu überladen.

Eiweißmast-Diäten

Das nicht verarbeitete Protein aber scheint abgelagert zu werden und nicht nur zu Gefäß-, sondern auch zu Gelenksproblemen in Gestalt von Rheuma beizutragen. Ein besonders makabres Nachspiel hatte die Atkins-Diät insofern, als ihr Erfinder kürzlich bei 125 kg Gewicht in einem Zustand besonders fortgeschrittener Arteriosklerose verstorben sein soll. Eiweiß sättigt gut, und so machen hohe Dosen rasch satt, und da das Überangebot vom Organismus nicht verarbeitet werden kann, trägt es nicht zur Fettanlage bei, sondern verstopft »lediglich« die Gefäße und belastet die Gelenke.

Eiweißmast verschlankt den Körper und die Lebenserwartung

Auf diese Weise kann man schlank werden und sich auch sehr einfach schlank erhalten, allerdings ist der Preis auf längere Sicht unzumutbar hoch. An US amerikanischen Athleten wurden wissenschaftliche Untersuchungen angestellt, die zeigten, dass mit Fleischmast verpflegte Sportler in ihren Zwanzigern durchaus fit und kräftig waren, dass bei ihnen aber bereits ab dreißig die Effekte ins Gegenteil umschlugen und die alternden Sportler von Jahrzehnt zu Jahrzehnt mehr Probleme bekamen und für die auf ihre Gesundheit aufgenommenen Hypotheken immer teurer bezahlen mussten.

Eiweißhypotheken-wirtschaft

ZWEITE SÄULE DER ERNÄHRUNG:

Vollwertigkeit oder Mangel im Überfluss

Die großen Ernährungspäpste von Are Waerlandt über Bircher-Benner bis zu Max Otto Brucker waren sich einig, dass wir bei großem Überangebot, was die Quantität angeht, im Hinblick auf die Qualität zunehmenden Mangel leiden. Diese Einschätzung ist leicht zu untermauern und auch schon längst zu spüren. Sie hat wiederum drei Hauptursachen, die einmal in der Produktion der Nahrung liegen, zum anderen in ihrer Verarbeitung und schließlich auch noch in der Zubereitung.

Produktion, Verarbeitung und Zubereitung der Nahrung

Die frühen Menschen bemerkten, als sie sesshaft wurden und zur Landwirtschaft auf fest umgrenzten Feldern übergingen, dass diese nach ein paar Jahren immer weniger Ertrag erbrachten. Viele sind dann einfach weitergewandert, um neues Land für Äcker zu roden, wobei diese Art sie wieder zu Nomaden machte, denn der Rückgang der Erträge ereignete sich nach einiger Zeit von neuem. Auf dieser Stufe leben zum Beispiel noch heute viele Stämme der Guarani-Indianer im Amazonas, die durch Brandrodung immer wieder kleine Lichtungen für neue Äcker gewinnen. Das Leben solcher Nomaden gehorcht folglich der rhythmisch wiederkehrenden Not, die sie zum Weiterziehen animiert.

Nachlassende Ernten hielten unsere Vorfahren in Bewegung

Aber nicht alle ließen sich von den rückläufigen Erträgen in die Flucht schlagen. Einige versuchten, das Geheimnis dieses Phänomens zu ergründen und Strategien dagegen zu entwickeln.

Schließlich ergaben sich deren drei, die bei geschickter Kombination ein sesshaftes Leben ermöglichten. Es waren dies der Fruchtwechsel, die Dreifelderwirtschaft und die Düngung mit allen Formen von Mist.

Drei frühe Strategien gegen nachlassende Ernten

Man baute im 1. Jahr an, was man dringend brauchte, zum Beispiel Roggen. Im 2. Jahr wurde dann eine Frucht zur Regeneration des Bodens ausgebracht, wie etwa Raps zur anschließenden Unterpflügung. Dann gönnte man dem Feld eine Ruhepause von einem Jahr, bevor wieder etwas angebaut wurde, was wirklich gebraucht wurde. Im Rahmen des Fruchtwechsels wählte man nun aber eine andere Frucht, also statt Roggen etwa Kartoffeln. Ersterer wurde frühestens wieder nach sieben Jahren ausgebracht. So hatte der Boden Zeit zur Regeneration und die notwendige Verschnaufpause im Hinblick auf die Wiederansammlung der lebensnotwendigen und für jede Frucht etwas anderen Nahrungsbestandteile.

Dreifelderwirtschaft und Fruchtwechsel

Mit der Zeit bemerkten die Menschen auch, wie gut es dem Boden tat, die Abfälle, die nach der Zubereitung der Nahrung und ihrer Verdauung übrig blieben, zurückzubekommen. So stiegen die Chancen auf bessere Ernten weiter, und die Düngung war erfunden. Die Kombination dieser drei Strategien, Dreifelderwirtschaft, Fruchtwechsel und Düngung, erwies sich über Jahrhunderte als so erfolgreich, dass sie sich in vielen Kulturen mehr oder weniger ähnlich ausbreitete.

Düngung

Die Entstehung eines Problems

Die beschriebene Anbauweise ging so lange gut, bis der deutsche Chemiker und Humanist Justus von Liebig eine Idee entwickelte, die die Ausbeute noch weiter steigerte. Sein Anliegen dabei war, den Hunger auf der Welt zu stillen. Diese wundervolle, edler Gesinnung entstammende Absicht brachte allerdings nach grandiosen Anfangserfolgen erhebliche Probleme mit sich, unter denen wir bis heute leiden, zum Teil noch immer, ohne es so richtig zu bemerken.

Eine wundervolle Idee wird zum blauen Wunder

Liebigs Idee war ebenso einfach wie erfolgreich: Durch verbesserte Düngung waren die Erträge bei geringem Aufwand zu vervielfachen. Man gab dem Boden die Hauptbestandteile der Nahrung in möglichst billig zu beschaffender Form zurück, so dass er jedes Jahr und sogar öfter in der Lage war, die gewünschte Nahrung wachsen zu lassen.

Wie die Chemie ins Essen kam

Das klappte auch bestens, allerdings erging es dieser Erfindung wie so vielen gutgemeinten anderen. Sie wurde weitgehend vom Gegenteil eingeholt, getreu der Brechtschen Erkenntnis, dass das Gegenteil von »gut« nicht »böse«, sondern »gutgemeint« sei. Statt gegen den Welthunger wurde die Strategie fast ausschließlich zur Ertrags- und letztlich Profitsteigerung eingesetzt.

Gegenpol lässt grüßen

Wie so oft, wenn wir uns anschicken, die Natur zu überarbeiten und zu verbessern, gab es eindrucksvolle Anfangserfolge, bevor sich die Strategie als Rohrkrepierer für die Esser abzeichnete. Das anfangs völlig übersehene Problem war, dass auf diesem Weg nur die Hauptbestandteile der Nahrung wie Stickstoff, Kalium, Kalzium oder auch Phosphate kostengünstig an den Boden zurückgegeben wurden, nicht aber jene Stoffe, die zwar nur in kleinen Mengen gebraucht wurden, aber trotzdem für die Gesundheit unentbehrlich sind, die sogenannten Spurenelemente und Vitamine. An diesen unverzichtbaren Zutaten verarmten die Böden folglich zunehmend, ein Prozess, der bis heute anhält und bereits bedrohliche Ausmaße angenommen hat. So kam es, dass die darauf gezogenen Pflanzen immer weniger dieser lebensnotwendigen Stoffe enthielten. Was die Kalorien betrifft, waren die Nahrungsmittel völlig in Ordnung, aber ihnen fehlte nun einiges zum

Das blaue Wunder

Leben Notwendige, und folglich verdienten sie schon bald den Namen Lebensmittel nicht mehr wirklich.

Das Problem fiel lange nicht auf, da es jedenfalls in unseren Breiten durch Hungersnöte und Kriege zu einer Fixierung auf den in Kalorien messbaren Brennwert gekommen war, was in harten Zeiten durchaus Sinn machte. Bei Soldaten im Krieg, aber auch Studenten in einer Mensa ging es zuerst einmal darum, dass sie aus der Nahrung genug Energie zum Überleben bekamen.

Wie konnte es so weit kommen?

Man hatte wohl schon immer geahnt, dass manche Nahrungsmittel mehr Nährwert hatten als andere. So wissen wir, dass die Menschen der Frühzeit Mammuts vor allem jagten, um an deren Fett zu kommen, während sich das Muskelfleisch oft aufgrund des Aufwands für den Transport über weite Strecken nicht lohnte. Außerdem konnten sie große Mengen noch nicht konservieren, und so entschied man sich gegen Eiweiß und für Fett, wie wir heute sagen würden. Bei Fett mit seinem fast doppelt so hohen Brennwert im Vergleich zum Eiweiß lohnte sich der Transport praktisch immer.

Unsere Vorfahren sahen in der Nahrung vor allem Brennstoff

Wer hungert, ist naturgemäß zuerst an seinem Überleben und damit am Brennwert interessiert. Heute aber – in unserem materiellen Überfluss, wo Überleben, in diesem Teil der Welt, gar kein Thema mehr ist – wäre es überfällig, einen Schritt weiter zu gehen, ans Leben zu denken und das Bedürfnis nach Gesundheit in den Mittelpunkt zu stellen.

Vom Überleben zum Leben

Die ersten Opfer des Mangels im Überfluss

Besonders Übergewichtige werden rasch zu Opfern der qualitativen Mangelnahrung inmitten des quantitativen Überflusses. Da die frühen Menschen weder Kalorientabellen kannten noch etwas von der Zusammensetzung der Nahrung wussten, richtete die Evolution es so ein, dass unsere Vorfahren lernten, so lange zu essen, bis mit dem Hunger auch alle biochemischen Bedürfnisse des Organismus befriedigt waren. Was sich über Jahrmillionen bewährte, wurde aber in unserer Zeit zum Bumerang. Da heute durch die übliche Nahrung das Bedürfnis nach Vitaminen und Spurenelementen trotz des Essens enormer Kalorienmengen nicht mehr befriedigt wird, kommt der Hunger schon kurz nach dem Essen wieder. Die meisten Menschen essen – auch aus diesem Grund – inzwischen längst bis zum Völlegefühl. Aber kaum ist das – vielleicht noch mit Hilfe eines Verdauungsschnapses – überwunden, kehrt der Hunger wieder zurück, da dem Körper noch viele Spurenelemente und Vitamine fehlen.

Evolution in Opposition zur modernen Essensart

Auf diese Weise kann man 10 000 Kalorien pro Tag und sogar mehr verdrücken, ohne zu bekommen, was man braucht. Ein fast ständiges Hungergefühl ist das Ergebnis und in dieser Situation ganz natürlich. In den USA sehen wir eine dementsprechende Entwicklung hin zu Übergewichten gewaltigen Ausmaßes. Menschen, die zwei Flugzeugsitze brauchen und im Krankheitsfall mit Kränen hochgehievt werden müssen, sind dort schon keine Sensation mehr. Sogar Türstöcke müssen erweitert werden, um übergewichtige Leichen am Ende zu bergen.

Makabre Folgen des Dauerhungers

Das Problem ist neu, und die Evolution hatte noch keine Chance, sich darauf einzustellen. Wer satt werden will, muss sich alles einverleiben, was sein Organismus braucht, ansonsten wird der es über Hunger weiter einfordern. Das hat er über Jahrmillionen so gelernt. Dagegen ist mit keiner Strategie und schon gar nicht mit Reduktionsdiäten anzukommen. Insgesamt ist jeder Kampf gegen unsere eigene Natur schwer und wird in der Regel verloren. Die ersten Leidtragenden sind natürlich die Übergewichtigen, die sich durch diesen Mechanismus immer mehr vermehren. Wir geraten in einen schon fast kollektiven Teufelskreis, der noch er-

Moderner Teufelskreis

gänzt wird durch das ebenfalls neue Thema des Bewegungsmangels.

In der Evolution haben wir – wie schon erwähnt – über Jahrmillionen gelernt, mit möglichst wenig Aufwand möglichst viele Kalorien zu bekommen. Sich wenig bewegen hieß Energie sparen und war durchaus sinnvoll in den langen Zeiten der Vergangenheit. Das heißt übertragen auf heute: den Sessel nicht zu verlassen und sich mit billiger hochkalorischer Nahrung vollzustopfen, von der man viel hat und von der einem viel bleibt, ist ein uraltes, tief in unseren Genen verankertes Überlebensprogramm, das aus der Not der Nahrungsmangelsituation gut verständlich ist.

Weitere Evolutionserfahrungen als Bumerang

Möglichst viel auf einmal in sich hineinzuessen, bedeutete, das knappe Nahrungsangebot auszunutzen, solange es vorhanden und frisch, also energiereich war. Sich Zeit zu lassen hieß, zu riskieren, von einem stärkeren (Tier) vertrieben zu werden. Nahrung für später aufzuheben, bedeutete, Energieverlust in Kauf zu nehmen. All diese Programme waren also einmal sinnvoll und kehren sich heute trotzdem gegen uns. Ein Programm, das über Jahrmillionen zur Erhaltung des Lebens beigetragen hat, wird jetzt zum Bumerang. Was so lange prächtig funktioniert und das Überleben gesichert hat, macht uns jetzt plötzlich gefräßig, faul, fett und krank. Das Leben fließt, und wir müssen mitfließen und immer wieder umlernen.

Was damals richtig war, ist heute oft falsch

Konkrete Ursachen des Dilemmas

Die optische Falle oder: Außen hui und innen pfui

Wir haben heute eine ganze Kette von Konstellationen, die unsere Nahrung beeinträchtigten und ihren Lebensmittelcharakter ruinierten. Ein Problem ist, dass auf den Feldern schön und gesund aussehende Feldfrüchte gedeihen, die hinter einem wundervollen Äußeren eine mehr als bescheidene Innenwelt verbergen. Damit entsprechen sie modernen Menschen, die ebenfalls das Äußere gnadenlos überbetonen und auf die Schönheit und Würde ihrer Seele kaum noch achten. Äußerlich wird mittels Mode, Kosmetik und Friseurkunst, aber auch schon deutlich tiefer eingreifend von Zahnärzten und plastischen Chirurgen versucht, etwas vorzutäuschen, was so und in dieser Form innerlich gar nicht existiert. Das alles wäre noch gar nicht bedenklich, wenn wenigstens auch der Versuch gemacht würde, durch Kultivierung der Innenwelt den äußeren Korrekturen zu entsprechen. In dieser auf das äußere Erscheinungsbild fixierten Zeit bleibt notgedrungen vieles im Außen hängen. Auch der Fitnesskult zielt meist auf diese einseitig äußere Verwirklichung eines Körperideals, das sich in keiner Weise in der inneren Seelenwelt spiegelt. Die vom Volksmund längst entlarvte Tendenz »Außen hui und innen pfui« wird zunehmend zum Lebensmotto von immer mehr Menschen – und das betrifft natürlich leider auch deren Nahrung.

Die sich daraus ergebenden Probleme sind offensichtlich, denn Menschen suchen sich Partner – heute mehr denn je – nach der äußeren Erscheinung. Wenn die äußere Fassade aber überarbeitet wurde und etwas vortäuscht, was natürlich nie da war und innerlich immer noch fehlt, kommt es zu einer Diskrepanz zwischen Innen und Außen, die den Partner erst täuscht und dann enttäuscht. Für die Betroffenen selbst ist die so entstehende Diskrepanz zwischen Schein und Wirklichkeit ebenfalls schwer zu ertragen und wird häufig zur Quelle von Problemen. Wer sich mittels plastischer Chirurgie einen großen Busen zaubern lässt, wird dadurch nicht automatisch zu einer mütterlich weichen, versorgenden oder sinnlichen Person. Dieses Bild aber wird ausgestrahlt und Partner anziehen, die notgedrungen enttäuscht werden müssen.

Äußere Erscheinung täuscht immer häufiger

Ähnlich werden wir heute optisch von Lebensmitteln angezogen, die innerlich nicht im Mindesten halten, was ihr äußerer Schein verspricht. Folglich wird der Organismus enttäuscht auf solche Mahlzeiten reagieren und – unbefriedigt, wie er ist – Nachforderungen stellen. Er will wirklich haben, was er sich ausgesucht hat, frisches, knackiges, vitaminreiches Gemüse und ebensolches Obst, das nicht nur enthält, was er braucht, sondern auch schmeckt und seine Lust befriedigt.

Ständige Frustration und die Folgen

Wenn er nun aber immer wieder hereingelegt wird, beginnt er Wirkung zu zeigen und kann seine Funktionen nicht mehr in der notwendigen Weise aufrechterhalten, obwohl er sich darum bis zum Letzten bemüht. Seine Hoffnung und seinen Appetit auf Nahrungsmittel, die (ent-)halten, was sie versprechen, wird der Körper aber auch nach langen Jahren oder sogar einem Leben der Enttäuschungen nicht aufgeben, und so können seine berechtigten Wünsche – wie bereits ausgeführt – auf die Dauer erhebliches Übergewicht heraufbeschwören.

Innere Frustration und Übergewichtsfalle

Das verdeckte Spiel mit Geschmacks- und Aromastoffen

Diese aus der Überbewertung des Optischen resultierende Geschmacksmisere hat natürlich Konsequenzen auf das Kaufverhalten der Kunden. Aber anstatt deshalb zu einer naturbelassenen vollwertigen Kost zurückzukehren, sucht die Nahrungsmittelindustrie ihr Heil in der Flucht nach vorn und bringt eine Fülle von Geschmacks- und Aromastoffen zum Einsatz. Diese Praxis ist bereits so weit fortgeschritten, dass durchschnittliche US-amerikanische Collegestudenten echtes Erdbeeraroma schon gar nicht mehr als solches erkennen. Das Künstliche ist so verbreitet und schmeckt so viel intensiver, dass es heute von einer Mehrheit bereits mit echten Erdbeeren verwechselt wird, während diese gar nicht mehr ankommen, weil sie gar nicht mehr als Erdbeeren erkannt werden.

Moderne Nahrung lügt

Dahinter steckt auch ein quantitatives Problem. Wenn die gesamte Welternte an Erdbeeren in die USA geliefert würde, könnte sie doch nicht einmal 5% des dortigen Bedarfs decken. So hat man sich mit der Rinde eines australischen Baumes einen Ersatz geschaffen, der – entsprechend mit Säure versetzt – mehr nach Erdbeeren schmeckt als diese selbst. Da Rinde aber ein Naturprodukt ist, darf dann auf einem Joghurtbecher der Zusatz »mit naturechten Aromastoffen« stehen. Das mag irgendwie geschmacklos klingen, wir sollten aber nicht vergessen, dass uns diese Stoffe bereits überall begegnen und offenbar schmecken.

> Vorgetäuschte und überarbeitete Natur

Raffinierung

Zu diesen Problemen gesellt sich die moderne Tendenz, alles immer praktischer und leichter handhabbar zu machen, um so einerseits den Umsatz zu steigern und andererseits Geld zu sparen, was heute in dem sogenannten Conveniencefood US-amerikanischer Provenienz seinen im wahrsten Sinne des Wortes geschmacklosesten Ausdruck findet. Wobei diese Nahrung aufgrund der eingesetzten Geschmacksverstärker und Aromastoffe durchaus intensiv schmecken kann. Natürlich ist sie – nomen est omen – für den Verbraucher wirklich bequemer und praktischer, spart Zeit und Mühe und ist in der Regel dank Massenproduktion billig. Teuer wird sie erst, wenn man ihre Konsequenzen bedenkt, dann allerdings kann sie extrem teuer werden und auf die Dauer sogar das Leben kosten.

> Bequemlichkeit kann Zeit sparen, aber das Leben kosten

Raffinierung meint im ursprünglichen Wortsinn Verfeinerung, und davon ist Conveniencefood weit entfernt. Der Ausdruck stammt von den ersten frühen Raffinierungstendenzen, wo es vor allem darum ging, das Mehl weißer und das Fett klarer hinzubekommen, Probleme, die

> Von ursprünglicher Verfeinerung zu moderner Raffinierung

unsere Vorfahren schon lange vor der Kunstdünger-Ära beschäftigten.

Die großen Vorteile der heutigen vielfach überarbeiteten Nahrungsmittel liegen – für Verbraucher wie Produzenten – darin, dass sie fast beliebig haltbar sind. Solche Nahrung kann praktisch nicht mehr verderben, weil sie eigentlich schon in fast jeder Hinsicht verdorben ist. Das allerdings versucht die entsprechende Industrie mit vielen Tricks und Techniken zu verschleiern, worin sie von einer Gesetzgebung nach Kräften unterstützt wird, die sie durch ihre Lobbys weitestgehend mitbestimmt hat.

Nur was schon verdorben ist, kann nicht mehr verderben!

Bei Apfelsaft darf zum Beispiel das Etikett von 100% Apfelsaftkonzentrat sprechen, auch wenn sich darin vor allem Wasser verbirgt. Auf der Tomatensaftverpackung liest man, »lediglich mit einer Prise Meersalz« abgeschmeckt, und kauft nicht selten einen ganz normal gesalzenen Saft. Die dahinter liegende Idee des Herstellers ist leicht durchschaubar. Er will einen gut schmeckenden und gut gehenden Saft, der dem Gros der Menschen mundet, aber er will auch die kleine Gruppe der Diätanhänger noch mitnehmen, und so kommt es zu diesem absichtlich missverständlichen Aufdruck.

Die Relativität moderner Wahrheit

Haltbarmachung

Von den Konservierungsmethoden zur Langzeitlagerung, von der im Übrigen grundsätzlich zugunsten möglichst frischer Lebensmittel eher abzuraten wäre, scheint heute das Einfrieren am schonendsten. Die moderne Technik, die Lebensmittel im Schock zu gefrieren, erhält am meisten Vitamine und Nährstoffe und ist deshalb der Konservierung in Dosen und dergleichen oft vorzuziehen. Aber selbst hier gibt es inzwischen Techniken, die schonender und somit

Was gestern stimmte, muss es heute längst nicht mehr

vitalstoffverträglicher sind. Die moderne Konservenherstellung etwa bei Sauerkraut ist zum Beispiel durchaus vitaminschonend. Ein großes, noch gar nicht wirklich in seiner ganzen Tragweite diskutiertes Problem sind die chemischen Methoden der Konservierung. Weder wissen wir bisher genau, welche Auswirkungen die einzelnen Stoffe auf unseren Organismus haben, noch, was sie im Wechselspiel miteinander auslösen können. Von einigen ist bekannt, dass sie schädlich sind, von anderen ahnen wir es zumindest.

Chemische Konservierung

Ansonsten bleiben natürlich die altbewährten Methoden etwa der Trocknung auch heute noch in Gebrauch, wie man an getrockneten Kräutern, Trockenobst und dergleichen sehen kann. Wer einen frischen Melissentee aus dem eigenen Vorgarten mit einem aus getrockneten Blättern vergleicht, wird allerdings erleben, wie groß hier bereits die geschmacklichen Einbußen sind.

Alte konservative Methoden der Konservierung

Die uralten Methoden der Konservierung, wie etwa das Lufttrocknen von Fleisch oder das Pökeln oder überhaupt alles Einlegen in Salz, etwa der Heringe, sind – bis auf wenige Ausnahmen wie das Bündnerfleisch – weitgehend aufgegeben worden, jedoch ohne dass wir die neuen als gesünder bezeichnen könnten. Auch hier geht der technische Fortschritt in Richtung Praktikabilität und Effizienz und orientiert sich weniger an der Gesundheit.

Generell muss man sich bewusst machen, dass auf langen Herstellungswegen auch bei ursprünglich noch so gesunden Produkten vor allem viele Vitamine auf der Strecke bleiben. Relativ »altes« Gemüse aus einem wenig frequentierten Bioladen wird so durchaus weniger Vitamine enthalten als mit modernen Methoden eingefrorene Normalware. Natürlich wäre hier biologisch-dynamische Vollwertkost, die ebenfalls als Tiefkühlkost denkbar wäre, die noch bessere Lösung, und in Bioläden finden sich zunehmend Angebote aus dieser Richtung. Neben dieser reinen Sicht aus dem Vitamin-Blickwinkel gibt es

Tiefkühlkost besser als ihr Ruf?

einige Argumente aus der Gesundlebeszene und aus der Sicht der chinesischen Medizin gegen Tiefkühlkost. Diese geht davon aus, dass Tiefgefrorenes keine Lebenskraft, also kein Qi mehr enthält und nach seiner thermischen Qualität ausgesprochen kalt sei. Die Wichtigkeit dieses letzten Arguments wird im einschlägigen Kapitel über die thermische Qualität der Nahrung deutlicher werden.

Zur Rolle der Verantwortung der Industrie

Wer diese modernen, nun wiederholt festgestellten gesundheitsfeindlichen Tendenzen allein der Industrie in die Schuhe schiebt und alle Schuld an der allgemeinen Ernährungsmisere bei ihr ablädt – wie in Gesundlebekreisen vielfach üblich –, macht es sich zu einfach und übersieht die tieferen Zusammenhänge. Es ist nämlich vor allem eine Sache des Bewusstseins breiter Bevölkerungsschichten. Die Industrie würde sich deutlich genug geäußerten Bedürfnissen durchaus anpassen. Sie eignet sich generell wenig als Buhmann und ist ihrem Wesen nach leicht zu verstehen. Ihr vorrangiges und alle Branchen verbindendes Ziel ist es, Geld zu verdienen. Tatsächlich tut sie das so ziemlich mit allem, was möglich und erlaubt ist, und vor allem mit allem, wonach Nachfrage besteht. Sie erfüllt insofern überwiegend Mehrheitsbedürfnisse. Würden diese sich ändern, stellten sich die Firmen rasch darauf ein. BP, für die Ökologieanhänger lange einer der Buhmänner aus der Benzin-Szene, ist inzwischen zu einem der weltweit größten Solarzellenproduzenten avanciert – aus einem einzigen Grund: wegen reger Nachfrage nach Solarzellen.

Projektion oder Eigenverantwortung

Gäbe es eine rege Nachfrage nach naturbelassenem biologisch-dynamischem Obst und Gemüse, würden sie auch produziert und wären überall verfügbar. Im Augenblick reicht einfach das geringe Angebot zur Befriedigung der ins-

Die Macht der Nachfrage bleibt ungebrochen

gesamt minimalen Nachfrage. Wie weit auch die Globalisierung noch fortschreiten und die Arbeits- und Lebensbedingungen verschärfen mag, die Marktmacht der Kunden wird ungebrochen bleiben. Insofern sollten wir Verbraucher uns diesbezüglich durchaus mehr zutrauen, andererseits aber die Schuldprojektion auf die Industrie aufgeben. Das bringt nichts, ändert nichts und entspringt insgesamt einem zu kurzsichtigen Denken.

Die Kohlenhydratmisere

Das Problem begann schon früh beim normalen Korn, das nicht beliebig haltbar war, weil sein Keimling viele ungesättigte Fettsäuren enthält, die rasch oxidieren oder, wie der Volksmund sagt, ranzig werden. Spaltet man diesen im oberen Pol des Korns gelegenen Keimling, der der Kopf und die Zukunft des Korns ist, mit der Schale ab, bleibt der Stärkekörper übrig, der praktisch denselben Kalorienwert hat und allein sehr lange haltbar ist. Was aber so clever erscheint, hat leider große Nachteile.

Das Kornproblem

Das ganze Korn besteht aus der Dreiergemeinschaft von kalorienträchtigem Stärkekörper, ballaststoffreichen Randschichten der Schale und dem vitalstoffreichen Keimling. Diese Gemeinschaft ist eine Art biologisches »Kernkraftwerk«. Auf dem Weg der Haltbarmachung vom vollen Korn zum Auszugsmehl geht das Wichtigste verloren: bei den Vitalstoffen gut 80 % des ursprünglich im Korn enthaltenen Magnesiums, über 70 % des Kaliums, des Eisens und Phosphors, 60 % des Kalziums, gut 60 % des Kupfers und noch 40 % des Chroms. Von der Dreiergemeinschaft wären heute der Keimling wegen seines Vitalstoffreichtums sowie die Schalen und Randschichten als Ballaststoffe für uns wichtiger als die Kalorien des Stärkekörpers. Der Keim, den man ohne Übertreibung als Essenz des Korns mit seiner Vielfalt an Vitalstoffen wie ungesättigten Fettsäuren und fettlöslichen Vitaminen bezeichnen kann, wird ebenso wie die ballast-

Die heile Dreifaltigkeit des Korns

stoffreiche Schale in Gestalt der sogenannten Kleie zu Viehfutter. Nicht nur aus menschlicher Sicht ist der Keimling das A und O des Korns, denn nur er ist – nomen est omen – keimfähig und stellt so die Zukunft des Korns dar. Er wäre auch für unsere gesundheitliche Zukunft das Wertvollste und Kostbarste am Korn.

Durch die Aufspaltung wird das Getreide in zwei völlig verschiedene Fraktionen geteilt. Die reine Stärkefraktion enthält fast alle Kalorien, verfügt aber nicht mehr über seine Lebenskräfte. Dieser Rest ist zwar nicht lebensfähig im Sinne des Keimens und der Erschaffung einer neuen Korngeneration, aber sehr praktisch und wird, da er fast beliebig lagerfähig ist, mit gutem Gewinn gehandelt. Das Lebendige verdirbt schnell, das Tote hält sich lange. Daraus ergibt sich die logische Konsequenz für die Industrie, lieber mit dem toten Material weiterzuarbeiten und das Lebendige – weil zu schwierig handhabbar – außen vor zu lassen. Hier aber tut sich der moderne Weg ins Ernährungselend auf, wo fast durchgehend zugunsten der Quantität auf Qualität verzichtet wird.

Quantität oder Qualität?

Die Kleie beinhaltet das Gros der Spurenelemente und Vitamine sowie fast alle Ballaststoffe. Diese wichtigste, weil lebendige Fraktion des Getreides, die eben wegen ihrer Lebendigkeit so schnell verdirbt, den Schweinen zu geben und den Menschen vorzuenthalten ist eine Stilblüte unserer Zeit und mehr als ungeschickt. Die wertvollsten Bestandteile als Abfall zu betrachten nützt wirklich nur den Schweinen. Den wirklichen, weil unlebendigen Abfall dagegen als moderne Nahrung zu essen wird zu einem wachsenden gesundheitlichen Problem. Hier liegt der entscheidende Grund für den deprimierenden Mangel modernen Essens an Vitalstoffen. *Lebensmittel*qualität ist so nicht mehr zu erreichen.

Schweine vor Menschen

Das Elend mit dem Fett

Fette Beute war früher das Beste, was unseren Vorfahren passieren konnte. Wer dagegen heute sein Fett abbekommt, kann sich daran nicht mehr recht freuen. Diese beiden Ausdrücke verraten das Auf und Ab in der Fett-Geschichte. Das Fett- beziehungsweise Ölproblem hat wenig Ähnlichkeit mit dem der Kohlenhydrate, führt aber zu ähnlichen Effekten. Da man mit der ersten sogenannten Kaltpressung, einem uralten, schon in der Antike angewandten Verfahren, recht wenig Öl aus den entsprechenden Ölfrüchten gewinnen kann, hat man diesen Prozess zur Steigerung des Ergebnisses immer weiter »verbessert«. Der sogenannte Presskuchen, der noch voller Öl steckt, wird erhitzt und mit Benzin oder einem ähnlichen Lösungsmittel ausgezogen, wodurch noch ein erheblicher Ölteil herausgeholt werden kann. Aufgrund des unterschiedlichen Verdampfungspunkts von Benzin und Öl kann anschließend wieder eine Abtrennung des Benzins erfolgen, und eine grässlich anzuschauende Ölsuppe bleibt übrig.

Moderne Ölraffinierung

Ein weiterer, nicht nur unästhetischer Punkt ist das Problem der Transfettsäuren, jener künstlichen Fettsäuren, die bei der industriellen Ölhärtung entstehen. Der US-amerikanische Fettpapst Walter Willet von der Harvard University sagt: »Wahrscheinlich sind Millionen Menschen vorzeitig gestorben, weil unsere Nahrung zu viele Transfette enthält.« Die Fetthärtung ist vor allem bei der Margarineherstellung von Bedeutung. Genau jene Margarinen, die mit so viel gesundheitlichem Anspruch vertreten wurden, haben also in Wirklichkeit keine Probleme gelöst, sondern im Gegenteil ein Riesenproblem geschaffen. Allerdings dürfen in Deutschland, wenn es sich um Reformprodukte handelt, weder Margarinen noch Kekse gehärtete Fette enthalten, was zeigt, dass das Problem bekannt ist.

Fetthärtung als härteste Herausforderung der Gesundheit

Willet bemerkte als Erster den Zusammenhang zwischen Margarinekonsum und Herzkrankheiten. Er geht davon aus, dass allein in den USA jährlich 30000 Menschen aufgrund des hohen Transfettgehalts in Margarinen sterben. Diese Fette erhöhen das schädliche LDL-Cholesterin und senken das

Mit Margarine zum Infarkt?

positive HDL ganz ähnlich wie die gesättigten tierischen Fette. Für unsere Gesundheit sind sie aber noch schädlicher, weil sie in die Zellmembran eingebaut werden und diese spröde und porös machen und so den Transport der Nährstoffe erschweren. Besonders für Kinder ergeben sich daraus Entwicklungsprobleme, die sich naturgemäß in der Schwangerschaft am schlimmsten auswirken.

Dabei sind die Transfette gar nicht notwendig in der Nahrung, wie das Beispiel Dänemark zeigt, wo sie längst verboten sind. Es ginge also auch anders. Nicht nur ganz Dänemark kommt ohne gehärtete Fette aus, auch ein Konzern wie Unilever Österreich verzichtet schon seit zehn Jahren freiwillig darauf. Für die Verbraucher haben Transfette nur Nachteile, den Herstellern bringen sie dagegen Vorteile, weil gehärtete Öle nicht nur billiger sind, sondern auch nicht ranzig werden und so in den Fritteusen deutlich seltener gewechselt werden müssen. Sie lassen auf billigstem Weg Pommes goldgelb und Croissants knusprig werden. »Im menschlichen Organismus verhalten sie sich allerdings wie pures Gift«, so Walter Willet wörtlich. Füttert man Versuchstiere wie Ratten mit Transfetten, bekommen sie systemische Entzündungen im ganzen Organismus unter Einschluss des Gehirns. Dass solche Untersuchungsergebnisse dann plötzlich nicht mehr auf Menschen übertragbar sein sollen, ist eines der Geheimnisse der Verfechter von Tierversuchen. Diese werden in der Regel gemacht, um die Harmlosigkeit ins Gerede gekommener Substanzen zu belegen. Kaum stellt sich dabei aber die Gefährlichkeit für Tiere heraus, sollen die Ergebnisse plötzlich nicht mehr gelten.

Zweierlei Maß bei Tierversuchen

Als die Dänen ihr Verbot auch in der übrigen EU durchsetzen wollten, blitzten sie am Widerstand der Industrielobby ab, obwohl das dänische Beispiel zeigt, dass es gar kein großes Problem nach dem Verbot gab. Bis heute gibt es genauso viele Schnellfutterplätze im Land. Die Brüsseler Zentralbürokratie erweist sich damit ein weiteres Mal als immer erfolg-

Lobbyismus vor Gesundheit

reicher für die Wirtschaft und immer gefährlicher für die Gesundheit der Bürger Europas.

Dabei trifft es alle Konsumenten industrieller Fette gleichermaßen und auch die Produzenten selbst. Wenn Transfette auch bei weitem nicht das einzige Gesundheitsproblem bei Fastfood darstellen, ist es doch wahrscheinlich das gravierendste. Der Chef der größten Fastfoodkette McDonald's, Mr. Cantalupo, starb Anfang 2004 mit 60 Jahren auf offener Bühne an einem Herzinfarkt. Sein Nachfolger, der stolz darauf war, seit seinem 15. Lebensjahr fast immer am Arbeitsplatz, also bei McDonald's, gegessen zu haben, starb bereits im Jahr darauf an Darmkrebs im Alter von 44 Jahren. Dass diese Männer so heroisch bis zum bitteren Ende ihrem Lebensstil treu geblieben sind, mag Mitgefühl auslösen, aber auch die Lehre vermitteln, sich selbst Ähnliches zu ersparen.

Verantwortliche als Opfer ihrer eigenen Politik

Das Ergebnis des industriellen Verarbeitungsprozesses vom heißen Auszug bis zum Härten ist insgesamt ein qualitativ miserables Öl, dessen Anteil an ungesättigten und hochungesättigten Fettsäuren gering ist und das in den bestklingenden Ölmischungen für den Haushalt Verwendung findet. Zuvor wird es noch mit Farb- und Aromastoffen aufgefrischt, da es in seiner ursprünglichen (ehrlichen) Form wohl von niemandem gekauft würde. Gerade die gefährlichen industriell gehärteten Fette enthalten allerdings noch eine relativ große Menge ungesättigter und trotzdem bedrohlicher Fettsäuren. Man muss also selbst bei den ungesättigten Fettsäuren noch sorgfältig unterscheiden.

Industrielle Schönung minderwertigen Öls

Zum Genuss zu empfehlen ist nur das frischgepresste Öl der ersten kalten Pressung, das beim Olivenöl als »extra vergine« bezeichnet wird. Da es sehr rasch ranzig wird, lässt es sich nur in abgedunkelten Flaschen kühl und selbst da nicht allzu lange aufbewahren. In der Antike waren diejenigen, die die vollen Amphoren so versiegeln konnten, dass sie einige Zeit hielten, geschätzte Spezialisten mit hohem Ansehen und Gehalt.

Das kostbare Öl der Kaltpressung

Eine ausgesprochene Delikatesse und Besonderheit unter den Olivenölen ist das sogenannte Abtropföl. Man gewinnt es besonders schonend aus nur grob zerkleinerten Früchten. Hier wird gar kein Druck ausgeübt, das heißt, die Oliven werden nicht ausgepresst. Lediglich das von selbst aus den Früchten heraustropfende Öl findet Verwendung. Es wird mit Brot zum Auftunken als Vorspeise gereicht. Solch teure, in mediterranen Ländern aber übliche Bräuche lösen bei uns eher Staunen aus. Andererseits wundern sich die Griechen über Mitteleuropäer, die bei Motoröl keine Kosten scheuen, aber für sich selbst billiges und damit minderwertiges Fett nehmen.

Abtropföl für besondere Feinschmecker

Die essentiellen Fettsäuren

Für uns Menschen sind die hochungesättigten Ölsäuren essentiell, und da wir sie nicht selbst herstellen können, müssen wir sie mit der Nahrung zu uns nehmen. Sie haben sozusagen Vitamincharakter für uns. Das führte dazu, dass in der Gesundheitsszene ein Run auf sie stattfand und es heute Menschen gibt, die das Programm zur Beschaffung essentieller Fettsäuren zu weit treiben. Wie zu erwarten, liegt auch hier das Dilemma in den Extremen. Wir brauchen eine Mischung der verschiedenen Fettsäuren, und zwar am besten die, an die sich unser Organismus im Laufe einer langen Evolution gewöhnt hat. Das heißt zum Beispiel für die hochungesättigten Fettsäuren, dass wir ein Verhältnis von Omega-6- zu Omega-3-Säuren von 2:1 bis 3:1 benötigen. Das höchste der Gefühle wäre 5:1. In der weitgehend unreflektierten und undifferenzierten Verherrlichung hochungesättigter Fettsäuren haben viele Gesundheitsapostel ein Verhältnis von 10 und mehr zu 1 erreicht. Das hat den Nachteil, dass die ebenso wichtigen Omega-3-Säuren blockiert werden. Das für uns beste Verhältnis dieser Säuren zueinander findet sich in vielen Nüssen, aber auch in Wildfleisch.

Fettsäuren, die wir unbedingt brauchen

Hier stoßen wir wieder einmal auf das Problem, dass die Evolution so lange braucht, um für notwendige Anpassungen zu sorgen. Selbst der Zeitraum von 12 000 Jahren seit Beginn der Hochkulturen, in dem wir Getreide produzieren, war noch zu kurz, um genetische Anpassungen zu bewirken. Deshalb ist das Fleisch von Schlachtvieh durch den hohen Getreideanteil im Futter weniger geeignet als das des Wildes, das sich vor allem von Gras und Wildkräutern ernährt. Der Schluss, dass Letzteres auch für uns besser wäre, ist jedoch falsch, denn Gras können wir gar nicht verdauen, und gegen Wildkräuter spricht zwar *natürlich* nichts, aber davon können wir nicht leben. So unwichtig ist die Kalorienmenge dann doch wieder nicht. Es ist durchaus sinnvoll, sich klarzumachen, wie weitgehend wir Wesen mit Geschichte sind und wie sehr uns noch die langen Zeiten als Sammler, zum Beispiel von Nüssen, und Jäger von Wildfleisch in den Knochen stecken.

Stolpersteine aus der Evolution

Und damit nicht genug. Einiges spricht dafür, dass der Mensch auch gesättigte Fettsäuren braucht, die lange Zeit verteufelt wurden. So haben wir heute die geradezu groteske Situation, dass eine große Mehrheit noch immer viel zu wenig hochungesättigte Fettsäuren zu sich nimmt, eine kleine ernährungsbewusste Minderheit aber sogar zu viel. Bei ihr gerät das banale, als minderwertig verschriene Fett ins Defizit, was uns neuerlich zeigt, wie wichtig es ist, die Mitte zu halten und die Extreme zu meiden. Gesund ist weder zu wenig noch zu viel. So zeichnet sich ab, dass allmählich viele, was die Ernährung betrifft, auf die schiefe Bahn geraten.

Zu wenig und zu viel hochungesättigte Fettsäuren

Welche Fettsäuren sind wo drin?

Gesättigte Fettsäuren finden sich hauptsächlich in tierischen Fetten, wobei die von Meerestieren eine Ausnahme bilden. Butter, Butterschmalz, Rahm, Margarine enthalten große Anteile gesättigter Fettsäuren. Außerdem finden sich diese Fettsäuren in den meisten Produkten mit »versteckten« Fetten. Aber es gibt auch gesättigte Fette im pflanzlichen Bereich wie Kokos- und Palmkernfett.

Gesättigte Fettsäuren

Einfach ungesättigte Fettsäuren finden sich zum Beispiel in Oliven und Raps. Letztere haben einen positiven Einfluss auf den Cholesterinstoffwechsel, weshalb sie zum Schutz des Herzens empfohlen werden. Die Ölsäure ist die wichtigste einfach ungesättigte Fettsäure und gewinnt als regulierender Faktor immer größere Wertschätzung. Sie vermindert das ungünstige LDL-Cholesterin und erhöht das günstige HDL. In der Fachzeitung »Annals of Oncology« berichten US-Forscher, dass Ölsäure die Aktivität von krebserregenden Genen in Körperzellen verringern könne. Sie kommt nicht nur in Oliven und ihrem Öl vor, sondern auch in dem der Mandeln, in dem die ungesättigten Fettsäuren in einer Größenordnung von 80% dominieren. Das aus Raps gewonnene und ölsäurereiche Canola-Öl gilt bei US-amerikanischen Kardiologen als Favorit im Kampf gegen Herzinfarkt und Schlaganfall. Ansonsten findet sich die Ölsäure in Avocados, Haselnüssen, Macadamianüssen und Pistazien. Aber auch Aprikosen, Pfirsiche und Pflaumen enthalten noch geringe Mengen.

Die Ölsäure als einfach ungesättigte Fettsäure

Mehrfach ungesättigte Fettsäuren: Omega-3-Fettsäuren

Diese mehrfach ungesättigten Fettsäuren werden zurzeit als besonders gesunde Fette empfohlen, weil sie das Herz-Kreislauf-System schützen. Aber auch hier gilt Vorsicht, denn viel hilft durchaus nicht viel. Mehr als 10 g pro Tag sollen die Immunreaktion schwächen und bakterielle Infekte vermehren. Empfohlen wäre eine Dosis von 1 Gramm pro Tag, die am besten aus Walnüssen und Fisch zu decken ist.

Nicht nur im Öl von Walnüssen, sondern auch von Leinsamen und Raps findet sich die Linolensäure, die als pflanzliche Omega-3-Fettsäure für Menschen lebensnotwendig ist. Sie hemmt entzündliche Prozesse in den Blutgefäßwänden und verringert so das Arterioskleroserisiko. Da sie die Fließfähigkeit des Blutes erhöht, senkt sie auch die Gefahr von Herzinfarkten und Schlaganfällen. Obendrein erhöht sie die Durchlässigkeit der Zellwände und

Linolensäure

schafft damit eine wichtige Voraussetzung für alle Stoffwechselvorgänge.

Ein besonders empfehlenswertes Fett ist das Leinöl, seit neuestem auch ein Favorit der Krebsforscher. Schon vor vielen Jahren hat es als wesentlicher Bestandteil der Öl-Eiweiß-Kost nach Dr. Johanna Budwig, mit der die deutsche Fettspezialistin bei Krebserkrankungen erstaunliche Erfolge erzielen konnte, Ruhm erlangt.

Leinöl

Vergleichbar komplex zusammengesetzt ist das kaltgepresste Walnussöl. Ein Zitat aus einer neueren Studie: »8 bis 13 Walnüsse reichten aus, um bei den Studienteilnehmern, die alle einen hohen Cholesterinspiegel hatten, die Dehnbarkeit und Durchlässigkeit der Gefäße um 64% zu verbessern und ihren Cholesterinspiegel zu senken.«

Walnussöl

EPA ist eine Omega-3-Fettsäure, die in Hering (Bückling), Thunfisch, Makrele und Sardine enthalten ist und das Eindicken des Blutes bei den Polarfischen in der Kälte des Eismeeres verhindert. Je dünnflüssiger aber das Blut, desto geringer das Herzinfarktrisiko. So wurde EPA zum Favoriten unter den von Medizinern empfohlenen Fetten.

EPA oder Eicosapentaensäure

Die Abkürzung bezeichnet das berühmte Lachsöl, das ebenfalls das Herz schützt und ein wichtiger Baustein für Nerven und Gehirn ist. Die Tufts University in Boston fand heraus, dass DHA sogar vor Alzheimer schützen soll. Viele fettreiche Meeresfische liefern gleichzeitig EPA und DHA, Letzteres findet sich vor allem in Lachs, Thunfisch und Makrele.

DHA oder Docosahexaensäure

Mehrfach ungesättigte Fettsäuren: Omega-6-Fettsäuren

An erster Stelle ist hier die Linolsäure aus pflanzlichen Ölen, z. B. Traubenkernöl und Weizenkeimöl, zu nennen. Sie ist eine lebenswichtige Fettsäure, die der Körper unbedingt braucht, weil er sie selbst nicht herstellen kann. Teilnehmer an einer Studie, die mehr Linolsäure zu sich nahmen, hatten sogar eine niedrigere

Körperfettmasse. Linolsäure kommt in Sonnenblumen-, Erdnuss-, Weizenkeim-, Mohn- und Distelöl sowie in Soja vor. Sonnenblumenöl diente schon den Indianern Nordamerikas als Lebens- und Heilmittel. Der Gehalt an hochungesättigter Linolsäure ist bei den heute angebauten Sorten allerdings übermäßig hoch (70 %). Dies könnte durch Neu- bzw. Rückzüchtungen wieder korrigiert werden. Sonnenblumenöl entgiftet, indem es Toxine bindet.

Linolsäure

Arachidonsäure ist ebenfalls eine lebenswichtige Fettsäure, die nicht aus pflanzlichen Lebensmitteln oder Fisch stammt, sondern aus Eiern, Käse, Topfen und aus dem Fleisch von Schweinen, Rindern und Kälbern sowie aus Innereien. Sie hat Einfluss auf die »glatte« Muskulatur, also jene, die wir nicht bewusst kontrollieren können, wie etwa im Darm, in der Niere, Blase oder Gebärmutter. Aus ihr wird das Gewebshormon Prostaglandin gebildet, das an Entzündungsreaktionen und an der Ausschüttung von Magensäure beteiligt ist.

Arachidonsäure

Durch zu viel Omega-6-Fettsäuren zum Beispiel aus Schweinefleisch und Speck können sich entzündungsfördernde Stoffe bilden. Dem wirken die Omega-3-Fettsäuren entgegen. Über das ideale Verhältnis zwischen beiden gibt es widersprüchliche Angaben. Laut Professor Ludrik war das Verhältnis von Omega-6- zu Omega-3-Fettsäuren in der Steinzeit noch 1:1. Heute sollte es jedenfalls nicht über 5:1 hinausgehen. In heimischer Küche ist das Verhältnis jedoch oft 20 bis 50 (Omega-6) zu 1 (Omega-3), was sich sehr ungesund auswirkt.

Auf das richtige Verhältnis kommt es an

Der Fettgehalt von Lebensmitteln in Gramm			
Sichtbare Fette		Versteckte Fette	
Butter 20 g	16 g	Salami 30 g	14 g
Margarine 20 g	15 g	Eiscreme 100 g	12 g
Pflanzenöl 1 EL	12 g	Schokolade 50 g	16 g
Mayonnaise (80 % Fett) 1 EL	20 g	Nusskuchen 100 g	24 g
		Kartoffelchips 50 g	20 g
		Gemüse (außer Avocados) 200 g	0–2 g
		Kartoffeln 200 g	0–2 g
		Obst 200 g	0–2 g

Zusammenfassend lässt sich zum Thema Fett feststellen: Wir könnten uns viel entspannter mehr gutes Fett in Form von kaltgepresstem Öl leisten, wenn wir die Industrieprodukte und vor allem das versteckte Fett der Nahrung reduzierten. Würden wir mehr ideale Mischungen zu uns nehmen, wie sie sich in Nüssen und Wildfleisch finden, täten wir uns ebenfalls leichter. Auch wäre dringend die mediterrane Art der Fettnutzung zu empfehlen, bei der das Öl nach dem Kochen oder Backen hinzugefügt wird, anstatt vorher, was seine Qualität unnötig reduziert. Vor allem sieht und merkt man das mitgekochte und gebratene Fett kaum und macht es so zu einem heimlichen und damit gefährlichen – weil gutgetarnten – Feind. Nachträglich hinzugegebenes Öl ist dagegen leicht sichtbar und schmeckt vor allem gut, es lässt die Speisen gut rutschen, und wenn wir schon fett essen, sollten wir wenigstens etwas davon haben. Industriefette sind, solange das Transfettproblem weiter ungelöst bleibt, gänzlich zu meiden.

Praktische Fettanweisungen

Pflanzliches Eiweiß

Pflanzliches Eiweiß können wir relativ bequem über die entsprechenden Vollwertproduzenten bekommen. Es ist vor allem in den dafür hinlänglich bekannten Hülsenfrüchten wie Erbsen, Linsen und Bohnen enthalten, aber auch in Lupinen und Soja. Mit dem Spruch »Jedes Böhnchen gibt ein Tönchen« drückt der Volksmund aus, wie schwer verdaulich allerdings die Mischung aus Kohlenhydraten und Eiweiß in den Hülsenfrüchten ist. Dieses Problem ergibt sich zwar beim Soja nicht, dafür ist Letzteres über Genmanipulationen ins Gerede gekommen. Einen sicheren Schutz vor genmanipulierten Nahrungsmitteln gibt es nicht, da in der Natur bereits deren Auswilderung begonnen hat und die Grenzen zwischen natürlichen und manipulierten Pflanzen zerfließen.

Zwischen Blähungen und genmanipulierten Nahrungspflanzen

Tierisches Eiweiß jenseits von Fleisch: Milchprodukte und Eier

In Mitteleuropa nehmen wir das Gros unseres Eiweißbedarfs in Form tierischer Produkte zu uns. Am Beispiel Österreichs mag das deutlich werden. Während der durchschnittliche Österreicher doppelt so viel tierisches wie pflanzliches Protein zu sich nimmt, verhält es sich bei den Menschen der Entwicklungsländer ganz anders, hier werden durchschnittlich $^4/_5$ des Bedarfs über Pflanzen gedeckt. Tierisches Eiweiß über Milchprodukte und Eier ist heute – jedenfalls in den deutschsprachigen Ländern – ebenso leicht auf vollwertigem Niveau zu beschaffen wie pflanzliches. Hier liegt die beliebteste Eiweißquelle gesundheitsbewusster Esser.

Leicht beschaffbares Eiweiß

Erfreulicherweise kehren zunehmend kleine Bauern zu den althergebrachten Produktionsmethoden zurück und haben damit meist ein besseres Auskommen als ihre herkömmliche Konkurrenz, die weiter auf Chemie und Gift setzt.

Milcheiweiß auf Vollwertniveau

In Ländern wie der Schweiz helfen Nahrungsmittelkonzerne wie die Migros sogar den Bauern tatkräftig bei der Umstellung auf biologisch-dynamischen Anbau, und so kehren sensibel erzeugte Käse und andere Milchprodukte in die dortigen Supermärkte ein. Bei der Milch ergibt sich allerdings das schon angesprochene Problem, dass die Hälfte der Menschheit sie gar nicht verträgt, weil ihnen Laktase fehlt, das Ferment, das den Milchzucker, die Laktose, abbaut. Aber auch diese Menschen können meist noch die Milchprodukte Käse, Joghurt und Quark vertragen. Inzwischen wird allerdings bereits laktosefreie Milch angeboten, mit der naturgemäß noch kaum Erfahrungen bestehen, was ihre Verträglichkeit angeht.

Das Milchproblem

Fisch

Bei Fisch und vor allem Fleisch ergeben sich dagegen erhebliche Probleme. Die Weltmeere sind inzwischen so verseucht, dass zum Beispiel Thunfisch mit erheblichen Quecksilberdosen belastet ist. Eine einzige Thunfischmahlzeit aus dem Japanischen Meer soll bereits die zulässige Quecksilberhöchstdosis für ein ganzes Jahr enthalten. Vollwertigkeit ist also auf diesem Weg nicht zu verwirklichen. Es ist auch nicht so einfach vorstellbar, dieses Problem zu lösen, außer dass wir natürlich anfangen könnten, die Meere wirklich wirksam vor unseren eigenen Übergriffen zu schützen. Die Ergebnisse würden sich rasch zeigen, denn die Natur verfügt über unglaubliche Regenerationsreserven. Mutter Natur, unsere eigene wie auch die große, verzeiht uns wirklich vieles. Allmählich allerdings stößt auch sie an ihre Grenzen.

Fisch aus verseuchten Meeren

Insgesamt ist natürlich die verzehrte Menge entscheidend für die Belastungen, die sich aus verseuchtem Fisch ergeben. Weltweit werden jährlich über 90 Millionen Tonnen Fisch gefangen. In Österreich beträgt der durchschnittliche Fischverbrauch pro Kopf und Jahr 5,5 kg, in Japan liegt er aber bei

Die Dosis macht wieder das Gift

80 kg. Insofern bewegen sich Mitteleuropäer verglichen mit Japanern in einem immer noch sicheren Bereich und könnten ihren Fischkonsum sogar noch gefahrlos erhöhen.

Fisch aus der Zucht ist andererseits ebenfalls kaum artgerecht gefüttert, im Gegenteil, in den Zuchtbecken wurden oft die gleichen Produkte versenkt, die die Rinder in den Wahnsinn trieben. Lachs ist längst nicht mehr Lachs, der die Weltmeere durchschwommen hat, sondern in der Regel eine armselige Kreatur, die mit unzähligen Artgenossen zusammengepfercht auf engstem Raum direkt für die Tiefkühlkostfirma gezüchtet wurde.

Zuchtfische

Andererseits gibt es natürlich noch ein paar Wildlachse, die das Meer gesehen haben, und auch einige Bachforellen, die wirklich noch einen Bach erleben durften und in vertretbarem Zustand auf den Teller kommen. Selbst diese Ausnahmen sind natürlich gegen die allgemeine Umweltschädigung nicht gefeit – und sie sind nicht ganz so bequem wie die extra für den Tiefkühler gezüchteten (Ab-)Arten. Natürliche Fische haben noch mehr und oft schwerer kontrollierbare Gräten und stoßen damit schon zunehmend auf Ablehnung. Die bequemste Fischmahlzeit ist inzwischen sicher das Fischstäbchen. Dieses besteht in der Regel aus minderwertigeren Fischresten.

Vom Wildlachs zum Fischstäbchen

Sowohl bei Wild- wie auch Zuchtfischen wäre auch noch an das Hormonproblem zu denken. Da in den letzten Jahrzehnten ungeheure Mengen vor allem weiblicher Hormone ins Abwasser gelangt sind, zeigen viele Wasserlebewesen diesbezüglich schon erhebliche Schäden. Weder Antibabypillen noch die Wechseljahrhormone sind biologisch völlig abgebaut und inaktiviert, wenn sie den weiblichen Organismus verlassen, und bleiben so auch im Abwasser noch aktiv. Zwar wird allmählich von Seiten der Wechseljahrhormone eine gewisse Entlastung eintreten, da sie in einem so hohen Ausmaß Brustkrebs fördern, dass wohl nur noch sehr unbewusste Gynäkologen und ihre Patientinnen an dieser Unsitte festhalten werden. Trotzdem ist der

Hormonbelastungen bei Fischen und ihren Essern

bereits erreichte Zustand so, dass fast die Hälfte der jungen US-amerikanischen Männer bereits zeugungsunfähig sein soll, in Deutschland sind 6 Millionen junge Menschen trotz starken Wunsches kinderlos. Der Grund ist, dass sich die Zahl der Spermien – wie im Ruhrgebiet gemessen – seit dem Krieg um mehr als die Hälfte verringert hat. Die verbliebene ärmliche Hälfte ist häufig bewegungsgestört und missgebildet, so dass sich hier ein deutliches Problem abzeichnet.

Wie sehr dies mit der hormonbelasteten Wasserwelt zu tun hat, zeigt eine Londoner Studie, aus der hervorgeht, dass jene männlichen Londoner, die mit wiederaufbereitetem Wasser aus der Themse versorgt werden, deutlich unfruchtbarer sind als ihre Kollegen, die Wasser aus einer natürlicheren Quelle erhalten. Noch krasser wird die Lage, wenn wir uns direkt ins Wasserreich begeben. Männliche Fischarten, aber auch Alligatoren und sogar Fischadler haben enorme Fortpflanzungsprobleme, so dass der erst kürzlich vor dem Aussterben bewahrte White Eagle, das Wappentier der USA, nun aus diesem Grund auszusterben droht. Er ist nämlich ein reiner Fischfresser unter den Adlern, und das reduziert heute seine Überlebenswahrscheinlichkeit drastisch. Wer sich also von zu viel Fisch – vor allem aus ufernahen Bereichen – ernährt, müsste sich auch dieser Gefahr bewusst sein.

Aussterbende Wassertiere

Inzwischen ist die Eskalation der Umweltproblematik so ausgeprägt, dass sie uns überall und immerzu einholt. Wenn auch in negativer Hinsicht, so erleben wir doch immer stärker, wie sehr alles mit allem zusammenhängt. Es war zwar schon immer so, aber heute wird es uns nur immer klarer gemacht aufgrund des Desasters, das wir auf dieser Welt angerichtet haben.

Globalisierung der Umweltmisere

Andererseits enthalten besonders Fische aus kalten Meeren eine ganze Reihe für uns besonders wichtiger Fettsäuren, und sie sind natürlich eine sehr gute Eiweißquelle. Vieles spricht obendrein dafür, dass trotz des oben Gesagten Fisch im Vergleich zu Fleisch noch die bessere Nahrung für uns wäre, wenn man sich schon für den Verzehr von Tieren entscheidet. Die Inuit Grönlands, die kaum pflanzliche Nahrung bekommen, sind offenbar durch den regelmäßigen Verzehr von Kaltwasserfischen vor Herzproblemen bis hin zu Infarkten gut geschützt. Allerdings ist es auch hier problematisch, das lediglich auf die Nahrung zu schieben. Sicherlich spielt auch ihre Lebensform im Einklang mit einer harten Natur eine entscheidende Rolle. Tatsächlich haben jene modernen Inuit, die eine Ernährung im US-Stil übernahmen, den Schutz ihrer Gesundheit verloren. Aber sie haben zugleich auch den alten Lebensstil ihrer Vorfahren aufgegeben, und insofern bleibt offen, was die Ursache ihrer modernen Gesundheitsprobleme ist. Wahrscheinlich spielen – wie so oft – beide Faktoren eine Rolle und verstärken sich sogar noch gegenseitig.

Vorteile von Fischmahlzeiten

Immerhin können wir in den reichen Ländern heute damit rechnen, dass der Fisch vom Fang direkt und auf schnellstem Weg zu uns kommt. Auf den modernen Fischfangschiffen, die zugleich oft schon richtige Fischverarbeitungsfabriken sind, kommen die Filets schleunigst auf Eis und sind schon längst auf der Reise zu uns, wenn die Fischköpfe und Schwänze noch herumliegen und auf ihren Abtransport Richtung Afrika warten.

Frischer Fisch für reiche Länder

Fleisch

Beim Fleisch besteht inzwischen zwar wenigstens der Anspruch auf Vollwertigkeit, aber damit ist es hier leider nicht getan. Auch wenn Biobauern ihre Tiere mit entsprechend einwandfreien Produkten füttern, bleibt eine Fülle von Problemen, deren bedrückendstes in der Art moderner Schlachtung liegt.

Die Forderung nach Vollwertigkeit stößt auf einige Probleme

Eine persönlich erlebte Geschichte aus Afrika mag das erläutern. Bei einer Jagdgesellschaft hatten die schwarzen Jagdhelfer den europäischen Trophäenjäger in gute Schussposition gebracht, der aber brachte es fertig, einen großen Kudubullen trotz Zielfernrohr so schlecht zu treffen, dass dieser schwer verletzt noch fliehen konnte. Als er nach über einer Stunde von den Einheimischen gestellt und endgültig getötet worden war, zogen sie ihm die Decke ab und bargen die Trophäe, den Kopf samt Gehörn. Das Fleisch aber ließen sie liegen, obwohl es ihre Bezahlung gewesen wäre und sie unglaublich arm waren. Auf meine erstaunte Frage erklärte ihr Anführer, dass das Fleisch vom Geist des Kudus auf der langen Flucht vergiftet worden sei. Wer solches Fleisch esse, werde vom Geist des angeschossenen Tieres verfolgt und krank. Auf meine ungläubige Reaktion versicherte er noch, dass mir das jeder Medizinmann bestätigen könne.

Vom Geist gejagter Tiere

Bei dieser Gelegenheit wurde mir klar, dass bei uns ständig Fleisch genossen wird, das die ärmsten Afrikaner aufgrund seines »vergifteten« Zustands verschmähen. Denn wer die Idee dahinter verstehen will, kann das Szenario rasch in eine moderne Version umwandeln. Die fliehende Antilope ist in einem Maximalstress und wird alles, was sie an Stresshormonen hat, in ihr Blut pumpen, um vielleicht doch noch zu überleben. Das auf diese erbärmliche Art gewonnene Fleisch ist naturgemäß gesättigt mit Stoffen, die alles andere als bekömmlich sind.

Afrikanischer Aberglaube und moderne Schlachthaustechnik

Entsprechendes erleben aber auch jene Schlachttiere, die nach oft entsetzlichen Transporten in Großschlachthöfen landen. Vor ihrem eigenen hoch technisierten Ende müssen sie oft den maschinellen Tod von Dutzenden von Artgenossen miterleben. Selbst wenn sie es nicht sehen, spüren Tiere doch diesbezüglich viel mehr, als Menschen sich vorstellen können. Da sie ergeben oder widerstrebend leidend, aber ohne Chance der Gegenwehr, ihr absehbares Ende erwarten, dürften sie in einem noch deutlich schlechteren Zustand sein als eine angeschossene Antilope, die immerhin noch fliehen kann und dabei Energie verbraucht und auf höchstem Stoffwechselniveau auch noch Stresshormone verarbeitet.

Moderne Schlachtverfahren sind ebenso rationell wie brutal

Wer solches Fleisch zu sich nimmt, wird die entsprechende Stimmung in abgeschwächter Form mitbekommen. Fleisch an sich bringt schon – für sensible Menschen leicht erfahrbar – eine viel härtere Stimmung ins Leben. Einen eigenartigen diesbezüglichen Versuch konnte ich in der Familie miterleben. Als der große Hund meiner Mutter ein Fellproblem bekam, riet ein Tierheilpraktiker zu einer fleischfreien Diät. Während sich der Zustand des Fells wirklich besserte, veränderte der Hund seinen Charakter merklich. Er hörte praktisch auf zu bellen und wurde seelisch zu einem sanften Lamm oder eben einem Schoßhund, der er vorher gar nicht gewesen war. Als er Monate später wieder Fleisch bekam, erwachte auch der Hund in ihm wieder mit all den wilderen Instinkten eines ehemaligen Raubtieres.

Fleischnahrung und Lebensstimmung

Dass auch Menschen auf Ernährung sensibel reagieren, zeigt sich beim Meditieren. Niemand würde doch während eines Zen-Seminars üppige, schwere Mahlzeiten wie z. B. Schweinebraten zu sich nehmen. Wenn man bei solchen Gelegenheiten nicht fastet, empfiehlt sich eine leichte Kost, deren Verdauung nicht große Teile des Blutes im Magen-Darm-Trakt bindet. Je sensibler die Ernährung, desto weniger fesselt sie die Seele an den Körper. Während regelmäßiger Fleischgenuss sie gleichsam schwer macht und im Körper verankert, kann der völlige Verzicht auf Nahrung sogar beträchtlich helfen, sie von ihm zu lösen. »Essen und Trinken hält Leib und Seele zusammen«, weiß das Sprichwort. Das Gegenteil von Essen ist Fasten – es löst tendenziell die Seele vom Leib. Insofern ist Fasten und alles, was ihm nahe kommt, im Ernährungsbereich die beste Chance in Richtung Erlösungs- und Erleuchtungserfahrungen. Es gibt kaum eine östliche Tradition oder Lehre, die – in diesem Sinne – darauf verzichtet, die Ernährung in eine sensible, meist vegetarische Richtung zu lenken.

Erleichternde und beschwerende Nahrung

Fleischnahrung wäre dazu der Gegenpol. Sie schweißt Körper und Seele zusammen und kann von daher auch Vorteile bringen, zum Beispiel wenn Menschen die Bodenhaftung zu verlieren drohen, also im Zustand spiritueller Krisen, beim Borderline-Syndrom, bei drohenden Psychosen usw. Das Bild des Seelenvogels mag das bildlich nachvollziehbar machen. Wird der Vogel mit schwerer Nahrung belastet, wird ihn das vor dem Abheben bewahren.

Fleisch als Ballast für den Seelenvogel

Die momentan in der sogenannten ersten Welt vorherrschende Fleischmast fördert daher folglich eine Tendenz zu Schwere und Müdigkeit, Aggressivität und Härte, wie sie auch für fleischfressende Tiere eher typisch ist. Zwar sind entsprechende Raubtiere zu großen und auch schnellen Höchstleistungen fähig, aber die meiste Zeit dösen oder schlafen sie doch faul vor sich hin. Grasfresser sind dagegen viel weniger schläfrig und viel achtsamer, was sicher auch mit ihrer tendenziell bedrohteren Situation zusammenhängt. Andererseits zeigen aber auch Pflanzenfresser ohne wesentliche Feinde wie Elefanten, Nashörner und Giraffen, dass ihre ganz andere Ernährung wohl eine Rolle spielt, denn auch sie sind achtsamer und – trotz allen Gewichts – leichtfüßiger unterwegs.

Gesellschaftliche Konsequenzen

Was die Stresshormone angeht, muss eine damit belastete Nahrung aufpeitschen, das Lebenstempo erhöhen und die letzten Reserven mobilisieren. Insofern ist die zunehmende Dynamik kein Widerspruch zu der eingangs erwähnten Müdigkeit. Auch Raubtiere sind eben nach der Jagd vor allem faul und müde.

Aufpeitschende Nahrung

Einiges spricht dafür, dass neben den vorrangigen seelischen Ursachen wie faulen Kompromissen, unbewältigten Lebenskrisen und ungelösten, aber solide verdrängten Problemen auch Nahrungsfaktoren bei den modernen Energiemangelsyndromen mitwirken. Wer sich ständig wie ein Raubtier ernährt, wird auch tendenziell immer mehr zu dessen Lebensrhythmus neigen: chronische Müdigkeit unterbrochen von wenigen aggressiven Jagdausflügen. Ein junger Patient mit CFS, dem chronischen Erschöpfungssyndrom, dessen

Moderne Krankheitsbilder und typische Fehlernährung

Lebenskräfte eigentlich noch gar nicht erschöpft sein konnten, brachte das einmal auf den Punkt, als er sagte: »Ich lebe zunehmend wie unsere Katze, die meiste Zeit müde und schläfrig, reiße ich mich immer wieder zusammen und gehe auf die Pirsch.«

CFS (Chronic Fatigue Syndrome), das chronische Erschöpfungssyndrom, könnte gut die Umschreibung für eine Lebensform sein, die mit den Methoden der Raubtierernährung versucht, ein menschliches Leben hinzubekommen, was natürlich – zumindest auf lange Sicht – misslingen muss. Und warum sollte ein Mensch, der ständig an sich wertvolle, aber für ihn und seine Art weitgehend ungeeignete Nahrung bekommt, die obendrein mit Stresshormonen gesättigt ist, sich nicht ausgebrannt fühlen?

Burnout und CFS

Zu alldem passt der Spruch, dass wir Schlachtfelder haben werden, solange wir Schlachthöfe betreiben. Neben aller Ideologie steckt darin ein wahrer Kern, auch wenn die Vorstellung, dass *man ist, was man isst*, zu weit geht. Offensichtlich sind wir nicht eine Gemeinschaft aus Schweinen, Rindviechern, Kohlköpfen und Rüben. Andererseits hat unsere Ernährung deutliche Auswirkungen auf unser Lebensgefühl und unser Verhalten. Insofern können wir essend zumindest mitbestimmen, wie es uns geht und wo es mit uns hingeht.

Essend mitbestimmen, wie man sich fühlt

Auswege aus dem Fleischdilemma

Der einfachste Ausweg wäre natürlich der gesundheitlich nicht nur unproblematische, sondern sogar empfehlenswerte Wechsel zum Vegetarismus beziehungsweise zu einer Reduzierung des Fleischanteils auf eine Mahlzeit pro Woche wie in alten Zeiten. Dadurch wird vieles besser, selbst wenn die Fleischqualität schlecht bliebe. Wer das nicht will oder kann, hat nur die Alternative, sich Fleisch von Tieren zu besorgen, die nicht in Großschlachthöfen unters Messer kamen, sondern aus der freien Wildbahn stammen. Das hat zusätzliche Vorteile. Denn das Fleisch von gezüchteten Tieren ist nicht mit dem wild lebender vergleichbar. Es enthält zum Beispiel einen ungleich höheren Fettanteil.

Das Phänomen, dass Vitamin C nicht gleich Vitamin C ist, auch wenn beides chemisch betrachtet aus Ascorbinsäure besteht, ist inzwischen hinlänglich bekannt. Aus der Paprikaschote kann es offenbar besser aufgenommen und weiterverarbeitet werden als aus der Tablette. Ähnlich ist nun Fleisch nicht gleich Fleisch. Dass die Wildtiere weniger Fett ansetzen können, ist bei ihrem wilden und vergleichsweise anstrengenden Leben noch leicht durchschaubar. Aber sie ernähren sich natürlich auch ursprünglicher als ihre gefangenen Artgenossen.

Insofern wäre als Nahrungsquelle zuerst ans Hochwild zu denken, das in der Regel von professionellen Jägern so getroffen wird, dass es, abrupt aus dem Leben gerissen, gar keine Zeit mehr hat, Stresshormone ins Blut auszuschütten und ins Fleisch sickern zu lassen. Schon Niederwild wie Fasan und Hase wird mittels Treibjagden zur Strecke gebracht und hat dementsprechend lebensbedrohlichen Stress, bevor es umkommt.

Stressfreies Sterben für Nahrungstiere?

Eine weitere Alternative bietet das Fleisch aller Tiere, die noch einzeln auf dem Hof geschlachtet werden. Es ist – was die Stresshormone angeht – natürlich in einem unvergleichlich besseren Zustand. Allerdings ist die Hofschlachtung laut EU-Bestimmungen nicht mehr erlaubt. Durch andere Vorgaben aus Brüssel abgehärtet und die häufige Bevorzugung von Großbetrieben und -produktion schon gewöhnt, ignorieren allerdings viele Bauern diese neuen Regeln und folgen heimlich und bewusst den altbewährten Wegen. So erhalten sie immerhin eine kleine Quelle für gesundheitlich vertretbares Fleisch.

Hofschlachtung und EU

Unter solchen Umständen geschlachtetes und auf Weiden ohne Kunstdünger und Giftausbringung gezogenes Schlachtvieh – etwa im Stil der von der Schweissfurth-Stiftung angeregten Produktionsverhältnisse – kann also doch noch den Markennamen Vollwertfleisch rechtfertigen. Auf dem Musterhof der Stiftung in Glonn bei München werden die Tiere in besonderen, mit viel Bewusstheit durchgeführten Ritualen geschlachtet. Von der Stim-

Vollwertfleisch?

mung her fühlt man sich dabei eher an indische Opferritualfeste erinnert als an die Blutlohe von Großschlachthöfen. Schweissfurth können vielleicht auch eingefleischte Fleischanhänger folgen, da er als ehemaliger Wurstproduzent auf Konzernebene (»Herthawurst«) die andere Seite kennt. Sein Weg könnte beispielhaft für viele werden.

Ähnliches wie für das Fleisch der typischen Schlachttiere gilt möglicherweise auch für das der Fische. Beim üblichen Fischfang mit Netzen verenden die Tiere relativ langsam und elend, indem sie nur sehr allmählich und manchmal über Stunden ersticken. Dieser Prozess zieht sich sogar bei den meisten Fischarten entsetzlich in die Länge. Insofern ist eigentlich anzunehmen, dass auch dabei Stresshormone freigesetzt werden. Inwieweit diese aber denen bei Säugetieren ähnlich sind und was sie bei Menschen anrichten, ist noch unklar. Die bessere Verträglichkeit von Fisch ließe vermuten, dass die Stresshormone der Fische, die uns entwicklungsgeschichtlich ungleich ferner stehen als die Säugetiere, für Menschen weniger wirksam und daher auch weniger bedenklich sind. Möglicherweise haben sie auch gar keine Wirkung im menschlichen Organismus. Insofern bliebe dann »nur« die seelische Wirkung, die in jedem Fall vorhanden ist. Aus einer spirituellen Sicht muss man jedenfalls davon ausgehen, dass wir irgendwann alles verantworten müssen, was wir je verursacht haben.

Fisch wie Fleisch?

Als Fazit bleibt jedenfalls die bessere Verträglichkeit von Fisch, und man kann immer wieder hören und beobachten, dass viele Menschen, die kein Fleisch mehr essen, in Ausnahmefällen zuerst zu Fisch tendieren und den auch ganz gut vertragen, wohingegen sie sich nach Rückfällen ins Fleischreich deutlich schlechter und schwerer fühlen.

Der Eigenversuch oder die Fischprobe

Medikamentenverseuchtes Fleisch

Die Medikamentenorgie im Stall eröffnet ein weiteres Problemfeld im Hinblick auf den Fleischkonsum. Während Hormone und

Psychopharmaka, die den Tieren für besseres und vor allem schnelleres Wachstum gegeben werden, ihre entsprechenden Wirkungen direkt auf die Konsumenten haben dürften, beinhalten die verwendeten Antibiotika noch eine weitere Gefahr. Ihre unkritische Einnahme führt wie bei Menschen auch bei Tieren zur Entwicklung von resistenten Keimen, die schon längst eine erhebliche Bedrohung darstellen.

Schlachttiere als Gefahrenquelle für resistente Keime

Auch wenn wir darüber systematisch im Unklaren gelassen werden, liegt hier ein unübersehbares Gefahrenpotenzial. So sterben in Deutschland jedes Jahr über 30000 Menschen an ganz gewöhnlichen Lungenentzündungen, weil die Antibiotika nicht mehr greifen. In den Nachrichten hören wir davon nie, dort wird höchstens von exotischen Lungenentzündungen wie SARS in China berichtet. Durch die unkritische Einnahme von Antibiotika werden jeweils enorme Mengen normaler Keime vernichtet. Übrig bleiben in solchen Fällen nur jene, die widerstandsfähig gegen die Antibiotika sind. Je mehr Antibiotika man gibt, desto mehr solcher Keime züchtet man heraus. Da alle möglichen Keime nach antibiotischen Flächenbombardements tot sind, bekommen die resistenten das Terrain ganz für sich. Diese gefährliche Situation hat inzwischen Methode und schlägt von überallher auf uns zurück.

Die Wirkung der Tranquilizer, die Tiere heute oft bekommen, um den Stress moderner Zuchtbedingungen besser zu überstehen, könnte man als Ausgleich für die oben besprochenen Stresshormone ansehen. Allerdings ist schon bei Menschen ein Lebensstil, bei dem man sich morgens mit Fitmachern dopt, um sich abends mit Beruhigungs- und Schlafmitteln zu sedieren, nicht empfehlenswert. Der Großversuch in den USA, wo sich dem unübersehbare Teile der Bevölkerung freiwillig ergeben haben und längst darunter leiden, ohne allerdings die Quelle ihres Leides benennen zu können, zeigt das deutlich. Wie sich die gestressten, gedopten und wieder sedierten Tiere fühlen, wissen wir nicht, wie sie leiden, können inzwischen auch weniger sensible Menschen ahnen.

Tranquilizerorgien im Stall

Die Wirkung von Hormonen ist inzwischen hinlänglich bekannt.

Hormonwirkungen und schwindende Männlichkeit

Sie wirken offensichtlich auf den Menschen und schädigen in Gestalt weiblicher Hormone vor allem die Männer und deren Männlichkeit. Hier ist das Fleisch der Schlachttiere nur eine Gefahrenquelle unter anderen, wichtiger ist diesbezüglich noch das bereits erwähnte Trinkwasserproblem.

Gefährliches Fleisch

Weitere Argumente gegen Fleischkonsum liegen im Bereich der auf diesem Weg übermittelten Krankheitserreger und darüber hinausgehender gesundheitlicher Schäden. Die Gefährdungen durch Fleisch haben eine lange Geschichte. Zwar scheinen die Zeiten, in denen etwa über Trichinen lebensbedrohliche Krankheitsbilder auf Menschen übertragen wurden, durch die Einführung der Fleischbeschau überwunden, aber bei genauerer Betrachtung zeichnen sich ständig neue und mindestens ebenso bedrohliche Probleme ab.

Die BSE-Katastrophe ist zwar längst durch andere Themen aus den Medien verdrängt, aber das Problem mitnichten behoben. Ständig werden weitere erkrankte Rinder entdeckt und ohne jedes

Von BSE bis Aids

Medieninteresse klammheimlich und auf brutale Art entsorgt. Die Tatsache, dass immer noch Patienten auf die denkbar grausamste Art an der Creutzfeldt-Jakob-Krankheit zugrunde gehen, liegt auf der Hand. Die Menschen in den deutschsprachigen Ländern haben sich vom ersten Schock erholt, der den Rindfleischkonsum zusammenbrechen ließ, und essen wider besseres Wissen und im selben Umfang wie vorher Rind. Selbst in der Zeit des Schocks sind sie eher auf Schweine- und Geflügelfleisch ausgewichen, als generell Fleisch zu meiden. Angesichts von Schweinepest und Geflügelgrippe ist das bis heute keine sichere Wahl. Wir wissen noch so wenig über Virentransfers und Austausch zwischen den Arten. Vieles spricht dafür, dass nicht nur BSE, sondern auch Aids über Tiere und möglicherweise deren verzehrtes Fleisch auf den Menschen übertragen wird.

Verdorbenes Fleisch und Fleischskandale

Hier endlich ergibt sich Entlastendes und damit Beruhigendes für die Fleischesser. Die Ergebnisse der Untersuchungen, die vor allem in Österreich durchgeführt wurden und dort zu scheußlichen Befunden führten in dem Sinne, dass das meiste Fleisch im Angebot bereits verdorben sei, lassen sich leicht relativieren. Alles Fleisch, was wir kaufen, ist mehr oder weniger verdorben. Das ist jeweils nur eine Frage des Grades, bis zu dem die Zersetzungsprozesse fortgeschritten sind. Frisches Fleisch ließe sich aufgrund der Totenstarre gar nicht verspeisen. Genau deswegen fragt die erfahrene Hausfrau, ob das Rindfleisch gut abgehangen sei, sie will keinesfalls frisches. Im Fachjargon spricht man von »Fleischreifung«, die beim Schwein 1 bis 4 Tage, beim Kalb 3 bis 6 und beim Rind 7 bis zu 20 Tage in Anspruch nimmt. Nach dieser Zeit löst sich die Totenstarre, und der pH-Wert steigt, das heißt, das Fleisch wird alkalischer. Immerhin tendieren zum Beispiel die Österreicher mehrheitlich zu frischerem Fleisch, wenn sie pro Jahr 40 kg Schwein, 12 kg Rind und 2 kg Kalb vertilgen.

Frisches Fleisch ist ungenießbar

Lediglich Geflügelfleisch braucht keine Reifungszeit, ganz im Gegenteil, es muss frisch verzehrt werden, da sonst die Gefahr von Salmonellenentwicklung zu groß wird.

Eigentlich müsste das jeder krimierfahrene Fernsehzuschauer wissen. Schon sehr rasch nach dem Tod setzt die Leichenstarre ein, anhand deren die Gerichtsmediziner auf den Todeszeitpunkt schließen. Diese löst sich erst durch die beginnenden Zersetzungsprozesse, die sogenannte Autolyse. Der Volksmund in Bayern und Österreich spricht etwas unappetitlich von »Safteln«, was den Zusammenhang aber nicht schlecht umschreibt, denn durch die Zersetzung bilden sich Säfte. Erst dieses in den Verwesungsprozess übergegangene Fleisch kommt für den Verzehr in Frage.

Unappetitliches Alltagswissen

Insofern ist die Verwesung also zwingend, lediglich ihr Grad steht zur Diskussion. Hier gehen die einschlägigen Bestimmungen in die Richtung, dass diese natürlichen Prozesse lediglich im Anfangsstadium sein dürfen. Da sich nur ein recht kleines Zeitfenster für den gesetzlich erlaubten Verkauf ergibt, überarbeiten Händler immer wieder das Fleisch mit Farbstoffen und Gewürzen, um es länger verkaufen zu können. Man kann sich das in der Analogie wie bei der Benutzung von Deos oder Parfums vorstellen, die ebenfalls oft zur Übertünchung unangenehmer Eigengerüche eingesetzt werden. An diesem Punkt entzünden sich die Fleischskandale. Die Frage ist, wie und mit welchen Mitteln man Fleisch behandeln darf, um es verkaufsfähig zu machen. Das ist ein grundsätzliches Problem, das auch andere Bereiche der Lebensmittelproduktion berührt.

Umgang mit üblen Gerüchen und Anblicken

Die sich daraus ergebenden Gefahren sind jedoch relativ, denn im Lauf seiner Entwicklung hat sich der Mensch offenbar an den Verzehr von Aas gewöhnt. Und ob uns das nun gefällt oder nicht, verzehrbares Fleisch ist immer im Aaszustand, und wir scheinen das ganz gut zu vertragen. Die Fleischskandale wurden bisher auch immer durch Kontrollen auf der Verkaufsebene ausgelöst, nie von der Medizin oder durch entsprechende Erkrankungen.

Übertriebene Gefahren

Vielfach haben Hausfrauen und Köche sogar ansprechende Worte für diese Situation gefunden, wenn man etwa an den Feinschmeckerausdruck »Hautgout« denkt. Allerdings braucht man noch kein Feinschmecker zu sein, um diesen Verwesungsgestank des Wildfleisches schnell zu wittern. In einigen Fällen soll er auch von Jagdfehlern stammen, wenn etwa brünftige Böcke oder Hirsche geschossen und anschließend serviert werden. Jedenfalls handelt es sich hier um ein anrüchiges, aber aufgrund unserer soliden Vorgeschichte als Aasfresser nicht um ein besonders gefährliches Thema – es ist im wahrsten Sinne des Wortes einfach eine Geschmackssache.

Anrüchiges Fleisch bedroht mehr die Ästhetik als die Gesundheit

Abartiges Fleisch

Hier ergibt sich eine bunte Palette von Grausam- und Abscheulichkeiten. Gänseleber und die entsprechende Pastete sind ein

Muss für Gourmets, aber beim Nachdenken darüber würde man sie eher auf der Freibank als in Sterne- und Haubenlokalen vermuten. Entstanden durch das gnadenlose Stopfen einer gefügig gemachten Gans, ist das Verzehren ihrer daraufhin erkrankten Organe eigentlich eine widerwärtige Angelegenheit. Allein der Vorgang der Produktion von Gänseleber ist schon ekelerregend. Die in Frankreich übliche Methode wurde meist von der Bäuerin durchgeführt. Sie nahm eine junge Gans auf den Schoß und stopfte ihr Weißbrot und anderes Futter in den Hals. Irgendwann hatte die Gans genug und fing an zu würgen und zu erbrechen. Die Bäuerin stopfte ihr dann mit einem neuen Futter das Erbrochene wieder hinein, und zwar so lange, bis die arme Gans den Würgereflex aufgab und sich willenlos stopfen ließ, was konsequenterweise auch zum Ausdruck Stopfgans führte.

Tierquälerei im Namen der Feinschmeckerküche

Diese viermal pro Tag stattfindende Prozedur erfüllt allein schon den Tatbestand schwerster Tierquälerei, weshalb sie mittlerweile in allen anderen Ländern außer Frankreich und Ungarn auch verboten ist. Auf solche Weise entwickelt die Gans eine Fettleber, die ja das begehrte Ziel der Bäuerin und der Feinschmecker ist. Sie wird im wahrsten Sinne des Wortes zu Tode gemästet, bevor sie aber an der Leberkatastrophe zugrunde gehen kann, wird sie bei einem Gewicht von 8 kg geschlachtet und entsprechenden, zumeist uninformierten »Feinschmeckern« serviert. Zu diesem Zeitpunkt wiegt ihre Leber allein bereits 1 kg, macht also ein Achtel des ganzen Gewichts aus. Wem diese Schilderung noch nicht reicht, um auf derartige Kost zu verzichten, mag sich den modernisierten Prozess selbst vorstellen, bei dem die Gänse maschinell gestopft werden.

Während gegen die Gänseleberpastete gesundheitliche und ethische Gründe sprechen, sind es bei der Haifischflossensuppe vor allem Letztere, die einen eines Besseren belehren könnten. Zwar dürfte die Suppe nicht besonders ungesund sein, aber für einen fühlenden Menschen – um es buddhis-

Grausamkeit, Unbewusstheit und Delikatessen

tisch auszudrücken – müsste sie trotzdem tabu sein. Kein Tier wurde je auf so grausame Weise ausgerottet, wie es den Haifischen jetzt gerade widerfährt. Fast unbemerkt von einer breiten Öffentlichkeit werden sie nur wegen ihrer Flossen gejagt. Nachdem ihnen diese bei lebendigem Leib abgeschnitten wurden, werden die noch lebenden Tiere zurück ins Meer gekippt, wo sie dann über Tage auf die denkbar elendste Weise verenden. Wer dem östlichen Gedanken der Haftung für die eigenen Taten nahesteht, wird für ein wenig Haifischflossengeschmack Derartiges kaum mitverantworten wollen. Aber auch wer nur ein wenig Herz hat und im franziskanischen Sinne Tiere als Mitgeschöpfe erkennt, kann da nicht mitessen. Ähnliches gilt für Froschschenkel, wenn man weiß, dass diese den Tieren bei lebendigem Leib ausgerissen werden, oder für Hummer, die nach langem Leid in gefesseltem Zustand schließlich im kochenden Wasser unter Höllenqualen verenden. Seit diese Schreie der Hummer hörbar gemacht werden können, ist immerhin einigen seelisch weniger verhärteten Feinschmeckern ein Licht aufgegangen.

Splitter im Auge der anderen und Balken im eigenen

Während wir japanische Unarten, wie den Verzehr noch lebendiger Fische, die im schon fast filetierten Zustand noch atmen müssen, oder das Löffeln von Affenhirn, während das Tier noch lebt, als pervers empfinden, gehen wir mit den eigenen Ernährungsgrausamkeiten eher gelassen um, wohl weil wir das Elend der betroffenen Tiere nicht direkt sinnlich mitbekommen.

Das Fazit der fleischlichen Misere

Verzichten oder genießen?

Ästhetisch gesehen wäre es – nach dem letzten Kapitel – möglicherweise am leichtesten, einfach auf Fleisch zu verzichten. Gesundheitlich ist allerdings – wie eingangs erwähnt – nichts dagegen einzuwenden, einmal pro Woche ein Stück Fleisch zu genießen, falls man das von seiner seelischen Einstellung her vertreten kann. Für diese seltenen Gelegenheiten könnte es auch leichter gelingen, ein entsprechend einwandfreies Stück vom

Jäger oder Biobauern zu erstehen. In Japan ist der Fleischkonsum auf einem solchen Niveau. Fleisch gilt als eine ganz besondere Delikatesse und wird – ganz selbstverständlich – sehr teuer bezahlt. Insofern muss man es sich wirklich leisten können. Hier kommt es dann auch auf der Ebene des ganz Außergewöhnlichen zu solch für Europäer erstaunlichen Entwicklungen, dass Rinder zeit ihres kurzen Lebens intensiv massiert werden, damit ihr Fleisch später besonders weich, mürbe und kostbar wird. Kürzlich erfuhr ich von einem ähnlichen Angebot auch im Wallis in der Schweiz.

Wer bei uns aber nur einmal pro Woche Fleisch in der beschriebenen artgerechten Weise isst – selbst wenn es sich um normales Fleisch mit all den dargestellten Nachteilen handelt –, kann wahrscheinlich den damit verbundenen Anfall von Stresshormonen und anderen Scheußlichkeiten ausgleichen.

Die Dosis macht das Problem

Wer dagegen ständig zu viel Fleisch insbesondere von schlechter Qualität zu sich nimmt, schaufelt sich im wahrsten Sinne des Wortes sein eigenes Grab mit Messer und Gabel. Diese vorgezogene Form der Be*erd*igung bekommt auch noch durch das beschriebene irdisch schwere Element des Fleisches einen besonderen Akzent.

Es gäbe noch viele Argumente gegen den Fleischverzehr, die aber in der Regel ideologisch sind, auch wenn sie das nicht weniger wichtig macht.

Ideologische Argumente oder Verantwortung für sich und die Menschheit

Wir sollten hier zwischen gesundheitlichen und ethischen Argumenten unterscheiden. Fleischproduktion auf dem heute üblichen Niveau ist weder ethisch noch ökologisch vertretbar, da riesige Mengen an wertvollen Kohlenhydraten und inzwischen knappem Wasser verbraucht werden, um relativ geringe Mengen fragwürdigen Eiweißes zu produzieren. Sowohl vom Quantitäts- als auch vom Qualitätsaspekt her ist Fleischverzehr also aus dieser Position zu kritisieren. Im Hinblick auf den Hunger auf dieser Welt handelt es sich dabei um eine Kalorienvernichtung gewaltigen Ausmaßes. Die Produktion von Fleisch können wir uns also ei-

gentlich weder persönlich noch gesellschaftlich leisten, wenn wir im ersten Fall eigenverantwortlich leben und im zweiten Verantwortung für das Leben auf dieser Erde übernehmen wollen.
Aber diese Erkenntnis ist wie so viele theoretisch, angesichts von massenhaftem Fleischkonsum in den reichen Ländern der sogenannten ersten Welt. Man hat sich an seine Vorlieben gewöhnt und so viel Sensibilität bereits eingebüßt, dass einen Gedanken an das Elend einiger Tiere beim Essen kaum noch berühren. Hinzu kommt ein erschreckend anwachsender Fleischkonsum in den Schwellenländern der sogenannten dritten Welt, wo viele im Übrigen längst zu Fleischorgien neigen, wie die meisten afrikanischen und lateinamerikanischen Nationen.

Theorie und Praxis

Wunderbar für die Hungerbekämpfung auf der Welt und für unsere seelische Entwicklung wäre, wenn wir uns wenigstens dem japanischen Modell annähern könnten, wo Fleisch als besondere Delikatesse sehr selten und auf hohem Preisniveau zelebriert und genossen wird. In diese Rolle könnte bei uns das sogenannte Biofleisch rutschen, das von artgerecht gehaltenen Tieren stammt, wenn diese obendrein auf dem Hof einzeln geschlachtet würden.

Die Hoffnung stirbt zuletzt

Vorteile von Fleisch

Auch wenn ich es persönlich aus den eingangs erwähnten ideologischen Gründen nicht essen würde, muss ich anerkennen, dass Fleisch einige Vorteile hat. Ohne Zweifel war der Mensch lange davon abhängig und hat sich genetisch darauf eingestellt. Insofern ist es nicht verwunderlich, dass Fleisch zum Beispiel – auf die leichteste Art – mit allen Aminosäuren, einschließlich der sogenannten essentiellen, versorgt. Sofern es sich um mageres Fleisch handelt, ist es auch kein Problem im Hinblick auf den so gründlich missverstandenen Cholesterinspiegel. Im Gegenteil enthält es bis heute – zum Beispiel in Gestalt von Wild – die ideale Kombination von gesät-

Gesundheitliche Argumente für fleischliche Lust

tigten und ungesättigten Fettsäuren und auch bei Letzteren wieder die für Menschen beste Kombination von sogenannten Omega-6- und Omega-3-Fettsäuren.
Nach allem, was über die von der Ernährung mitgeprägte Lebensstimmung gesagt wurde, kann Fleisch natürlich auch bewusst eingesetzt werden, um animalische Tendenzen zu fördern, wie eben die Fleischeslust. Sicher ist die Kohlernährung, die die Mönche des Mittelalters gegen selbige Lust einsetzten, verglichen mit einem Sirloin-Steak medium wenig energetisierend. Der Einfluss fleischlicher Mahlzeiten kann bei einem ansonsten vegetarisch lebenden Menschen durchaus Vitalität und Kraft ins Leben bringen und damit auch Energie und in weiterer Konsequenz Mut und die Fähigkeit, das Leben in Angriff zu nehmen und die heißen Eisen anzupacken.
Dass Machos eine Fleischdiät bevorzugen, ist bekannt und entspricht auch ihrem angestrebten Image. Wenn man zum Beispiel das Autofahrverhalten von Männern und Frauen vergleicht, gehen sicher neben der Nahrung viele Komponenten mit ein. Ein Jagdverhalten, bei dem vorausfahrende Wagen mit Höchstgeschwindigkeit und Minimalabstand verfolgt werden, ist jedoch ein Männerphänomen und könnte mit der entsprechenden Raubtierdiät korrespondieren. Der typische Raser, der sich darauf noch etwas einbildet, ist in der Regel ein wenig gesundheitsbewusster Rabauke, der sich von einfachster Fleischnahrung ernährt, die keineswegs von qualitäts-, sondern fast ausschließlich von Quantitätsaspekten bestimmt wird. Eine Umstellung auf bewusste vegetarische Ernährung steht für ihn gar nicht zur Diskussion, würde aber sicherlich spürbar dämpfen und wahrscheinlich geradezu sedieren, ähnlich wie wir es mit unserem Hund erlebten, der das Bellen aufgab und zum Schoßhund mutierte. Möglicherweise würden sich bei notorischen Rasern ähnliche Effekte in Bezug auf die Nutzung von Licht- und normaler Hupe ergeben.

Fleisch von wilden Tieren
für wilde Typen

Nicht nur an diesem Punkt stoßen wir wieder auf Paracelsus, der davon ausging, dass die Dosis das Gift macht. Natürlich ist damit auch als Gegenpol das Gesunde von der jeweiligen Dosis abhängig und unser Körper davon, dass er die notwendigen Dinge im richtigen Verhältnis angeboten bekommt. Ein »Puddingvegetarier« lebt mit Sicherheit ungesünder als jemand, der sich bewusst ernährt und zweimal die Woche eine überschaubare Fischmahlzeit einnimmt oder sich ein Stück sorgfältig ausgewählten Fleisches genehmigt.

Relativitätstheorie für Gesundlebende

Das wohlschmeckendste Fleisch aus den Wäldern stammt – für meinen Geschmack – von den Steinpilzen, Pfifferlingen (Eierschwammerln), den Parasolen und Maronenröhrlingen. Sie müssen nicht erlegt, aber doch oft recht mühsam »erjagt« werden. Wer sich allerdings nicht sicher bei ihrer Einstufung fühlt, sollte seine Pilzsuche lieber ins relativ sichere Terrain der Zivilisation, also eher auf Märkte verlegen. Obwohl für Pilze vieles spricht, fallen doch – in modernen Zeiten – selbst in dieses kulinarische Paradies einige Wermutstropfen. Natürlich sind wir sie über die Jahrmillionen der Evolution gewöhnt und vertragen sie – eine sichere Auswahl vorausgesetzt – auch sehr gut, aber in Zeiten nach Atomkatastrophen wie der von Tschernobyl können sie besonders mit radioaktiven Substanzen belastet sein. Außerdem neigen sie dazu, Schwermetalle zu speichern.

Das zarte Fleisch der Wälder

Verantwortung und Bewusstsein bei der Nahrungsbeschaffung und -zubereitung

Wer nach der schon mehrfach zitierten buddhistischen Weisheit lebt, dass man alles, was man isst, von Anfang bis Ende auch selbst zubereiten können sollte, is(s)t im sicheren Bereich. Diese Einstellung war in frühen Zeiten der Menschheit wohl noch selbstverständlich. Das ergäbe ein überaus

Eigenverantwortung von Anfang bis Ende

ehrliches Essverhalten, und jeder könnte zu dem stehen, was er verzehrt. Auch dabei würden Fisch- und Fleischnahrung wohl zuerst Schwierigkeiten machen, während es kaum ein Problem sein dürfte, die Produktion von Kohlenhydraten und Fett gedanklich in die eigenen Hände zu nehmen.

Schon Angeln würde dann zur Geschmackssache, jedenfalls was das Herausziehen des Fisches und sein Töten angeht, wobei das hier immerhin noch rasch geht. Wer die moderne Produktion auf einer schwimmenden Fischfabrik erlebt hat, mag vielleicht dafür gar nicht so gern Verantwortung tragen, aber selbst das Bild von dem alten Fischkutter, auf dem die Tiere noch stundenlang nach Luft japsen, bevor sie ersticken, ist natürlich für die Vorstellung eine ziemliche Zumutung.

Angeln und Bewusstheit

All das ginge aber noch im Vergleich etwa zum Schlachten von Säugetieren oder lediglich Vögeln. Wer könnte schon ein Kalb schlachten, dem er vorher in die Augen geschaut hat, oder ein Fohlen, Rehkitz oder Kaninchen? Wer nur einmal gesehen hat, wie die Bäuerin ein Huhn schlachtet, wird das nicht mehr so rasch vergessen. Auf einem Hackstock legt sie seinen Kopf zwischen zwei herausstehende Nägel und trennt den Hals mit der Axt durch. Der kopflose Körper des Huhnes tobt nun allerdings noch – subjektiv gesehen – furchtbar lange herum, bevor es in letzten Zuckungen allmählich verendet.

Selbst schlachten?

Auch das weitere Zubereiten dürfte modernen Menschen oft mehr als schwer fallen. Das Huhn zu rupfen ginge vielleicht noch ganz gut, beim Ausnehmen würde es wohl schon schwieriger. Wer aber könnte einem Reh das Fell abziehen, es ausweiden und zerlegen? Wer es dagegen kann, ist immerhin ein ehrlicher Esser, der nicht dazu neigt, die »Schmutzarbeit« anderen zuzuschieben.

Ehrliche Esser

Das nämlich ist der moderne Weg: Augen zu und nicht darüber nachdenken! Einem wirklich bewussten Essen im buddhistischen Sinn entspricht das keinesfalls. Auch im christlichen Sinn spricht einiges gegen diese Praxis. Wenn Tiere unsere Brüder sind im

Sinne des heiligen Franz von Assisi, wird deren Genuss fragwürdig. Die meisten modernen Menschen, die selbst schlachten und ausweiden müssten, würde ich wohl auch heute noch gerne in den Tiefen ihrer Seele daran erinnern, dass Tiere Mitgeschöpfe sind, die unsere Achtung und unseren Respekt verdienen. Wenn man sie dann mit Respekt verzehren kann, wäre aber auch das aus buddhistischer Sicht in Ordnung und zumindest ehrlich.

Ernährung und Bewusstsein

In modernen Zeiten besinnt sich einerseits wieder eine zunehmende Zahl von Menschen auf ihre Verantwortung für die Schöpfung, während andererseits auch immer mehr dazu tendieren, diese zu missachten. Folgendes Beispiel mag die eingetretene Polarisierung verdeutlichen. In Shula's Steakhouse in Miami werden 1,5 kg schwere Rindersteaks serviert. American Express spendet – in einer Sommeraktion – für jedes mit der Karte bezahlte Menü 10 Cent zur Bekämpfung des Hungers auf der Welt.

Moderne Polarisierung

Wer sich also vor jeder Mahlzeit einen kurzen Moment vergewissert, dass er dieses Essen – ohne seelische Probleme – von Anfang bis Ende hätte zubereiten können, ist sicher auf einem sehr bewussten und damit auch heilsamen Weg. Eigentlich bieten sich genug Lebensmittel an, die auch bei dem Gedanken an ihre Herkunft und ihren Weg bis auf den Teller vor allem Freude machen und den Appetit anregen.

Ehrlicher Genuss

Der Kosten- und Leidfaktor

Würden nicht die Folgekosten der minderwertigen Nahrung über die Krankenversicherung auf die breite Allgemeinheit abgewälzt, wäre sie auch für den Einzelnen die teuerste Nahrungsform. Immerhin beliefen sich – laut Angabe der *Tagesschau* – die Schäden aus der Fehlernährung für die alte Bundesrepublik bereits auf über 100 Milliarden DM, was heute einem Betrag für das neue größere Deutschland von ca. 70 Milliarden Euro entspräche. Würden diese Beträge auf die minderwertigen Nahrungsmittel aufgeschlagen, wären diese praktisch unerschwinglich.

Folgekosten gesellschaftlicher Fehlernährung

Da man diese Form von Fehlernährung andererseits immer mit schwerem Leid bezahlen muss, kann man sie sich auch heute schon nicht leisten. Gesundheitspolitisch ist es natürlich besonders verrückt, eine solche Fehlernährung auch noch über die Abwälzung der Kosten auf die Allgemeinheit zu subventionieren. Andererseits ist das System so eingefahren, dass es schwer sein wird, daran zu rütteln. So wird etwa im Fernsehen kaum für irgendein Nahrungsmittel geworben, das unter Gesundheitsgesichtspunkten vertretbar erscheint. Mit meinem Hinweis an meine Patienten, alles zu meiden, was im Fernsehen beworben wird, ist es aber natürlich nicht getan, denn Werbung hat große Macht. Und andererseits wird für gesunde Produkte kaum geworben, weil diese oft nicht aus Großproduktionen stammen.

Die breite Basis der Fehlernährung

Diese Situation hat sich so ergeben und wird sich wohl weiter stabilisieren, weil die Nahrungsmittelindustrie über ihre Lobby an allen Orten der Entscheidung reichlich vertreten ist, wohingegen die Verbraucher nur eine schwache Vertretung haben. Die Bauern als Erzeuger sind andererseits zwar chronisch unzufrieden, obwohl sensationell subventioniert, ziehen aber mehrheitlich politisch an einem Strick mit der Industrie. Dabei wissen die Bauern sehr wohl um das Dilemma. Die für ihren eigenen Verzehr bestimmten Tiere werden anders gefüttert und gehalten, und auch das eigene Gemüse wird im typischen Bauerngarten weder den ansonsten üblichen Kunstdünger- noch Herbizid- und Pestizidorgien ausgesetzt.

Ernährungspolitik und Lobbyismus

Immer mehr Menschen schwant, dass sie – im Rahmen der Globalisierung – in vielen wesentlichen Punkten des Lebens in ihrer politischen Wahl eingeschränkt sind. Aber persönlich haben wir immer die Wahl, wie wir uns ernähren. Würden sich viel mehr Menschen konsequent vollwertig ernähren, wären die Produkte nicht nur frischer und damit noch vollwertiger, sondern auch billiger. Insofern haben wir über unser persönliches Verhalten auch einen gewissen Einfluss auf das Kollektiv.

Persönlicher Einfluss

Zum Glück ist es in den deutschsprachigen Ländern heute kein Problem, genügend gute Vollwertprodukte zu bekommen. Die auf Rudolf Steiner zurückgehende biologisch-dynamische Landwirtschaft ist auf einem hohen Niveau – leider natürlich auch preislich – und hat mit einer Firma wie Demeter einen erfahrenen und kompetenten Vertreter. Aber auch viele andere Firmen haben sich in den letzten Jahrzehnten in diesem Bereich positioniert und könnten, bei entsprechend steigender Nachfrage, viel größere Teile der Bevölkerung vollwertig versorgen. Zwar wollen viele Menschen diesen Weg gehen, aber in der Praxis schaffen es nur wenige.

Kluft zwischen Anspruch und Wirklichkeit in Ernährungsdingen

Diese Kluft nicht zu schließen ist an sich eine Kunst. Diese Kunst beherrschen aber die Betroffenen in eindrucksvoller Weise. Verschiedene Faktoren begünstigen die Erhaltung dieses bedauerlichen Phänomens. So ist etwa das Einkaufsverhalten der Deutschen vor allem von Preis und Verpackung geprägt und sehr durch die Werbung bestimmt. Slogans wie »Aus der Fernsehwerbung« gelten sogar als Verkaufsargumente. Ein mitdenkender Konsument könnte daraus auch auf mindere Qualität schließen, weil diese Produkte Werbung nötig haben und sich offenbar anders nicht gut verkaufen lassen. Ein anderer Grund ist, dass die alten anthroposophischen Firmen und die aus der Gesundheitsszene neu entstandenen es kaum schaffen, sich den Gesetzen der modernen Zeit anzupassen. Ethik lässt sich heute, auch wenn sie noch so gut gemeint ist, ohne Ästhetik nicht mehr verkaufen.

Gründe für die Kluft

Die alte Regel der Evolution spricht vom »survival of the fittest«, was bedeutet, dass nur die Bestangepassten und nicht etwa die

Stärksten überleben, wie oft fälschlich angenommen wird. Betrachtet man das Ergebnis von Jahrmillionen der Entwicklung, stellt man fest, dass zusätzlich diejenigen, die besonders attraktiv sind, gute Chancen haben, übrig zu bleiben. Bei den Tieren und besonders den Vögeln wäre vor allem an die Männchen zu denken, die oft keinesfalls als besonders »fit« gelten können. Der männliche Fregattvogel oder der Pfau sind mit ihren Balzmethoden alles andere als fit für den Überlebenskampf. Der Pfau ist durch das eindrucksvolle Rad, das er bei jeder Gelegenheit schlägt, extrem auffällig, auch für seine Feinde. Außerdem ist der überlange Schwanz im Kampf ums Überleben nur im Weg. Beim Fregattvogel, der sich unglaublich aufbläst, um alle möglichen Weibchen anzulocken, ist es ähnlich. Seine Flugeigenschaften und Fischereifähigkeiten werden durch das Balztheater in keinster Weise unterstützt, im Gegenteil. Aber beide wirken so attraktiv und anziehend auf die entsprechenden Vogeldamen, dass sie sich trotzdem durchgesetzt haben.

Survival of the fittest and sexiest

Aber leider sind die angetretenen Firmen im Gesundheitsbereich weder gut an die moderne Zeit angepasst, noch ist ihr Auftreten ansprechend, so dass zu vermuten ist, dass die Versorgung breiter Bevölkerungskreise mit Vollwertnahrung von Konzernen übernommen wird, deren erfolgsabhängige Führungskräfte die Zeichen der Zeit in der Regel besser erkennen und auch gar nichts dagegen haben, ihre Produkte in attraktiver Aufmachung aufmarschieren zu lassen. Die Gefahr wird dann nur sein, dass die Qualität leidet oder schlimmstenfalls sogar auf der Strecke bleibt und die Kriterien der biologisch-dynamischen Landwirtschaft verwässert oder aufgegeben werden.

Auswege über Konzerne

DRITTE SÄULE DER ERNÄHRUNG:

Säure-Basen-Balance

Geschichte der Übersäuerung

Der männliche Pol bestimmt Gesellschaft und Ernährung

Wir leben in einer in vieler Hinsicht wenig der Mitte und dem Ausgleich verpflichteten Zeit. Ähnlich wie im sozialen Bereich der männliche Pol der Wirklichkeit die Welt dominiert, ist es auch in der modernen Ernährung, wo wir ebenfalls einen deutlichen Überhang von Lebensmitteln finden, die dem archetypisch männlichen Pol zuzurechnen wären.

Die Urprinzipien des Männlichen und Weiblichen

Auf der Ebene der Chemie würde man die beiden Pole der Wirklichkeit als sauer und basisch beziehungsweise alkalisch bezeichnen. Die Säure wird dem Männlichen zugerechnet, weil sie Protonen, also positiv geladene Wasserstoffatome, abschießt und damit ihre aggressiven Wirkungen erzielt. Entsprechend der Sonne, dem Ursymbol alles Männlichen, die Energie abstrahlt, gibt also auch die Säure etwas ab, während als Gegenpol die archetypisch weibliche Base sich dadurch auszeichnet, dass sie Protonen einfängt, also etwas Anziehendes hat, ähnlich wie in der Analogie der Mond das Licht der Sonne aufnimmt und widerspiegelt. Das archetypisch Weibliche wirkt durch Attraktion *anziehend*, das Männliche durch Ausstrahlung und folglich *abstoßend.*

An dieser Stelle zeigt sich sogleich die Gefahr aller Wertungen. Die Chemie bietet eine gute Chance, diesen Unsinn zu durchschauen. Wertungen zwischen Yin und Yang, weiblich und männlich, sind nur hinderlich. Das anziehende Prinzip ist nicht besser oder schlechter als das abstoßende Prinzip, auch wenn wir sprachlich mit dem Adjektiv »abstoßend« Negatives assoziieren und mit »anziehend« Positives. Es geht vielmehr darum, beide Tendenzen der Wirklichkeit zum Ausgleich und in Balance zu bringen. Die Säure kann mit den abgegebenen Protonen auf männlich aggressive Art Metalle zersetzen. Aber auch die Base kann auf ihre weiblich anziehende Art Metalle auslaugen. Beides hat seinen Sinn und seine Wichtigkeit und ist am stimmigen Ort in Ordnung, keines ist besser als das andere oder wichtiger.

Widersinn von Wertungen zwischen den Polen

Eines der Probleme unserer modernen Welt ist die starke Tendenz zur Wertung in dieser Hinsicht. Wir überbewerten so ziemlich alles Männliche und werten alles Weibliche ab, auch wenn wir auf der Sprachebene noch das Gegenteil ausdrücken. Was immer wir auf und an der Welt verändern, geschieht vom energieverausgabenden männlichen Macherpol. All unsere Maschinen und fast alle Erfindungen gehorchen diesem Prinzip und unser ganzes Leben ist davon dominiert. Der Herr (lat.: dominus) hat noch immer und in fast allen Bereichen das Sagen und be-*herr*-scht die Welt. So ist es kein Wunder, dass eine solch einseitig geprägte Zeit auch eine einseitige Ernährung entwickelt hat und noch immer propagiert.

Unsere männliche Welt

Unsere Technik produziert eine riesige Menge Säure, die ständig in die Atmosphäre entweicht und in Form von saurem Regen und Schnee zu uns zurückkommt. Was der Natur schadet, etwa in Gestalt sterbender Wälder, ist natürlich auch für Menschen nicht gesund. Eine ganz ähnliche Tendenz hat sich in der Lebensführung und Ernährung ausgebreitet. Wenn Firmen anlässlich ihrer Mitarbeiterfortbildungen heute das Thema Work-Life-Balance in den Vordergrund stellen, hat das gute Gründe. Die Balance zwischen Arbeit und Leben ist schon vor langer Zeit verloren gegangen, und es ist – im Rahmen der überall zu spürenden Globalisierungstendenzen – gar nicht absehbar, wann und wie sie wiederzugewinnen wäre.

Welt aus dem Gleichgewicht

Als Macher sind wir immer stärker in die Richtung des männlichen Pols geraten, lassen uns ständig hetzen von wichtigen zu besonders wichtigen Terminen, zwischen denen immer weniger Leben stattfindet. Ursprünglich einmal angetreten als relativ friedfertig lebende Sammler mit überwiegend vegetarischer Ernährungstendenz, haben uns die Notzeiten der Eiszeit kämpferischer und schärfer (auf Fleisch) gemacht. Das war notwendig, um im Lebenskampf zu bestehen und zu überleben. Die Ernährung wurde dem neuen Lebensstil angepasst und fleischreich, und die Menschen verhielten sich auch eher wie Raubtiere gegenüber ihren Mitgeschöpfen, was durchaus auch das Verspeisen von Artgenossen im Sinne von Kannibalismus einschloss. Auch solche Stadien der Menschheit sind heute neben ausgesprochen friedfertigen Sammlervölkern in den letzten abgelegenen Naturrefugien wie dem inneren Amazonasgebiet noch anzutreffen.

Lebensstile prägen die Ernährung

Geschichtlich haben wir diese Stadien überwunden, auch wenn sie in winzigen Überbleibseln noch auf der Erde existieren, und wurden zu Ackerbauern, die es sich mit der Zeit leisten konnten, mit der Arbeit etwas kürzerzutreten. Erst ab diesem Zeitpunkt konnte eine kulturelle Entwicklung beginnen, die diesen Namen verdient. Man bildete größere Gemeinwesen und sorgte erstmals nicht nur für sich selbst, sondern auch füreinander. Es begannen sich erste Sozialstaaten zu bilden, deren Überlebenschance offensichtlich in ihrer relativen Friedlichkeit lag – jedenfalls untereinander. Das Essen auf Getreidebasis dürfte hierbei ein unterstützender Faktor gewesen sein. Von vegetarischer Nahrung satte Menschen verhalten sich in aller Regel sehr viel friedlicher als fleischessende Jägerkulturen.

Die beginnende Kultur beeinflusst die Ernährung

Auf welche Feldfrüchte die Ernährung umgestellt wurde, hing von den jeweiligen klimatischen Gegebenheiten ab. Die Germanen im hohen und kalten Norden bauten ihr Leben auf Hafer auf, der im Norden noch wächst und der chinesischen Medizin zufolge das wärmendste Getreide ist. Die

Klimatische Einflüsse prägen die Ernährungsbasis

Ägypter setzten in ihrem heißen Land auf Weizen, die Hochkulturen der Inkas, Azteken und Mayas gründeten ihre Reiche auf einer Maisbasis, während im Osten mehrheitlich auf Reis gesetzt wurde. So gibt es praktisch keine Hochkultur, die nicht über ihre eigene mehr oder weniger typische Getreidebasis verfügte.

Was die Ernährung betrifft, dürfte diese Zeit einer ersten kulturellen Blüte einer Rückkehr zu ursprünglichen Gewohnheiten entsprochen haben, als die Urmenschen, die unser Erbgut im Wesentlichen bestimmt haben, vor allem Sammler und – in ihrer Lebensweise – den Schimpansen ähnlich waren. Von all diesen Stadien unserer Entwicklung legen bis heute noch einige Völker Zeugnis ab.

Regression in Sachen Ernährung

Schon in diesen frühen Zeiten dürfte das Leben hart gewesen sein. Zu Anfang hatten die Menschen vor allem mit dem naturgegebenen Stress zu kämpfen, der sie ständig in ihrer Existenz bedrohte, ausgehend von klimatischen Härten, Naturgewalten und bedrohlichen Tieren. In dem Maße, in dem sich der natürliche Stress reduzieren ließ, trat immer mehr selbstgeschaffener sozialer Stress in den Vordergrund. Dass dieser in der heutigen Zeit so gewaltig geworden ist und uns zu einem immer aktiveren und damit einseitigeren Leben zwingt, ist haus- beziehungsweise menschengemacht. Die Auswirkungen, die sich in der Art der Nahrung und ihrer Aufnahme spiegeln, sind überall zu sehen und auch schon zu spüren. Schlingzeit statt Mahlzeit lautet die Devise, und gefuttert wird immer noch wie unter Raubtieren. Während die Menschen sich früher kaum Zeit zum Essen lassen konnten, weil sie ständig von Raubtieren bedroht waren und mit diesen um die knappe Nahrung konkurrieren mussten, sind sie jetzt untereinander zu konkurrierenden Raubtieren geworden und können sich vor lauter Konkurrenzdruck und Hektik keine ruhigen Mahlzeiten leisten. Der damit einhergehende Stress ist eine wesentliche Grundlage der herrschenden Übersäuerung, die keinesfalls nur eine materielle Basis hat.

Alle Zeiten waren hart

Konkurrenz unter Raubtieren

Übersäuerung auf seelischer und sozialer Ebene

Das Ergebnis des heutigen Lebensstils in Gestalt von Hektik und Stress auf der sozialen Ebene führt dazu, dass die Menschen seelisch immer saurer werden, was sich in körperlicher Übersäuerung spiegelt. Wer während des Stoßverkehrs die Spur wechseln oder noch in die schon überquellende U-Bahn will, erlebt, was saure Mitbürger sind. Leider wird diese Entwicklung bei Menschen nicht direkt gemessen, weder auf der seelischen noch auf der körperlichen Ebene.

Übersäuerung der Um- und Innenwelt

Bei Tieren aber kennen wir das Phänomen. Obwohl die Hunde in unseren Großstädten – ähnlich wie die Kinder – weniger werden, nehmen die Bissverletzungen deutlich zu. Das führte schon zur Forderung nach Hundeführerscheinen von Seiten besorgter Kommunalpolitiker. Die Hunde werden offensichtlich immer bissiger. Die Menschen werden es wohl auch, nur beißen sie nicht so konkret, sondern mehr im übertragenen Sinn zu. Wer einen Blick dafür entwickelt, wird aber überall bissige, verbissene und mürrische Menschen finden. Dahinter steckt das Problem, dass wir immer weniger anspruchsvolle Wege finden, in den zunehmend enger werdenden Lebensbedingungen der Großstadt unsere Aggression in sinnvolle Bahnen zu lenken. Wie in »Aggression als Chance«[5] dargestellt, schlägt diese mächtigste unter den Energien dadurch bisweilen in sehr unerlöste und damit auch gefährliche Verhaltensmuster um.

Hunde und Menschen werden immer bissiger

Die Auswirkungen der Enge sind bei Tieren ebenfalls viel besser untersucht als bei Menschen. Wenn man in ein riesiges, bestens ausgerüstetes Terrarium gleichmäßig verteilt Ratten setzt, entwickeln sie sich in allen Bereichen ähnlich gut, gründen Familien und vermehren sich. Sie sorgen für ihre Jungen und lassen die Alten in Ruhe leben. Mit zunehmender Bevölkerungsdichte entwickeln sie aber eine eigenartige – uns aus dem Menschenreich

Faszination der Mitte

gut bekannte – Neigung. Sie tendieren jetzt zunehmend zur Mitte des Terrariums, wo sich ein regelrechter Ballungsraum mit schlechter werdenden Lebensbedingungen und wachsender Enge ergibt. Hier werden sie – wie die Hunde in den Großstädten – bissig. Väter versuchen ihre eigenen Jungen zu fressen, Alte werden erst verdrängt, dann totgebissen und schließlich aufgefressen. Trotz dieser schauerlichen Situation drängen die Ratten weiter in die Enge des Ballungsraums, wo sie mit großer Wahrscheinlichkeit Opfer ihrer eigenen Aggression und der ihrer Artgenossen werden.

Vieles spricht dafür, dass sich Menschen ähnlich verhalten, man braucht nur an Stadtentwicklungen wie in Lima, Rio und New York zu denken. Enge bringt offenbar bei vielen Lebewesen den psychologischen Schatten zum Durchbruch, also Bereiche der menschlichen Seele, die in weiteren und damit besseren Lebensverhältnissen überhaupt nicht zum Tragen kommen. Und Enge bezieht sich dabei nicht nur auf die städtischen Wohn- und Parkverhältnisse, sondern vor allem auch auf psychische, soziale und ökonomische Ebenen. Im Rahmen der Globalisierung wird es überall, zum Beispiel auch in Bezug auf die Karriere, immer enger.[6] Angst (das lateinische »angustus« heißt eng) ist sehr stark mit Enge verbunden, und so kann man davon ausgehen, dass auch die Ängste in der Enge noch weiter zunehmen werden, wofür ja auch die bereits ansteigenden Zahlen der Panikattacken und Phobien sprechen.

Enge bringt Angst mit sich

Verängstigte Menschen werden seelisch viel schneller sauer. Entsprechend neigt ihr Gewebe vermehrt zur Übersäuerung. Das dürfte die Basis sein, auf der übersäuernde Ernährung den Organismus in ein einseitiges Fahrwasser manövriert. Allerdings muss man sich klar machen, dass in einer so extrem angstfördernden Lebenssituation wie der des modernen Menschen eine ausgeglichene Situation weder im Gewebe noch in der Seele zu erreichen ist. In einer Gesellschaft, in der alles immer enger wird und die den Zwängen der zunehmend globalisierten Welt unter-

Angst macht sauer

worfen ist, führt allein über Ernährung kein Weg aus der Falle. Dazu wäre es immer auch notwendig, den weiblichen Pol der Wirklichkeit entscheidend in die Lebensführung zu integrieren.

Übersäuerung auf Ernährungsebene

Da viele Menschen aufgrund ihres modernen Lebensstils wenig bis nichts vom Leben haben und Work-Life-Balance ein nettes neues Schlagwort für sie bleibt, neigen sie zum Kompensieren ihrer Defizite, um das Ganze überhaupt ertragen zu können. Wenn das Leben schon nicht süß ist, kann man wenigstens große Mengen billiger Süßigkeiten zu sich nehmen. Nach dem 11. September hat zum Beispiel jeder fünfte US-Amerikaner seinen Süßigkeitenkonsum deutlich gesteigert. Süßigkeiten werden inzwischen im Überfluss produziert und an so ziemlich jeder Ecke und immer mehr auch zwischendurch angeboten. Leider wirken sich die allermeisten Süßigkeiten ähnlich wie Fleisch säuernd im Organismus aus.

Süße Sauermacher

So ist es also neben Aspekten des übertrieben männlichen Lebensstils vor allem die an Fleisch und Süßigkeiten reiche Ernährung, die zu einer gnadenlosen Übersäuerung des Körpers führt. Protein besteht – nomen est omen – aus Aminosäure, Fette und Öle bestehen aus Fettsäuren, Süßigkeiten haben zwar mehrheitlich eine Kohlenhydratbasis, wirken sich aber im Stoffwechselgeschehen doch ausgesprochen säuernd aus. Demgegenüber stehen Obst und Gemüse, die wesentlich basisch sind, heutzutage aber das gewaltige Ungleichgewicht nicht annähernd ausgleichen können.

Eine saure Bilanz

Das saure Leben des Körpers

Solange es irgend geht, wird der Organismus mit all seinen Mitteln dafür sorgen, wenigstens im Blut das sogenannte pH-Gleichgewicht zu erhalten, da anderenfalls Bewusstlosigkeit und Koma drohen. Seine übrigen und größeren Flüssigkeitsabteilungen wie jene in den Zellen und in den Bindegewebsräumen zwischen den Zellen geraten aber rasch in Schieflage und sind für eine Fülle von Symptomen verantwortlich, die früher mit Worten wie vegetative Dystonie mehr schlecht als recht umschrieben wurden. In der offiziellen Medizin haben sie kaum einen Namen, sind aber für viele der Unpässlichkeiten und Blockaden mitverantwortlich, die eine große Mehrheit der modernen Bevölkerung quälen.

Die Ebenen der Übersäuerung

Hier stoßen wir wieder auf das alte Problem unseres Erbes aus den Zeiten der Evolution. Jahrmillionen haben wir in Einklang mit der Natur gelebt, und dabei hat sich ein Säure-Basen-Gleichgewicht eingespielt, das wir heute verletzen, indem wir dem männlichen Pol zu viel Aufmerksamkeit schenken und den weiblichen vernachlässigen. Eine diesbezüglich ausgewogene Nahrung (und auch Lebenshaltung) kommt uns heute schon völlig einseitig vor. Wer kann schon ein kontemplatives, stressfreies Leben führen und sich von Obst und Gemüse und der Liebe zur Schöpfung ernähren? Ein Besuch bei einem archaischen Volk, dessen Mitglieder noch naturverbunden leben, kann unsere Einseitigkeit deutlich machen. Guarani-Indianer, die ich einmal in ihrer ursprünglichen Lebenssituation erleben konnte, kamen mir im Vergleich zu unseren Verhältnissen sehr faul vor. Sie machten wirklich nicht einmal das Nötigste, sondern sicherten gerade so eben ihr Überleben. Ansonsten dösten sie die allermeiste Zeit vor sich hin und machten dabei weder einen glücklichen noch besonders unglücklichen Eindruck.

Das ausgewogene Leben

In unserem Blut muss, um das Überleben zu sichern, jenes Gleichgewicht, das sich im Lauf der Evolution eingependelt hat, gewährleistet bleiben. Im Gewebe ist dies aber bei vielen schon längst nicht mehr der Fall. In unserem Organismus ist einiges in Richtung des weiblichen Pols verschoben, um das Leben zu erhalten. Ähnlich wie das Herz ein wenig nach links zur weiblichen Seite gerückt ist und unsere Geschlechtschromosomen zu 75% aus weiblichen X-Chromosomen bestehen und nur zu 25% aus männlichen Y-Chromosomen, liegt auch der pH-Wert nicht genau bei 7, also in der exakten Mitte zwischen 1 und 14, sondern bei 7,4. So wäre es also sicher kein Problem, wenn das Spektrum unserer Nahrung etwas zum Basischen hin verschoben wäre. In Wirklichkeit ist es aber mit der Masse an Fleisch, Fett und Süßigkeiten massiv zum Sauren verlagert, was die Grundlage für zahlreiche Krankheitsbilder schafft.

Lebenswichtige Gleichgewichte

Empfehlenswert zur Sanierung des Säftegleichgewichts wäre also eine Ernährung, die nicht nur Kohlenhydrate zur Grundlage hätte, sondern auch noch einen Schwerpunkt auf Obst und Gemüse legte. Selbst schon der Frischkornbrei aus der Bruckerschen Vollwertschule reagiert im Test leicht sauer, was durch entsprechendes Obst noch leicht auszugleichen wäre. So folgt aus den Einsichten in das Säure-Basen-Gleichgewicht für die Ernährung wiederum eine Empfehlung in Richtung einer artgerechten, überwiegend aus frischen, ballaststoffreichen Kohlenhydraten bestehenden Kost, unter Verzicht auf Raffiniertes wie Zucker und Weißmehl.

Ausgleichende Empfehlungen

Das wäre also ein deutlicher Hinweis in Richtung eines ausgesprochen »unschuldigen« Essens, wie es ganz zu Anfang des ersten biblischen Schöpfungsberichts empfohlen wird, wo es in 1. Mose 1,29 heißt: »Euch gebe ich alle Pflanzen auf der ganzen Erde, die Samen tragen und alle Bäume mit samenhaltigen Früchten. Euch sollen sie zur Nahrung dienen.« Aus den Samen entwickeln sich Früchte, und diese bilden eine ideale Grundlage für unseren Speisezettel. Fast alles Obst hat basischen Einfluss auf den Organismus. Selbst wenn die Früchte leicht sauer schmecken,

Unschuldige Ernährung

wirken sie im gesunden Stoffwechsel doch alkalisierend. Auch Gemüse entfaltet im Wesentlichen basische Wirkungen mit Ausnahme von Chicorée, der säuernd wirkt. Eine solche Kost auf Pflanzenbasis würde zugleich der Forderung nach artgerechter Ernährung am ehesten gerecht.

Eine Tabelle mit der Einordnung bei uns häufig verwendeter Lebensmittel nach ihrem Säuregrad mag helfen, sich zu orientieren und den Schwerpunkt der eigenen Ernährung wieder Richtung Mitte zu verschieben.

Die wichtigsten Säure- und Basenbildner

Stark säurebildend	Schwach säurebildend
Fleisch, Wurst, Geflügel, Fisch	
Fleischbrühe	
	Artischocken
Rosenkohl	Wirsing
	Kresse
Eier	
Käse bis 50 % Fett i. Tr.	
Quark über 20 % Fett i. Tr.	Magerquark
	Butter, Schmalz
Unreife Früchte	Beeren
Linsen	Hülsenfrüchte
Nudeln, Reis	Hirse, Haferflocken
Schwarzbrot	Knäckebrot
Weißbrot	Zwieback
Walnüsse, Erdnüsse	Pistazien, Haselnüsse
Zucker, Schokolade	Marmelade
Essig	Zitronensaft
Alkohol	Wein

Schwach basenbildend	Stark basenbildend
Rohe und geräucherte Wurst bzw. Schinken	Die meisten Gemüsesorten
	Gemüsebrühe
Grünkohl, Rotkohl	Pilze und Sprossen
Kürbis, Zucchini	Blatt- und Wurzelgemüse
Tomaten	Frische Kräuter
Käse über 50 % Fett i. Tr.	Tofu
H-Milch, Kefir, Joghurt	Frische Milch, Molke, Sahne
Sauermilchprodukte	
Kaltgepresste Pflanzenöle	
Reifes Obst, Zitronen	Bananen
Mais	Kartoffeln
Kastanien	
Vollkornbrot	
Cornflakes	Sojamehlerzeugnisse
Mandeln, Paranüsse	
Honig, Ahornsirup	Birnendicksaft, Dörrobst
	Gemüsesaft (ohne Tomaten)
Stilles Mineralwasser	Kräutertee

Entsäuerungsmaßnahmen neben basenreicher Ernährung

In der heutigen Zeit werden wir allein über Ernährung kaum noch eine ausgeglichene Säure-Base-Balance erreichen. Als Gegenpol zum Essen gibt es aber eine gute Chance, nämlich in Form von regelmäßigen Fastenzeiten. In den Jahrmillionen der Evolution hat unser Organismus gelernt, sich auf karge Zeiten einzustellen. Noch bevor Religionen ihre Fastentraditionen entwickelten, dürften die Menschen in unserer Klimazone, wenn ihnen im Frühjahr die Vorräte zur Neige gingen, Hunger gelitten und notgedrungen das Fasten erfunden haben. Allmählich wird der Organismus gelernt haben, aus der Not eine Tugend zu machen und die karge Zeit der Entbehrung für allfällige Aufräumarbeiten und Regenerationsprozesse zu nutzen. Ähnlich wie die frühen Menschen in solch harten Zeiten wahrscheinlich ihre letzten Reste und Vorräte zusammenkratzten und auch alles in besseren Zeiten Liegengebliebene zu nutzen lernten, ging ihr Organismus in Analogie daran, seine unfertigen Baustellen und Problemzonen zu sanieren, um wo immer möglich noch Energie zu ergattern. Danach nahm er die in besseren Zeiten angefutterten Vorräte in Gestalt von Fettpolstern in Angriff. So gab es wohl von Anfang an eine Art Frühjahrsputz im eigenen Körperhaus, bei dem dann auch kräftig Harn- und andere Säuren ausgeschwemmt wurden.

Fasten als entsäuernde Entlastungsmaßnahme

Einfach ergänzend zur Ernährung Basenpulver einzunehmen, ist dagegen keine gute Lösung, denn im Magen mit seinem extrem sauren Saft wird dieses sogleich neutralisiert, und der Magen muss die fehlende Säure nachproduzieren. Ein solchermaßen als Säurefabrik missbrauchter Magen kann davon durchaus Beschwerden bekommen und durch die Erschöpfung der Magensaft produzierenden Becherzellen (Eiweiß-)Verdauungsprobleme entwickeln. Besser wäre eine rasche Durchschleusung der basischen Stoffe durch die Magenstraße, denn im Dünndarm bereitet die

Basenpulver?

Base keine Probleme mehr, sondern aktiviert sogar die Verdauungsenzyme. Deshalb empfehle ich beim Fasten, wenn die Magenaktivität halbwegs zur Ruhe gekommen ist, an den ersten Tagen Basenpulver mit einem großen Schwung Tee oder Wasser durch den Magen zu spülen. Die frühmorgendliche Einnahme von Basenpulver auf nüchternen Magen in Verbindung mit viel Wasser, das die basischen Valenzen sozusagen durch den Magen spült, bevor der so richtig reagieren kann, ist eine weitere Idee. Allerdings bewährt sie sich leider nicht bei allen. Ansonsten gäbe es noch die finanziell aufwendigere Methode, Basenpulver in einem säurefesten Mantel in Drageeform einzunehmen und am Magen vorbeizuschleusen.

Noch vor solchen Maßnahmen oder aber einer Fasten-Entschlackungskur wäre an erster Stelle am eigenen Lebensrhythmus und dem entsprechenden Stresspegel anzusetzen. Es müsste – zur körperlichen und seelischen Entsäuerung – ein Lebensstil gefunden werden, der das Gefühl des Gehetztseins beendet und stattdessen Genuss und Freude mit sich bringt sowie einen Ausgleich zwischen Anstrengung und entspannender Regeneration. Eine wirkliche Balance zwischen Arbeit und Leben, die das moderne Schlagwort von der Work-Life-Balance ernst nimmt – am besten eine Arbeit, die Lebensgenuss bedeutet, weil sie einen ruft und eben Berufung ist.

Lebensrhythmus und Stressniveau

Vor allem wäre hier auch an die Essgeschwindigkeit zu denken. Unser Organismus braucht, um die Verdauungssäfte ausreichend und in der richtigen Zusammensetzung zu produzieren, genug Zeit und Kaubewegungen. Ansonsten gerät er durch den Stress nicht in jene archetypisch weibliche (parasympathische) Stoffwechsellage, die allein gute Verdauung möglich macht. Unvollständig zerkleinerte Nahrung führt obendrein zu Gärung, Gasbildung und letztlich wieder verstärkter Säurebildung.

Langsamer ist gesünder

Eine weitere sinnvolle Entsäuerungsmaßnahme wäre regelmäßiges Bewegungstraining im Sauerstoffgleichgewicht, wie es in »Das Gesundheitsprogramm«[7] ausführlich beschrieben wird. Dabei werden nicht nur Fettsäuren verbrannt, sondern auch der Stoffwechsel angeregt und durch ihn Säuren sowie übrig gebliebene Stresshormone verarbeitet. Nach einem »stressigen« Tag hat der Organismus im modernen Lebensablauf eine Fülle von Hormonen wie z. B. Adrenalin, Noradrenalin und Cortisol im Blut, die mangels Gelegenheit zu Angriff, Kampf und Flucht einfach übrig sind und ein Stressniveau aufrechterhalten, das weder einen genussvollen Feierabend noch eine ausgeglichene Stoffwechsellage ermöglicht. Ein moderates Bewegungstraining kann hier Wunder wirken neben all den anderen sinnvollen Nebenwirkungen, die es sonst noch hat.

Entsäuernde Bewegung

Schließlich ist zur Entsäuerung immer auch an den »verbundenen Atem«[8] zu denken, eine einfache Atemtechnik, die wie keine andere Maßnahme zur Entsäuerung durch Abatmung von Kohlensäure führt und dabei zugleich den Organismus mit Lebensenergie überschwemmt. Das mit dem Ausatmen abgeatmete Kohlendioxid ist nichts anderes als Kohlensäure. Wird der Organismus viel davon los, wie in jeder Sitzung mit dem verbundenen Atem, kann sich die Stoffwechsellage ausgleichen, was sich an den damit einhergehenden erhebenden seelischen Erfahrungen zeigt. Tiefste Entspannungserfahrungen bis hin zu solchen der schwebenden Leichtigkeit des Seins können wundervolle Erfahrungsräume erschließen.

Geheimnisse des verbundenen Atems

VIERTE SÄULE DER ERNÄHRUNG:

Typgerechte Ernährung

Es leuchtet spontan ein, dass verschiedene Arten von Tieren verschiedenes Fressen brauchen. Aber auch innerhalb einer Art wird man nicht allen Pferden das Gleiche geben. Das Futter wird je nach Rasse und den an das jeweilige Pferd gerichteten Anforderungen und sogar nach Jahreszeit erheblich variieren. Ein leicht nervöses Vollblutpferd auf der Rennbahn wird offenbar leichter und schneller vom Hafer gestochen als ein schwerfälliges Kaltblut, das seinen tonnenschweren Brauereiwagen zieht. Was bei Tieren jedem, der sie kennt, einleuchtet, ist bei uns selbst immer noch ein weitgehend unentdeckter Geheimtipp.

Jedem Tierchen sein Pläsierchen

*Natür*lich ernähren sich – wie schon erwähnt – auch bei uns Menschen die verschiedenen Typen sehr unterschiedlich. Die Germanen im Norden wählten nicht zufällig den Hafer als Grundnahrungsmittel, sondern weil er erstens in ihren kühlen Siedlungsgebieten gut gedieh und ihnen zweitens die in ihrer kalten Gegend notwendige Wärme verschaffte. Die Südseeinsulaner dagegen tendierten zu jenen Früchten, die in ihren sonnigen Gefilden von Natur aus wuchsen, und erhielten auf diesem Weg die nötige Erfrischung und Abkühlung. Ganz offensichtlich besteht hier eine innere Logik, die besagt, dass am jeweiligen Ort am besten wächst, was hier auch am besten zu essen wäre.

Jedem nach seiner Art

Heute haben wir im Rahmen der Globalisierung die Welt zu einem einzigen großen Einkaufsladen gemacht. Wer das nötige Geld hat, kann sich überall alles besorgen und tut es nicht selten. Es gibt so ziemlich alles überall. Souvenirs mitzubringen wird zusehends reizloser, da sich allmählich auch eine weltweite Souvenir- und sogar Devotionalienindustrie etabliert, die die fliegenden Händler en gros beliefert.

Globalisiertes Einkaufen

Diese weltweite Verfügbarkeit von allem hat anfangs große Vorteile gebracht, inzwischen ist sie aber auch zu einem Problem geworden – auch was Ernährung angeht. Wir können heute mitten im Winter unseren Skiurlaubstag mit einem Früchtemix aus der Südsee beginnen. Finanziell können sich das heute viele leisten, und es gehört inzwischen zum Standard in »guten Hotels«. Die Frage ist nur, ob sich die betroffenen Skifahrer das körperlich von ihrer Konstitution her leisten können. In der Regel werden sie erbärmlich frieren, denn die genossenen Früchte kühlen ihren Organismus. Sie waren ursprünglich gedacht, um Menschen in heißen Gegenden Kühlung zu verschaffen. Für Skifahrer in kalten Regionen sind sie dagegen die denkbar schlechteste Basis für einen körperlich anstrengenden Tag, denn sie kühlen auch in kühlen Gegenden, wo Wärme viel notwendiger wäre.

Globalisierte Ernährung

Ähnlich verhält es sich, wenn Erkältete Zitrusfrüchte zu sich nehmen, um schneller gesund zu werden. Dahinter steckt der – nicht einmal ganz falsche – Glaube, der Vitamin-C-Reichtum könne die aufgeschnappte Grippe besiegen. Die kühlende Wirkung dieser Früchte aber führt zum genauen Gegenteil, die Betroffenen kühlen innerlich weiter aus und ihre Erkältungsproblematik verschärft sich. Ingwertee würde ihnen ungleich besser tun, denn die Ingwerwurzel ist ihrem Wesen nach sehr wärmend.

Kühlende Zitronen verschlimmbessern Erkältungen

Leider beschränkt sich das Dilemma nicht auf solche Situationen. Nicht wenige besonders gesundheitsbewusste Menschen ernähren sich mit besten Absichten ständig falsch, weil sie die thermische Qualität der Nahrungsmittel überse-

Am eigenen Typ vorbeigehende Ernährung

hen. Vor allem viele auf richtige Ernährung Wert legende Damen mit »kühlem« Temperament essen auch noch kühlend und bräuchten eigentlich wärmende Lebensmittel.

Extreme Typen und Ernährungsextreme

Der kalte und der heiße Ernährungstyp werden hier als Karikatur übertrieben dargestellt, um das Wesentliche besser herauszustellen. Ziel ist dabei, das eigene Naturell zu erkennen und sich selbst auf einer Skala vom kalten auf der einen bis zum heißen Typ auf der anderen Seite selbst einzuordnen – irgendwo dazwischen. Kaum jemand wird einem der beiden Extreme entsprechen, was auch sehr aufwendig wäre, da man dann ständig austarieren müsste. Die einfachste Position wäre – wie immer – in der Mitte, wo man sich bequem von beiden Seiten gleichermaßen bedienen kann. Wer dagegen eher in Richtung des kühlen Pols angesiedelt ist, müsste beständig dazu tendieren, sich wärmende Nahrung zu beschaffen, während der heiße Typ für Kühlung zu sorgen hätte.

Selbstdiagnose des Ernährungstyps

Wer mit niedrigem Blutdruck und schwachem Bindegewebe ins Leben geschickt wurde, morgens nur schwer aus dem Bett und mühsam auf die Beine kommt, leicht kalte Hände und Füße entwickelt und damit schon symbolisch ausdrückt, wie wenig Neigung er hat, das Leben in die Hand zu nehmen und auf eigenen Füßen zu stehen, der wäre gut beraten, diesem Trend essend gegenzusteuern. *Sie*, denn in aller Regel handelt es sich um eine Frau, drückt mit diesen Symptomen – besonders den kalten Füßen – eine Situation von grundsätzlicher Angst vor dem Leben aus. Kalte Hände verraten mit jedem Händedruck das an sich geringe Kontaktbedürfnis. Trotzdem ist *sie* anhänglich und anpas-

Coole Damen

sungsbereit, nur fehlt es oft an Eigenantrieb, Impulskraft und Initiative. Wenn dieser Typ in die Sauna geht, was in der Regel geschieht, um jemandem Gesellschaft zu leisten oder aus Gesundheitserwägungen, werden sich auch nach 20 Minuten auf der obersten Etage nur ein paar dekorative Schweißperlen auf der Stirn zeigen. Wessen Mentalität als introvertiert zu bezeichnen wäre, also wer, auch wenn er etwas weiß, noch lange nichts sagt, wer von seiner Konstitution zu alldem obendrein auch noch blond und blauäugig ist und mittels einer ausgeprägten Neigung zu blauen Flecken dokumentiert, wie sehr er sich alles – auf Gewebeebene – merkt und wie nachtragend er auf anderer Ebene ist, gehört ans kalte Ende der Skala, ihm fehlt in aller Regel Verdauungsfeuer. Oft kommen noch Besenreiser auf der Haut hinzu, die ihrerseits nicht selten zu marmorierten Mustern neigt. Auch Krampfadern und all die anderen Begleiterscheinungen des sogenannten schwachen Bindegewebes können Hinweise auf diesen Typ liefern. Das Gewebe ist insgesamt oft pastös und wenig durchblutet, die Stoffwechselsituation häufig träge, was sich in geringer Gewichtsabnahme beim Fasten und bei Diäten bemerkbar macht. Diese Gewebesituation kann allerdings wie auch die Blutdrucksituation durch entsprechendes Training kompensiert sein. Trotzdem wäre es für die Betroffenen von Vorteil, sich wärmend zu ernähren, denn auch unter den Kompensationsanstrengungen bleibt der eigene Typ erhalten.

Gerade unter Menschen dieses Typs finden sich die meisten ernährungsbewussten Damen, die glauben, sich Gutes zu tun, wenn sie den Tag mit Pfefferminztee und einem Müsli beginnen, das eigentlich eher ein Obstsalat ist, um dann mittags eine Salatplatte mit Joghurtdressing zu bestellen und am frühen Abend zu Rohkost zu greifen. Tatsächlich sind das aber für diesen Typ völlig ungeeignete Lebensmittel, da sie das sowieso schon kühle Naturell noch weiter herunterkühlen. Diesen gesund lebenden Frauen hilft dann oft nur noch ein Schnaps; dieses mit wärmenden Kräutern angereicherte Feuerwasser hilft ihrer schwachen Verdauung ein wenig auf die Sprünge.

Teufelskreise

Als Gegenpol zur oben skizzierten Dame mit niedrigem Blutdruck und hohem Ernährungsengagement wäre der Herr mit Tendenz zu hohem Blutdruck und niedrigem bis nicht vorhandenem Ernährungsbewusstsein zu nennen. Er schwitzt leicht, schon bei dem Gedanken an die Sauna, die er ganz gerne aufsucht, auch kommt er leicht am Morgen aus den Federn, schließlich glaubt er, überall gebraucht zu werden. Eher extrovertiert, will er auch überall mitreden, selbst wenn er eigentlich wenig beizutragen hat, ganz im Gegensatz zur oben beschriebenen Dame, die sich auch dann zurückhält, wenn sie viel zu bieten hätte. Während sie sich grundsätzlich nicht gern einmischt, mischt er überall gern mit. Schon deshalb bewegt er sich auch leidenschaftlich und viel, kann aber trotzdem leicht übergewichtig werden, da er auch viel und fett isst, zudem bevorzugt er in der Regel Sportarten, die fett machen anstatt fit. Vor blauen Flecken ist er ausgesprochen gut geschützt mit seinem prallen Bindegewebe, das seiner im Ganzen prallen Art entspricht.

Heiße Typen

Er isst gern scharf gebratenen Rostbraten und Gulaschsuppe, die er noch mit Paprika oder Chili würzt, so dass ihm schon beim Essen der Schweiß von der Stirn tropft und sein heißes Blut verrät. Ansonsten kann man ihn mit scharf Gebratenem und gut Gegrilltem locken, für »fade Gesundheitskost«, die sein Mütchen etwas herunterkühlen könnte, ist er dagegen kaum zu haben. Er hält sich für einen richtigen Mann, und solch einen hält er wiederum für angstfrei und im Gegenteil so mutig, dass er sich an alles auf dem Teller vor ihm wagt. Schlingzeit ist ihm selbstverständlich, da er – aufgrund seiner Wichtigkeit – gar keine Zeit für so nebensächliche Dinge wie Essen hat. Selbst einen guten Rotwein würde er noch trinken und sich so weiter aufheizen.

Heiße Lieblingsspeisen heißer Typen

Zwischen diesen beiden seltenen Extremen von heiß und kalt finden sich die meisten Menschen, Frauen mit einer überwiegenden Tendenz zum kühlen Naturell, Männer mit einem Schwerpunkt im warmen Bereich. Am idealsten, weil am

Typgerechte Ernährungsstrategien

einfachsten, wäre die Mittellage des Neutralen, weil man sich dann auf beiden Seiten fast beliebig bedienen und leichter die Mitte halten könnte.

Wer überhitzt ist, wie etwa die allermeisten hyperaktiven Buben, die kleinen wie die großen, sollte sich auch mittels Nahrung herunterkühlen und nicht weiter aufheizen. Wer dagegen wenig Hitze in sich trägt, könnte sich über feurige Nahrung ein wenig besser ins Spiel (des Lebens) (ein-)bringen und so mehr aus sich und seinem Leben machen, wie er auch mehr aus einer Nahrung herausholen kann, die er dann wirklich verdaut und nicht etwa nur vergast und in Form von Blähungen wieder von sich gibt. Wer seinen eigenen Typ erkannt hat, kann sowohl beim Essen als auch beim Trinken gegensteuern und so für eine ausgeglichenere Lebensstimmung sorgen.

Während es beim Herunterkühlen eher um Ästhetikfragen geht, außer bei Hyperaktiven, ist das Aufheizen auch von gesundheitlicher Relevanz, denn ein ständig unterkühltes Leben leidet auf allen Ebenen. Wem inneres Feuer fehlt, der wird sich in allen seelischen und sozialen Bereichen selbst behindern, körperlich wird er sich müde und schlapp fühlen, und durch seinen niedrigen Stoffwechsel kann er übergewichtig und in der Folge ernstlich krank werden. Über eine typgerechte wärmende Ernährung lässt sich hier in idealer Weise Abhilfe schaffen und dem Leben auf die Sprünge helfen.

Charaktertherapie mittels Ernährung

Wer dagegen beim Essen ständig schwitzt und in Gefahr gerät, dass Tropfen von seiner Stirn in die Suppe fallen, bietet keinen erfreulichen Anblick, besonders wenn er auch noch – typentsprechend – schlingt. Er geht aber – nach westlicher Auffassung – kein gesundheitliches Risiko ein, denn ein hochtourig laufender Stoffwechsel, der weiter angetrieben wird, nimmt angeblich keinen Schaden. Eigentlich kann schon jeder Autofahrer in der Analogie schließen, dass auch ständiges Fahren auf hohen Touren nicht gerade gut für Motoren ist. Nach Auffassung der TCM müsste hier sowieso weiter differenziert werden, und dann würde

Hochtourigkeit drosseln

auch in dieser Situation durch das falsche Essen etwa in Gestalt von zu viel fetten und überwürzten Speisen in Verbindung mit Rauchen und Alkohol eine sogenannte Schleimhitze entstehen, die durchaus Schlaganfälle begünstigen kann. Auf alle Fälle müssten – auch für westliche Medizingeister einleuchtend – hyperaktive Kinder aus Gesundheitsgründen kühlend ernährt werden, um dadurch mit ihrem ungezügelten Feuer nicht ihr eigenes und das Leben anderer zu (zer-)stören.

Bei der Betrachtung der Essgewohnheiten der Völker der Erde könnte bereits auffallen, dass die Tuareg in der heißen Sahara zu Pfefferminztee mit viel Zucker greifen. Da die Minze ihrem Wesen nach von kühlender Art ist und auch weißer Zucker kühlend wirkt, liegen sie damit ausgesprochen richtig. Auch all den mediterranen oder erst recht den Menschen aus tropischen Gefilden bekommen die erfrischenden Früchte der jeweiligen Gegend bestens, kühlen sie doch spürbar und erfrischen damit. In der Regel können wir also davon ausgehen, dass die richtigen Dinge am richtigen Ort wachsen und den Einheimischen eine dem Klima entsprechend sinnvolle Lebensbasis geben.

Geografie und Essgewohnheiten auf dieser Erde

Das heißt, dass wir uns vor dem Skifahren an kalten Wintertagen mit einem Obstsalat aus Kiwis, Ananas und Mangos eine vollkommen unpassende Grundlage verschaffen und eigentlich sogar die Basis für einen erfolgreichen Tag entziehen. Bei solchen Gelegenheiten wären auch an sich warme Typen mit einem typisch englischen Porridge – vielleicht noch mit Zimt verfeinert – deutlich besser beraten, ist doch Hafer das wärmendste Getreide. Die Engländer wissen oder spüren offenbar, warum sie auf ihrer nasskalten, ewig verregneten Insel dieses ästhetisch wenig ansprechende Nationalfrühstück beibehalten. Auch wenn sie sonst keine Fackelträger gesunder oder gar wohlschmeckender Ernährung sind, haben sie doch ihre eingeführten Traditionen standhaft beibehalten und dabei sogar auf die kulinarischen Verlockungen eines riesigen

Jede Gegend, jede Zeit und jede Situation erfordern ihre kulinarische Antwort

Kolonialreiches verzichtet. Wenn sie allerdings bis heute ungebrochen und auch in heißen Ländern der Karibik um 17 Uhr bei größter Hitze ihren Fünfuhrtee nehmen, haben sie auch etwas nicht verstanden. Zwar wirkt er – als in heißen Gegenden gewachsener Schwarztee – kühlend, aber hier würde eine frische Mango doch besser passen und angenehmer erfrischen als klassisches englisches Teegebäck. Das Beispiel mag zeigen, dass eine konservative Grundhaltung unter Bewahrung althergebrachter Ernährungsbräuche durchaus Vorteile hat, aber nicht vor der Gefahr schützt, in eingefahrener Sturheit zu erstarren.

Aus dem bisher Gesagten ergibt sich nicht nur eine typgerechte Ernährung, sondern auch eine saisonabhängige. Was im Hochsommer passt und gut bekommt, ist im Winter oft kontraproduktiv. Selbst ein heißer Typ wird bei klirrender Kälte mit einem neutralen Hirse- oder sogar einem wärmenden Haferbrei besser fahren als mit dem exotischen Früchtecocktail. Es gibt also weder ein für jeden gesundes Essen noch ein Essen für jede Zeit. Das mag kompliziert klingen, ist aber eigentlich logisch, denn es gibt ja auch nicht für jede Stimmung und Situation die immer gleiche Kleidung, warum sollte also ein Menü immer passen.

Essen nach Saison

Test zur Typbestimmung nach thermischer Einteilung

Mit Hilfe des folgenden Tests kann man sich leicht selbst einordnen, den eigenen Ernährungstyp – mittels Punktezählung – bestimmen und so mehr Ordnung in die eigenen Essgewohnheiten bringen.

	5	4	3	2	1
Neigen Sie zum Schwitzen?	sehr oft – sehr schnell und stark	oft – schnell und stark	mäßig bis gering	wenig	sehr wenig
Frieren Sie leicht (kalte Hände, kalte Füße)?	gar nicht	selten	kaum	oft	sehr oft
Neigen Sie zu Erkältungen, Blasen- und Nierenerkrankungen?	gar nicht	selten	kaum	oft	sehr oft
Ist Ihr Bindegewebe empfindlich? Bekommen Sieleicht blaue Flecke?	kaum	sehr	mittel	leicht	sehr leicht
Ist Ihr Gesicht gerötet – haben Sie rote Wangen?	immer	häufig	kaum	selten	gar nicht
Neigen Sie zu Wasseransammlungen (Ödemen) im Körper?	nie	kaum	ab und zu, selten	öfter	sehr oft
Wie ist Ihr Blutdruck?	sehr hoch >150	erhöht 150–130	normal 130–110/80	niedrig 110–100	sehr niedrig <100
Wie ist Ihr Appetit	übermäßig	ausgeprägt	mittel	gering	meist gering
Haben Sie Heißhungeranfälle?	sehr oft	oft	kaum	selten	gar nicht

	5	4	3	2	1
Neigen Sie zu Durst?	sehr oft	oft	mittel	selten	trinke meist zu wenig
Leiden Sie unter Sodbrennen – Übersäuerung?	sehr oft	oft	kaum	sehr wenig	gar nicht
Wie ist Ihr Schlafbedürfnis?	sehr gering	gering	normal	hoch	übermäßig
Welche zählen Sie zu Ihren Charaktereigenschaften?	mutig, stolz, dominant	standfest, zuverlässig	ausge-glichen	gefühlvoll, sensibel	intuitiv
Sind Sie unruhig, nervös, hektisch?	sehr oft	oft	kaum	selten	gar nicht
Wie reagieren Sie?	aufbrausend	über-schießend	ausge-glichen	langsam	träge
Leiden Sie unter chronischer Erschöpfung?	nie	selten	manchmal	stark	sehr stark

Testauflösung

80 bis 69: heißer Typ; **68 bis 55:** warmer Typ; **54 bis 42:** neutraler Typ; **41 bis 29:** kühler Typ, **28 bis 16:** kalter Typ

Die vier Extreme oder die hohe Schule der Typisierung

Die folgende Aufstellung geht noch einen Schritt weiter und ergänzt die Heiß-Kalt-Einteilung der Typen noch um die Qualitäten der Trockenheit und Feuchtigkeit. Außerdem zeigt sie, was die entsprechenden Typen vermeiden und was sie bevorzugen sollten, um ihr Leben mehr in die Mitte zu bringen. *Natürlich* kommen Mischtypen wie feuchte Hitze und feuchte Kälte sehr häufig vor.

Hitze	Trockenheit	Feuchtigkeit	Kälte
übermäßige Körperwärme	Hitzewallungen	evtl. Übergewicht	blass
rotes Gesicht	Nachtschweiß	dumpfe Kopfschmerzen	energielos
Abneigung gegen Wärme	nachts heiße Fußsohlen	Neigung zu Wasseransammlungen	konzentrationsschwach
Durst auf Kaltes	trockene Haut	schwaches Bindegewebe	evtl. niedriger Blutdruck
Neigung zu Verstopfung	brüchige Fingernägel und Haare	breiiger Stuhlgang	friert schnell
starker Appetit	Neigung zu Verstopfung	Schweregefühl und Müdigkeit	Abneigung gegen Kälte
gelber, dunkler Urin	wenig Urin	verminderter Durst	Blähungen
Kopfschmerzen	Durstgefühl	evtl. Übelkeit nach dem Essen	Völlegefühl
schwitzt schnell und viel	Unruhe	Neigung zu Depression	erkältungsanfällig
evtl. hoher Blutdruck	emotional unausgeglichen (nervös, stressanfällig)	antriebsschwach	weicher Stuhl
Reizbarkeit	Schlafstörungen	bedächtig	Zunge: blass, weißer Belag
laute Stimme	ermüdet schnell	wenig vital	
aufbrausend	Zunge: rot und trocken	Zunge: dicker weißer Belag	
starke Emotionen			
Zunge: rot mit gelbem Belag			

<table>
<tr><th>Hitze</th><th>Trockenheit</th><th>Feuchtigkeit</th><th>Kälte</th></tr>
<tr><td>Vermeiden:</td><td>Vermeiden:</td><td>Vermeiden:</td><td>Vermeiden:</td></tr>
<tr><td>scharfe, heiße Gewürze
Gegrilltes und Gebratenes (Fleisch)
rotes Fleisch
hochprozentigen Alkohol
Kaffee, Yogitee
Rauchen</td><td>viel Scharfes
viel Bitteres
heiße Nahrungsmittel
Rotwein
Rauchen
hochprozentigen Alkohol</td><td>alle Milchprodukte
Fettes
Süßes (befeuchtet)
rohe Früchte, Säfte
kalte Lebensmittel und Gewürze</td><td>Rohkost
kalte Getränke
Südfrüchte
Tiefkühlkost
Milchprodukte
Süßigkeiten</td></tr>
<tr><td>Bevorzugen:</td><td>Bevorzugen:</td><td>Bevorzugen:</td><td>Bevorzugen:</td></tr>
<tr><td>Rohkost
viel Obst und Gemüse
Salat
etwas weißes Fleisch
einige Milchprodukte
neutrale und kühle Speisen (Getreide und Hülsenfrüchte)</td><td>gekochtes Gemüse
Gemüsesuppen
etwas Milchprodukte
lauwarmes Wasser
neutrale und kühle Speisen (Getreide und Hülsenfrüchte)
genügend Nachtruhe
emotionale Entspannung</td><td>bittere, warme Lebensmittel
Geschmack: etwas scharf
Reis, Hülsenfrüchte (leiten Nässe aus und verhindern Feuchtigkeit)
geröstetes Getreide
natürliche Süße
gekochtes Gemüse</td><td>wärmende und neutrale Speisen
leicht scharf
gekochtes Gemüse
Fleisch</td></tr>
<tr><td>Speisen mild zubereiten (z. B. dünsten, dämpfen)</td><td>Speisen mild zubereiten (z. B. dünsten, dämpfen)
saftig kochen (z. B. Suppen, im Saft schmoren)</td><td>warme Mahlzeiten
Kochen im Wok, rösten, dämpfen, backen, braten ohne Fett</td><td>warm essen
Speisen lange kochen (Suppen)
braten, grillen, rösten, backen</td></tr>
</table>

Einteilung der Nahrung nach ihrer thermischen Qualität

In Verbindung mit der eigenen Typbestimmung kann die folgende, nach Nahrungsgruppen und innerhalb dieser alphabetisch geordnete Tabelle helfen, die für die eigene Situation beste Ernährung herauszufinden.

Die Angabe des Temperaturverhaltens richtet sich nach der üblichen Art des Verzehrs der jeweiligen Nahrungsmittel, also zum Beispiel danach, ob sie normalerweise roh oder gekocht gegessen werden. Interessant wäre eine Feststellung der bisherigen Essensstrategie und die Aufdeckung der Abweichung vom eigenen Typ. Aus dieser Bilanz könnte sich dann die zukünftige Essenslinie ergeben, die für Ausgleich bei der Auswahl der Lebensmittel sorgt und damit das ganze Lebensgefüge in bessere Balance bringen kann.

heiß	warm	neutral	erfrischend	kalt
	Getreide/ Nüsse			
	Amaranth	Basmatireis	Graupen	Haferflocken
	Dinkel	Buchweizen	Perlgerste	Weizenflocken
	Grünkern	Haselnuss	Weizen	Weizenkleie
	Hafer	Hirse		
	Süßreis	Kürbiskerne		
	Walnuss	Leinsamen Mais Quinoa Rundkornreis Roggen		

heiß	warm	neutral	erfrischend	kalt
	Gemüse			
Trüffel, weiß	Bohnen, schwarz	Bohnen, grün	Artischocke	Algen
	Fenchel	Chinakohl	Aubergine	Palmenmark
	Kastanie	Erbsen	Avocado	
	Kürbis	Grünkohl	Blumenkohl	
	Lauch	Karotten	Brokkoli	
	Meerrettich Okra	Kartoffeln	Champignons Chicorée	
	Olive	Kohl	Endivien	
	Süßkartoffel	Kohlrabi	Feldsalat grüner Salat	
	Zwiebel	Linsen	Gurke	
		Rosenkohl	Mangold	
		Rote Bete	Paprika	
		Rotkohl	Radieschen	
		Rüben	Rettich	
		Sellerie	Romanasalat	
		Topinambur	Rucola	
		Wirsing	Sauerkraut	
			Schwarzwurzel	
			Spargel	
			Spinat	
			Tomate	
			Zucchini	

heiß	warm	neutral	erfrischend	kalt
	Obst			
	Aprikose	Dattel	Apfel	Ananas
	Pfirsich	Feige	Birne	Banane
		Papaya	Beeren	Grapefruit
		Pflaume Traube	Honig- melone Mandarine	Kaki Kiwi
	Kaktusfeige Litschi		Orange	Mango
	Rosine		Quitte	Rhabarber
	Süßkirsche		Sauerkirsche	Wasser- melone
			Stachel- beere	Zitrone
Kräuter und Gewürze				
	Essig	Kakao	Kresse	Fabrikzucker
	Basilikum	Safran		Miso
Anis	Beifuß	Salbei		Salz
Bockshorn- klee	Bohnen- kraut, Dill Ingwer, frisch Kardamom			Sojasauce
Cayenne- pfeffer	Knoblauch			
Chili	Koriander			
Curry Fenchel- samen Ingwer, trocken	Kreuzküm- mel Kümmel Kurkuma			

heiß	warm	neutral	erfrischend	kalt
Muskatnuss	Liebstöckel			
Nelke	Lorbeer			
Pfeffer	Majoran			
Piment	Mohn			
Sternanis	Oregano			
Tabasco	Paprika-pulver			
Ysop	Petersilie			
Zimt	Rosmarin			
	Schnitt-lauch			
	Senf			
	Thymian Wacholder			
	Zucker, braun			
Getränke				
	Fencheltee		Apfelsaft	Birnensaft
Ingwertee	Getreide-kaffee	Traubensaft	Fruchtsaft	grüner Tee
Yogitee	Kaffee Honigwein	Maishaartee Süßholztee schwarzer Tee	Brottrunk	
Bitterlikör	Likör	Malzbier	Hagebut-tentee	Enziantee
Cognac Glühwein	Rotwein	süßgekoch-tes Wasser 20 min.	Malventee	Schafgar-bentee
Schnäpse	Sake		Melissentee	Pils

heiß	warm	neutral	erfrischend	kalt
Whiskey			Pfefferminz-tee	Wermut
Wodka			Gemüsesaft	
			Altbier	
			Champagner	
			Prosecco	
			Weißwein	Wasser, kalt
			Weizenbier	
	Milch-produkte			
			Crème fraîche	
	Käse, fermentiert	Butter	Dickmilch	Joghurt
	Schafskäse	Ei	Frischkäse	
	Schimmel-käse	Kuhmilch	Kefir Quark	
	Ziegenkäse	Sahne	Sauermilch	
	Ziegenmilch	Sojamilch	saure Sahne	
	Fisch			
	Aal	Calamari	Flunder	Austern
	Barsch	Hering	Hai	Fischbrühen
	Forelle	Kabeljau	Heilbutt	Pulpo (Krake) Meerspinne
	Garnele	Karpfen	Rotbarsch	Rochen
	Hummer	Krabben	Scholle	Seewolf
	Flusskrebs	Sardinen Schnecken	Seeteufel	Taschen-krebs

heiß	warm	neutral	erfrischend	kalt
	Lachs	Steinbeißer	Seezunge	
	Languste	Wels	Steinbutt	
	Miesmuschel		Tintenfisch	
	Sardelle			
	Scholle			
	Shrimps			
	Thunfisch			
	alle geräucherten Fische			
Fleisch				
	Fasan	Gans		
Lamm	Hammel	Gämse	Ente	
Schaf	Hirsch Huhn Hühnerleber	Kalb	Hase Kalbsleber Kaninchen	
Ziege	Rind	Pute	Speck	
alle gegrillten Fleischsorten	Schwein	Taube		
Essenzen				
Kraftsuppen	Wachtel			
	Wild			
	Wildente			
	Wildschwein			

Die Energetik der Nahrung aus chinesischer Sicht

Die folgende Aufstellung zeigt in ihrem ersten Teil die medizinischen Auswirkungen der jeweiligen Nahrung unter dem thermischen Gesichtspunkt. Außerdem bringt sie im zweiten Teil den Einfluss der Geschmacksrichtungen auf den Punkt.

Heiße Nahrungsmittel	Warme Nahrungsmittel	Neutrale Nahrungsmittel	Kühle Nahrungsmittel
schützen vor Kälte, insbesondere im Winter aktivieren die Abwehrkraft regen Verdauung an gering verwenden, da sich innere Hitze bilden kann heiß, zum Beispiel scharfe Gewürze, gegrilltes Fleisch, hochprozentiger Alkohol	erwärmen den Körper und aktivieren Energie zusammen mit neutralen Nahrungsmitteln besonders im Herbst und Winter verwenden im Sommer evtl. reduzieren warm, vor allem getrocknete Kräuter und Gewürze, einige Fisch-, Fleisch-, Gemüsesorten	wirken ausgleichend und nährend, stärken die Mitte und bauen Energie auf sollten für alle Menschen den Hauptbestandteil der Nahrung bilden süß, fast alle Getreidearten (sollten gekocht werden), Hülsenfrüchte, Kohlarten, viele Gemüsesorten, bes. gelbes Gemüse, Rindfleisch, Milchprodukte mit süßem Geschmack	zur Bildung von Blut und Körpersäften befeuchten Schleimhäute und Gewebe besonders in warmer Jahreszeit, jedoch das ganze Jahr über wichtig (im Winter einschränken) kühl, die meisten Gemüsesorten, einheimische Früchte und Salate, sauer vergorene Milchprodukte (pasteurisierte und homogenisierte Milchprodukte sind schleimbildend!)

Geschmackseinflüsse			
sauer	**bitter**	**süß**	**scharf**
wirkt zusammenziehend bewahrt die Säfte (bei erhöhter Schweißabsonderung) bei heftigen Gefühlsausbrüchen geeignet im Herbst unterstützend bei schwacher Mitte und Feuchtigkeit eher meiden	wirkt trocknend und kühlend (bei Feuchtigkeit einsetzen) Verdauungssäfte werden angeregt im Winter unterstützend bei Trockenheitszuständen meiden	wirkt harmonisierend, entspannend und befeuchtend stärkt unsere Mitte sollte überwiegend eingesetzt werden (Getreide sind fast alle süß) immer unterstützend kein Industriezucker bei Feuchtigkeit meiden	wirkt zerstreuend, wärmend schweißtreibend, durchblutungsfördernd stärkt die Abwehrkraft unterstützend im Frühling sparsam einsetzen, da stark hitzebildend bei Hitze, Bluthochdruck und Gereiztheit meiden

Alles Individuelle ist aufwendiger

Individuelles Essen für jeden

Diese Art individueller und typgerechter Auswahl der Lebensmittel ist zwar aufwendig, wenn man an Familien mit vielen Mitgliedern oder gar Kantinen denkt, aber sie kann vieles im Leben des Einzelnen verbessern. Im Übrigen heißt es nicht, dass für fünf Personen fünfmal gekocht werden müsste. Schon morgens könnte man lediglich heißes Wasser vorbereiten, etwa in einem Samowar, und jeder nimmt sich seinen Tee, seinem Temperament entsprechend. Die Hausfrau selbst mit der oben beschriebenen kalten Konstitution würde dann besser zu Fenchel- oder Ingwertee greifen, während ihr leicht überdrehter Sohn sich mit der Pfefferminze ein wenig abkühlen könnte.

Der Spagat, es allen vom Typ her recht zu machen und auch noch den – in modernen Zeiten oft schon früh verwirrten – Geschmack zu treffen, ist sicher nicht leicht. Zum Glück gibt es hier wundervolle Hilfen in Gestalt unzähliger Gewürze und Kräuter. Der coole Typ, der heute sehr im Trend liegt, könnte sich mit entsprechenden Suppen etwa auf Currybasis und mit Hilfe anderer Gewürzmischungen bestens helfen. Ebenso wie man morgens einfach Wasser heiß macht und jeden seinen Tee selbst wählen lässt, könnten zur vollkommen individuellen Wahl und Zubereitung der Gerichte auch die Gewürze auf die Esstische zurückfinden. Manche Kräuter lassen sich noch nachträglich in eigener Verantwortung nutzen. Solch individuell gewürztes Essen ist leicht realisierbar. Wir haben diesbezüglich lediglich unsere Sitten verarmen lassen, so dass heute in der Regel nur noch Salz und Pfeffer auf den Tischen verblieben sind. Dabei genießen es viele, wenn andere Sitten – wie in mediterranen Ländern – hier mehr Phantasie freisetzen.

Vereinfachung innerhalb der Differenzierung

Der Aufwand der Individualisierung zahlt sich aus und wäre auch in Kantinen und Restaurants, in denen sowieso ein breites Angebot herrscht, eher gering, es bräuchte nur etwas Bewusstheit. In Wellnesshotels läge es natürlich besonders nahe, neben all dem Aufwand im Bereich von Wasserpools, Saunen und Fitnessanlagen auch ein wenig Achtsamkeit auf diese Ernährungsrichtung zu lenken. Menschen, die typgerecht ernährt sind, geht es besser, was sich auf vielen Ebenen auswirkt und unbedingt zu Wellness beziehungsweise Wohlbefinden gehört. Allein wenn durch die richtige Auswahl die Beschwernis nach dem Essen wegfiele, die Blähungen sich minimierten und die Energieversorgung optimaler würde, wären die positiven Langzeiteffekte schon unübersehbar. Mehr Kraft bei spürbarer Leichtigkeit, klarere Gedanken und bessere Koordination sind durchaus keine Utopien und über eine wirklich passende und dem eigenen Typ entsprechende Ernährung erreichbar.

Wert der Individualisierung

FÜNFTE SÄULE DER ERNÄHRUNG:

Essen für ein glückliches Leben

In modernen Zeiten mit ihrem hohen Anspruch an Machbarkeit und Funktionalität erleben wir einen Boom von Diäten, die Brain-Food und seit neuestem auch Mood-Food propagieren, also Nahrung fürs Gehirn und Essen für gute Stimmung. Leider ist das nicht so einfach, denn auch wenn Nüsse gut und gesund für unser Hirn sind, können wir die Auswirkungen doch in der Regel kaum oder jedenfalls nicht rasch spüren. Bei der Stimmungsnahrung ist das sogar noch deutlicher, weshalb die meisten Menschen diesbezüglich auch gar nicht an Nahrung, sondern gleich an Designerdrogen denken.

Von Brain- bis zu Mood-Food

Die Erfolgsgeschichten der letzten Antidepressiva-Generation der Serotonin-Wiederaufnahme-Hemmer haben ja weniger mit Psychiatrie als mit dem in der Bevölkerung der westlichen Welt weit verbreiteten Wunsch nach Stimmungsaufhellung zu tun. Inzwischen haben sie sich nicht nur in der Psychiatrie zur Depressionsbehandlung durchgesetzt, sondern weit darüber hinaus von sich reden gemacht. Über 50 Millionen US-Amerikaner nehmen sie regelmäßig in Gestalt von Prozac (bei uns zum Beispiel Fluktin). Sie wollen das Lebensgefühl unter dem Einfluss des »Wohlfühlhormons« Serotonin nicht mehr missen. Ganz ähnlich geht es denjenigen, die auch nach zwei Tafeln Schokolade noch nicht genug haben, und auch jenen, die einen ganzen Strunk Bananen vertilgen können oder beim Nüsseknabbern kein Ende mehr finden. Sie alle sind unbewusst auf der Suche nach Serotonin, wie

Die Serotonin-Story

übrigens auch die Techno-Kids und Raver, die sich MdMA oder Ecstasy genehmigen, ein Amphetamin, das alles verfügbare Serotonin auf einen Rutsch ausschüttet und ein herzöffnendes Hochgefühl von Ekstase beschert. In diesem Stoff und dem von ihm vermittelten Lebensgefühl liegt die wesentliche Erklärung für das Phänomen Love-Parade, wo sich anderthalb Millionen junge Menschen friedlich für einen Tag bei ihrer Musik zu einer beispiellos friedlichen Demonstration für, ja für was eigentlich? versammeln. Aber auch wenn Mütter wie die »desperate housewives« aus der einschlägigen Fernsehserie am Ritalin ihrer hyperaktiven Kinder naschen, geht es um Stimmungsaufbesserung. Ritalin ist wie MdMA ein Amphetamin, das lediglich vor der Pubertät dämpfend wirkt, danach aber durchaus anregend und stimmungsaufhellend.

Da nun fast alle Menschen auf der Suche nach diesem zauberhaften Gefühl des Glücks sind, wäre doch die Frage, wie wir uns dieses Gefühls versichern können, ohne auf Chemie und Drogen zurückzugreifen. Am naheliegendsten wäre es, dem Geheimnis des Serotonins nachzugehen. Es entsteht im Organismus aus der Aminosäure L-Tryptophan, die als Medikament durchaus erhältlich ist, deren Einnahme – die ich ausprobierte – aber keinen überzeugenden Effekt bringt. Ähnliches gilt für die daraus synthetisierbare Vorstufe von Serotonin, das 5 HTP, das in Amerika täglich millionenfach geschluckt wird, um den Schlaf zu begünstigen.

Serotonin und Pharmazie?

Man könnte auch denken, da es sich bei L-Tryptophan um eine Aminosäure handelt, müsste man nur viel Fleisch essen. Dadurch aber fühlt man sich eher schwer und belastet und jedenfalls keinesfalls glücklich, wie so viele leider viel zu oft ausprobieren. Wer dagegen viel Rohkost isst und sie gut verträgt, hat bessere Erfahrungen und besonders, wenn dies auf nüchternen Magen geschieht, was allerdings gar nicht für alle so leicht bekömmlich ist, weil Rohkost für die »kühlen Typen« – wie wir gesehen haben – nicht eben leicht verdaulich ist.

Woher nehmen?

Auf diesem Weg bin ich im letzten Jahr auf ein für mich ganz erstaunliches Phänomen gestoßen, eine Rohkostmischung, die es erlaubt, obendrein noch sehr gesund und verblüffend bekömmlich, sich essend in gehobene Stimmung zu versetzen. Es handelt sich um ein zu allem Überfluss hungerstillendes Rezept, das für viele moderne Menschen die Lösung sehr vieler Probleme bringen kann. Das Geheimnis dieser besonders fein gemahlenen Rohkost ist vielfältig. Zum einen liegt es darin, dass sie sehr reich an den bei uns wenig gebräuchlichen Pflanzen beziehungsweise (Schein-) Getreidearten Quinoa und Amaranth und dem Knollengemüse Topinambur ist. Da die Mischung inzwischen in verschiedenen Varianten unter dem Namen »Aminas-Vitalkost« zu überschaubaren Preisen käuflich ist, will ich auf ihr Geheimnis näher eingehen und darlegen, welche Überlegungen dahinterstecken und wie sie mein Leben verbessert hat.

Aminas-Rohkost

Die Vitalkost besteht aus roher, getrockneter, fein gemahlener, im wesentlichen basischer Pflanzennahrung, Beim Verzehr einer kleinen Mahlzeit von einem Esslöffel – etwa in Saft gemischt – auf leeren Magen bilden die feinen Faserstoffe der Mischung mit zugleich und direkt danach reichlich getrunkener Flüssigkeit eine wässrige Lösung, die vom Magenpförtner ungehindert in den Dünndarm passieren kann. Im basischen Milieu des Dünndarms verteilen sich die feinen Partikel weithin auf der durch Auffaltungen ins Riesenhafte vergrößerten Dünndarmschleimhaut. Wegen ihrer gleichzeitigen Verstoffwechslung auf diesen großen Flächen landen die Inhaltsstoffe schon bald nach dem Verzehr ziemlich geschlossen in der Blutbahn. Da vor dem Verzehr der Magen leer war, befinden sich in der Blutbahn zu dieser Zeit sonst kaum andere Energieträger.

Der Rohkost-Trick

Neben Aminosäuren aus den erwähnten diesbezüglich reichen Pflanzen beinhaltet die Mischung auch unterschiedliche Kohlenhydrate. Letztere locken das Transporthormon Insulin hervor, das nicht nur Glucose in die Zellen, sondern u. a. auch die frisch

Insulin als Förderer

im Blutstrom angekommenen Aminosäuren in die Mitochondrien der immer energiehungrigen Skelettmuskeln befördert. Auf diese Weise werden alle greifbaren Aminosäuren zur Energiegewinnung abgebaut – mit einer einzigen Ausnahme, der nicht in das Aufnahmemuster der Skelettmuskulatur passenden Aminosäure L-Tryptophan. Das liegt an der räumlichen Struktur dieser Aminosäure.

L-Tryptophan ist aber der Hauptbaustein für die im Stammhim erfolgende Synthese des zentralen Botenstoffes und »Wohlfühlhormons« Serotonin. Andere verzweigtkettige Aminosäuren wie zum Beispiel Valin, Leucin, Isoleucin, Tyrosin und Phenylalanin, die dieselben Transportwege benutzen, um über die Blut-Hirn-Schranke in die Nährflüssigkeit des Gehirns, den Liquor, zu gelangen, behindern normalerweise L-Tryptophan durch Verdrängungswettbewerb an den Transportschleusen (vgl. Michael Hamm, Food Medizin, Knaur 2006). Dadurch aber, dass durch den Verzehr der Aminas-Mischung auf dem beschriebenen Weg die Konkurrenz der anderen Aminosäuren beseitigt wird, kann L-Tryptophan leicht in den Liquor eindringen und steht für den Aufbau von Serotonin in größerer Menge zur Verfügung. Ganz nach seinem eigenen Programm synthetisiert der Körper dann in ausreichender Menge zerebrales Serotonin, wie es zur Erfüllung der höchst umfangreichen Aufgaben und zum Einsatz als »Dirigent im Konzert der Hormone« benötigt wird. Da die Halbwertszeit von Serotonin bei 20 Stunden liegt, sichert ein einmaliger täglicher Verzehr der Aminas-Mischung eine ausreichende Verfügbarkeit an zerebralem Serotonin. Niemand muss also deswegen zum reinen Rohkostesser werden, obwohl sich auch das lohnen würde. Hinzu kommt, dass die Mischung sehr gut verträglich ist und auch nach dem an die TCM angelehnten Einteilungsmuster »kühleren Typen« im Allgemeinen sehr gut bekommt.

L-Tryptophan, die Basis von Serotonin

Eine kleine Rückbesinnung auf die Herkunft des Menschen und seine Besonderheiten zeigt die Bedeutung dieses natürlichen Weges der Bildung des lebensnotwendigen Neurohormons Sero-

Der alte natürliche Weg

tonin. Der Natur ist dieser Weg *natürlich* seit Äonen bekannt. Er wurde von unseren Vorläufern in der Evolution, vorwiegend Pflanzenfressern, tagtäglich genutzt, indem sie Blattwerk, Wurzeln und Früchte mit ihren Mahlzähnen auf das Feinste zerkleinerten und dabei kräftig einspeichelten. Die großen Menschenaffen, die nach der Beobachtung der Affenforscherin Jane Goodall zu 99 % pflanzliche Nahrung und nur zu 1 % tierische Nahrung verzehren, nutzen ihn bis heute. In der Herausbildung unseres Verdauungssystems und seiner Anbindung an zentralnervöse Steuersysteme konnte die Natur unbesorgt auf diese Abläufe und Mechanismen zurückgreifen. Wie sonst hätte sie es ohne Schaden für die Art einrichten können, dass sich das ebenfalls lebenswichtige Schlafhormon Melatonin gerade aus dem doch Tag und Nacht dringend benötigten zerebralen Serotonin aufbaut?

Hier liegt übrigens wohl der Grund, warum unsere Stimmung im Winter oft so absackt, denn in der dunklen Jahreszeit mit ihren längeren Nächten wird deutlich mehr Melatonin gebraucht und damit mehr Serotonin verbraucht, was dann auf anderen Ebenen fehlt. In Zukunft wäre dieses Stimmungsloch leicht vermeidbar durch den Genuss der entsprechenden Rohkost-Mischung.

Herbst-Winter-Depression

Da wir nach der Beherrschung des Feuers dazu übergegangen sind, hauptsächlich »gesotten und gebraten« zu essen, haben wir den alten Weg der zuverlässigen körpereigenen Synthese des zerebralen Serotonins durch den Verzehr fein gemahlener roher Pflanzenfasern auf den leeren Magen hinter uns gelassen. Erst in Kenntnis neuester Forschungsergebnisse der Gastroenterologie, Endokrinologie, Mikrobiologie und Neurobiologie konnte er wiederentdeckt werden und bezeichnenderweise nicht von universitären Ernährungsphysiologen, sondern von einem Privatgelehrten namens Rolf Ehiers. In der langen Zeit seit wir dieses Geheimnis eines gut gestimmten Lebens vergessen haben, dürften die Menschen vermutlich täglich mit der Knappheit an zerebralem Serotonin gerungen haben, sehr viele mit

Der Verlust des gesunden Weges

einem dauernden Defizit und entsprechenden Folgewirkungen möglicherweise bis hin zu Depressionen. Es ist ja nicht zu übersehen, dass – laut Studien – 75 % der Depressiven von der Gabe von Serotonin-Wiederaufnahme-Hemmem profitieren und ihre Depression lindern oder überwinden können.[9]

Hilfreich zur Förderung des Aufbaus von Serotonin im Liquor ist auch reichliche Bewegung in frischer Luft, wovon heutzutage nur wenige Menschen genug bekommen. Speisen wie Schokolade, Bananen und Nüsse enthalten viel L-Tryptophan. Ihr Verzehr bewirkt eine leider nur leichte Erhöhung des zerebralen Serotoninspiegels. Andere natürliche Wege, den Serotoninaufbau zu fördern, sind nicht bekannt.

Weitere Wege zu guter Stimmung

Was kann der Grund sein, dass sich bei körperlicher Betätigung noch am ehesten Serotonin aufbaut? Es geht im Wesentlichen um die Verfügbarkeit des zerebralen Serotonins, die durch ausreichendes Eindringen seines Hauptbausteins L-Tryptophan in den Liquor gewährleistet wird. Wieso wird dieser Effekt durch körperliche Bewegung erhöht? Wahrscheinlich ist der Effekt ganz ähnlich wie bei der Aminas-Kost. Bei körperlicher Anstrengung verbrauchen die Skelettmuskeln nach und nach alle Energieträger, die in der Blutbahn befindlich sind. Zuerst die Kohlenhydrate, dann aber auch die Aminosäuren. Je nachdem, was und wann man vorher gegessen hat, wird dabei immer wieder mal L-Tryptophan seine Konkurrenz auf den Transportwegen durch die Blut-Hirn-Schranke loswerden. Der Vorgang ereignet sich nicht so gezielt wie beim Verzehr von Aminas auf nüchternen Magen, aber er hilft – noch besser als der Verzehr von Schokolade und Nüssen. Wer sagt denn, dass bei Langstrecklern, die regelrecht gierig darauf sind, sich auszupowern, wirklich so viele Endorphine ausgeschüttet werden? Ganz gewiss jedenfalls wird das Ergebnis einer auszehrenden körperlichen Betätigung sein, dass alle greifbaren Aminosäuren – außer eben L-Tryptophan – von den Muskeln zum Energieabbau verbraucht werden. Und so dürfte L-Tryptophan ungehindert, weil seiner Konkurrenz ledig, seinen Weg ins Gehirn finden.

Stimmungshebende Bewegung

Eine schlüssige Erklärung für die Schokolade/Bananen-Wirkung, die viel geringer, aber für einige spürbar ist, sollte auf dieser Basis ebenso leicht fallen. Es kommt durch diese Süßigkeiten eben so viel L-Tryptophan in den Blutstrom, dass sich trotz aller Konkurrenz immer wieder mal ein wenig davon durch die Blut-Hirn-Schranke mogeln und seine bezaubernden Wirkungen entfalten kann.

Der Trick mit den Süßigkeiten

Beim Serotoninabbau sind offenbar nicht alle Menschen gleichgestellt. Bekannt ist, dass sich zerebrales Serotonin bei Belastung und Stress sehr viel schneller verbraucht. Daher leiden diejenigen Menschen weniger unter einem Mangel an diesem wichtigen Stoff, die es gelernt haben, mit mentalen Techniken Stress zu vermeiden oder zu bewältigen. Dazu verhelfen zum Beispiel Heil-Meditationen, wie ich sie in großer Zahl herausgebracht habe, etwa mit »Vom Stress zur Lebensfreude«, »Depression – Wege aus der dunklen Nacht der Seele«, »Ärger und Wut«, »Selbstliebe«. So hilfreich diese Techniken auch sind und bleiben, habe ich doch erlebt, wie viel besser sie noch funktionieren, wenn die körperlichen Grundlagen des Lebens stimmen. Das zerebrale Serotonin ist das einzige Neurohormon, das das Aufschaukeln der Stresshormone Cortisol, Adrenalin und Noradrenalin zur gefürchteten »Stresskaskade« verhindern bzw. beenden kann.

Stress und seine Bewältigung

Selbst habe ich das am eigenen Leib bemerkt, als ich mich bei einem eher anstrengenden Bergwander-Fasten-Seminar ziemlich beansprucht fühlte. Ich »aß« daraufhin die Vitalkost zweimal täglich, indem ich sie in die dünne Kohl-Fasten-Suppe einrührte (kalorisch ist das zu vernachlässigen). Den Rest des Seminars über fühlte ich mich – vergleichsweise – viel besser und schließlich sogar zum »Bäumeausreißen«.

Aminas und Fasten

Neben dieser unterschiedlichen Stressresistenz aufgrund von Lebensstil und -einstellung hat die Forschung unterschiedliche Serotonin-Rezeptorgene bei verschiedenen Menschen gefunden.

Vereinfacht gesagt, sind jene Menschen beim Auf- und Abbau des Neurohormons Serotonin schlechter dran, bei denen die Moleküle dieser Gene verkürzt sind. Vermutlich leiden die Menschen, die die Natur mit den schwächeren Rezeptorgenen ausgerüstet hat, auch besonders häufig an psychischen Störungen bis hin zu Depressionen. Mit einer Vitalkost wie Aminas könnten wir hier gegensteuern und möglicherweise eine sehr einfache und gesunde Therapie ansetzen.

Individuelle Stressresistenz

Neben der Begünstigung der körpereigenen Produktion zerebralen Serotonins hat die Aminas-Kost noch weitere positive gesundheitliche Aspekte. Wegen ihrer basischen Inhaltsstoffe, Vital- und Ballaststoffe eignet sie sich im Rahmen eines Diätplans bei Maldigestion, Malabsorption, Essstörungen, Gicht und Diabetes mellitus auch als diätetisches Lebensrnittel. Die dadurch verbesserte Versorgung des Körpers mit Vitalstoffen hat positive Auswirkungen auf den ganzen Körper, das Immunsystem und ganz besonders die Haut. So wäre aus meiner Sicht Hilfe z.B. bei Neurodermitis, Akne und Allergien zu erwarten. Das wird sich noch deutlicher zeigen, sobald diese Kost noch bekannter ist. Selbst für Menschen mit Nahrungsmittelunverträglichkeiten ist die Vitalkost relativ gut verträglich, da sie gluten- und laktosefrei ist und drei ihrer vier Sorten, Beeren- und Rübenernte und Kakao, auch natriumarm. Lediglich in der Mischung »Grüne Vitalität« die zusätzlich Algen enthält, ist naturgemäß mehr Natrium.

Vitalstofftherapie

Ganz sicher tut jeder Mensch gut daran, im Interesse der Hebung seiner Lebensqualität eine optimale Versorgung mit zerebralem Serotonin sicherzustellen. Dabei geht es um die optimale Funktion wichtiger mentaler und körperlicher Bereiche, z.B. Belastbarkeit, Schlaf- und Wach-, Temperatur-, Schmerz- und Impulskontrolle, Gedächtnis- und Lernvermögen. Diese serotoninergen Wirkungen sind sofort nach erster Anhebung des Serotoninspiegels, die Anhebung der Stimnumg nach wenigen Tagen oder Wochen deutlich zu spüren. Nach meinen

Weitere positive Auswirkungen

bisherigen Erfahrungen ist lediglich ein Viertel der Menschen nicht in der Lage, diese Wirkungen in absehbarer Zeit zu erleben, und wir wissen leider nicht, woran das liegt. Möglicherweise ist bei Ihnen der Serotoninverbrauch so hoch, dass die Zufuhr nicht reicht, oder ihr Spiegel ist ausreichend.

Persönliche Erfahrungen

Ich selbst esse jetzt schon seit Monaten regelmäßig und mindestens einmal am Tag die Vitalkost auf leeren Magen und genieße die stabilisierte positive Grundstimmung. Ich habe inzwischen keinen Zweifel daran, dass dieses allgemeine Wohlbefinden nicht das Ergebnis einer künstlichen Stimmungsaufhellung ist, sondern der Normalzustand eines rundum richtig ernährten Menschen. Wir können daran lernen, dass zu unserer Versorgung auch die jederzeitige Verfügbarkeit des zentralen Funktionsstoffes Serotonin gehört. Persönlich hab ich noch erlebt, wie Hautauswüchse, die gemeinhin als Alterserscheinungen abgetan werden, sich nach anderthalb Jahren regelmäßigen Aminasgenusses anfingen, zurückzubilden – und zwar in der umgekehrten Reihenfolge, wie sie entstanden waren. Rolf Ehlers, der »Erfinder« der Mischung, kann davon berichten, dass bei ihm nach mehr als fünf Jahren auch die letzten Altersflecken verschwanden.

Mittagsschlaf und Aminas

Um die Summe der fühlbaren Wirkungen der Anhebung des zerebralen Serotoninspiegels durch solch eine Vitalkost zu ermessen, braucht man eigentlich nur wörtlich zu nehmen, was die endokrinologische Forschung dem Neurohormon Serotonin an Aufgaben zuschreibt. Einige Wirkungen sind geradezu frappierend. Legen Sie sich doch einmal mittags für mehr als eine halbe Stunde zum Schafen hin! Viele erleben, dass Sie danach nicht mehr so richtig gut »auf die Beine« kommen. Die Schlafforschung erklärt dies mit der Wirkung des Schlafhormons Melatonin, das sich eine halbe Stunde nach dem Einschlafen verstärkt bildet. Deshalb empfehlen wir, den Mittagsschlaf kürzer als eine halbe Stunde zu halten (siehe dazu mein Buch »Schlaf- die bessere Hälfte des Lebens« [Integral Verlag]). Die Erfahrungen mit Aminaskost zeigen, wie einfach das zu ändern wäre. Denn danach ist fast jeder auch nach längeren nachmittäglichen Schlafperioden mit dem Wachwerden sofort hellwach und leistungsbereit. Der Grund ist die hohe Verfügbarkeit von Serotonin, die auch dann noch voll ausreicht, wenn im Schlaf aus Serotonin verstärkt das Schlafhormon Melatonin synthetisiert wird. Dessen zentrale Schlüsselfunktion wird deutlich, wenn man bedenkt, dass es über seine in allen Arealen des Gehirns befindlichen Rezeptoren auch andere Neurohormone moduliert wie das »Gedächtnishormon« Acetylcholin, das andere »Glückshormon« Dopamin, die Sexualhormone Östrogen und Testosteron und das »Liebes-« beziehungsweise »Bindungshormon« Oxytocin.

Eine weitere wesentliche Auswirkung der Aminaskost habe ich ebenfalls an mir selbst erlebt. Es ist die erhöhte Wachheit, Konzentration und mentale und körperliche Belastbarkeit. Hier ließe sich im wahrsten Sinne des Wortes von Brain-Food sprechen, und das Ergebnis ist in diesem Fall auch spürbar.

Wacher und lebendiger

Da diese Kostform obendrein den Hunger reduziert (natürlich nicht den Appetit und die Freude am Essen) und sehr lange satt hält, lässt sich mit ihr der Alltag neu und besser einteilen. Ein besonderer Vorteil dürfte darin für Menschen mit Gewichtsproblemen liegen, die damit auch leichter abnehmen können, bei besserer Stimmung und geringerem Hunger. Die Notwendigkeit, sich tagsüber von einer Mahlzeit zur anderen zu hangeln, entfällt. Mittags kann man eine Kleinigkeit essen, muss es aber nicht. Auch die tägliche Suche nach vollwertiger Ernährung wird erleichtert.

Und weniger hungrig

Da es sich bei dieser Kost in der Substanz um nichts anderes handelt als um eine besondere Mischung pflanzlicher Lebensmittel, sind keine der typischen negativen »Nebenwirkungen« von Pharmaka zu befürchten. Wir wären damit wieder in der Nähe der Forderungen des Ahnherrn der modernen Medizin, Hippokrates, der schon sagte, eure Nahrung sei eure Medizin, eure Medizin sei eure Nahrung.

Nebenwirkungsfrei

WEITERE SÄULEN GESUNDER ERNÄHRUNG

Bei der Abhandlung der vierten Säule wurde der typgerechte Ernährungsstil im Wesentlichen auf die thermische Wirkung der Nahrung und den entsprechenden menschlichen Ernährungstyp eingeengt. Denkbar sind – wie mit Trockenheit und Feuchtigkeit schon angedeutet – natürlich noch andere Kriterien, die den individuellen Typ weiter differenzieren. Die thermische Wirkung unserer Ernährung war seit Jahrhunderten, wenn nicht Jahrtausenden Teil der traditionellen chinesischen Medizin, das Wissen darum hat sich bei uns aber erst durch das Engagement von Barbara Temelie (Barbara Temelie: Ernährung nach den fünf Elementen, Joy, Sulzberg 2002) im letzten Jahrzehnt so richtig verbreitet. Forscht man weiter in den großen Traditionen der Medizin wie der indisch-ayurvedischen oder traditionellen tibetischen Medizin, findet sich noch einiges, was es in absehbarer Zeit bis in unser Bewusstsein schaffen könnte. Die Entdeckung der Qualität des Schleimfördernden und -reduzierenden wird uns sicher noch ins (Körper-) Haus stehen. Sollen wir dann noch eine fünfte und sechste Säule einführen – wiederum mit ganzseitigen Tabellen?

Die Qualitäten des Trocknenden und Schleimfördernden

An diesem Punkt wird wohl deutlich, dass es letztlich nur einen guten Ausweg aus dem Dilemma immer komplizierterer und aufwendigerer Ernährungsstrategien geben kann: nämlich die Entwicklung einer sicheren inneren Stimme, die guten Rat weiß und sich als Intuition ausdrückt. Diese würde im Idealfall – gleichsam blind – das Richtige zur richtigen Zeit wählen, das einem bekommt und zugleich schmeckt, das die

Die Entwicklung der inneren Stimme

Gesunderhaltung des Organismus sicherstellt und obendrein die eigene Entwicklung fördert. Paracelsus umschrieb diese zu unserer Gesunderhaltung wichtigste Instanz mit dem Ausdruck »Archeus« oder »innerer Arzt«. Dieser mag etwas altertümlich anmuten, wäre aber auch für moderne Menschen ein Segen. Wir hätten ihn sogar noch viel nötiger als unsere Vorfahren, die sich wenigstens auf eine intakte Umwelt verlassen konnten.

Die vier Säulen sollen auch nur als Einstieg in die Umstellung verstanden werden. Wer sich danach ernährt, wird gesünder und damit auch sensibler, und wenn er sich längere Zeit in diesem Sinn bewusst ernährt, wird er allein durch seinen besseren Gesundheitszustand rascher in die Lage kommen, zu spüren, was ihm guttut. Wer sich dann hin und wieder oder sogar regelmäßig Fastenzeiten – am besten im Frühjahr und Herbst – gönnt, wird die Entwicklung zur eigenen inneren Stimme, auf die er sich blind verlassen kann, noch beschleunigen. Weitere Säulen erübrigen sich dann ebenso wie die akribische Beachtung der ersten vier, weil die eigene Intuition dafür sorgt, dass sich Lust auf die passenden Dinge einstellt, die einem schmecken und natürlich auch gut bekommen. Klar sollte also von Anfang an sein, dass das richtige spontane Gefühl allem Angelernten, intellektuell Verstandenen überlegen ist. Hier mündet das Ziel aller Ernährungsrichtlinien, die guttun und zugleich (Gaumen-)Freude bereiten.

Die vier Säulen der Ernährung als Weg zur eigenen Intuition

Bis es so weit ist und auf die innere Stimme wirklich Verlass ist, sind wir auf unser Gefühl angewiesen, denn jeder muss für sich herausfinden, ob ihm eine Fülle von Milchprodukten gut bekommt oder ob er dadurch eher in die Verschleimung rutscht. Wer gerne Kräutertees trinkt, wird zumindest beim Fasten spüren, wie sehr ihn der eine oder andere – gerade bei vielem Trinken – austrocknen lässt. Selbst bei gleichermaßen vollwertigen und typgerechten Lebensmitteln wird es noch spürbare Unterschiede geben, sowohl was Geschmack als auch Bekömmlichkeit angeht. So liegt es nahe, immer

Das eigene Gefühl auf dem Weg zur inneren Stimme

wieder zu schmecken und nach innen zu horchen, um sich für Nahrung und ihre Qualität zu sensibilisieren.
Ein wundervolles Organ, das uns hier jederzeit unterstützen kann, ist die Nase. Sie ist schon beim Abschmecken unersetzlich, da das Aroma nur über sie wahrgenommen wird. Wer schon beim Einkaufen schnüffelt, hat gute Aussichten, akzeptable Lebensmittel zu erstehen. Diesbezüglich wären wir gut beraten, wie ein Wildschwein, das bekanntlich an allem erst einmal schnüffelt, auf Nahrungssuche zu gehen. Das sprichwörtliche Trüffelschwein ist uns da sicherlich voraus. Da wir ihm aber in mancher Hinsicht, zum Beispiel was die Verdauungsorgane angeht, ähnlich sind und auch zu einer ähnlichen Essensauswahl tendieren müssten, gibt es Hoffnung, mit der Zeit eine Nase wie ein Trüffelschwein zu entwickeln und schon bei der Auswahl zu erkennen, ob etwas bekömmlich ist. Wer mit wacher Nase einkaufen geht, erspart sich schon im Vorfeld einiges. Aber selbst wenn man den Braten erst riecht, wenn sich die Gabel schon dem Mund nähert, ist noch Zeit, Unheil abzuwenden. Eine »gute Nase« zu »haben« oder »ein Näschen« zu »entwickeln«, ist aber auch bei anderen Gelegenheiten von großem Vorteil, etwa wenn es gilt, Gefahren oder auch nur die Trends in der Firma oder an der Börse zu »wittern«. Wer etwas in der Nase hat, sollte ihr ruhig vertrauen und folgen, sie ist – entwicklungsgeschichtlich – im Vergleich zu unseren Augen weit älter und somit verlässlicher. Natürlich fördert die Entwicklung der inneren Stimme auch die eines guten Riechers, denn beides sind Aspekte der Intuition. Diese zurückzugewinnen kann durch bewusste Ernährung entscheidend unterstützt werden.

Einen guten Riecher entwickeln

Zwar gehört nur ein recht kleiner Teil der Bevölkerung zu den sogenannten »Supertastern«, Menschen also, die eine besonders feine Geschmackswahrnehmung haben, aber auch die anderen können die Tendenz zu einer feinen Nase fördern. Wenn man im Osten sagt, ein gesunder Mensch dufte nach der zuletzt genossenen Frucht, zeigt das einerseits, wie

Das Geheimnis des Duftes

sehr hier der Duft noch wichtig genommen wird, und andererseits, wie weit wir Modernen uns schon von Gesundheit im alten Sinn entfernt haben. So wäre es durchaus zu empfehlen, schnuppernd auf die Suche nach neuen individuellen Wegen in der Ernährung zu gehen und sich nicht nur auf Gaumenfreuden einzustellen, sondern auch auf solche für die Nase, die ähnlich wichtig für den Geschmack ist wie die entsprechenden Knospen auf Zunge und Gaumen. Wer schon einen Schnupfen hatte, kennt das Phänomen, wenn man nichts mehr riecht und auch nichts mehr schmeckt.

DIE ZUBEREITUNG DES ESSENS

Die meisten von denen, die sich intensiv mit Ernährungsfragen beschäftigen, kommen zu dem Schluss, dass es am besten wäre, die Speisen so wenig wie möglich zu verändern, das heißt möglichst *natür*lich zu belassen und sie so schonend wie möglich zuzubereiten. Einige gehen im Extrem so weit wie die Anhänger der Instinctotherapie des Franzosen Burger, der von jeder Zubereitung abrät. Bei dem Gedanken an gänzlich rohes Fleisch dürfte es aber selbst hartgesottenen Fleischessern anders werden, auch wenn sie ansonsten ihr Steak blutig bevorzugen. Andererseits bestehen Gerichte wie Carpaccio, Sushi und Beef Tatare natürlich auch aus rohem Fleisch und sind beliebt.

So naturbelassen wie möglich, so zubereitet wie notwendig

So gesehen müsste man annehmen, dass die Rohkost den eindeutigen Vorzug hätte, lässt sie doch alles, wie es ist, und bemüht sich lediglich um frische Lebensmittel. Tatsächlich bewahrt diese »Zubereitungsform« Vitamine und Spurenelemente mit Abstand am besten. Die Frage ist nur, inwieweit all diese wertvollen Stoffe zu guter Letzt nach dem Verzehr auch dem Stoffwechsel des jeweiligen Essers zur Verfügung stehen. Hier sieht es leider nicht so günstig aus, beziehungsweise es muss zwischen den verschiedenen Ernährungstypen – wie geschehen – differenziert werden. Die coolen Typen tun sich in der Regel mit Rohkost, die ihrem Wesen nach kühlend ist, schwer. Sie können sich also eine Zubereitung kaum ersparen, wenn sie gesund essen wollen.

Am Beispiel Rohkost

Andererseits ist Zubereitung auch eine Form von Kultur, und daher kommt es nicht nur darauf an, dass es schmeckt, sondern auch darauf, dass es der Gesundheit guttut. Und selbst in sehr naturnahen Situationen zu Beginn der Menschheitsgeschichte werden die Mütter ihren Kleinkindern zumindest vorgekaut haben, was ja auch eine, wenn auch sehr archaische Form der Nahrungsvorbereitung ist. So ist die Geschichte der Zubereitung schon sehr alt. Letztlich ist auch die Herstellung von Butter und Käse eine Zubereitungsform von Milch. Rohkost kann im Großen und Ganzen gesehen heute nur eine Sonderform für eine kleine Gruppe besonders Bewusster und manchmal vielleicht sogar etwas (Über-)Engagierter sein. Diese Vorsilbe »über«, die wir auch in der Übertreibung finden, hat damit zu tun, dass bei ihnen oft viel zu viel Lebensenergie in diesen Bereich fließt, die dann leicht in anderen Bereichen wie Beruf und Partnerschaft fehlt.

Kultur verfeinert auch Naturkost

Wenn wir schon zubereiten müssen, wäre zu untersuchen, welche Verfahren es am schonendsten und besten ermöglichen, dass bei einer nach Möglichkeit ästhetischen Vorgehensweise am meisten Vitalstoffe erhalten bleiben.

Moderne Verfahren oder: Weniger ist mehr

Das weiter unten näher erläuterte Haus der Zukunft eröffnet mit seiner vollautomatischen Küche von den Fertiggerichten bis zur Mikrowelle eine ausgesprochen ungesunde Perspektive. Die verwendete Nahrung schaut zwar akzeptabel aus, ist aber in vieler Hinsicht heruntergekommen und dann wieder aufgebessert. Zuerst alles ruinieren, um es danach wieder zu schönen, könnte man geradezu als modernen (Irr-)Weg bezeichnen. Zu Tode Raffiniertes soll anschließend wieder mit Leben angereichert werden, indem man lebenspendende Vitamine zusetzt oder diese in Gestalt von Nahrungsergänzungsmitteln hinterherschluckt. So kann man natürlich auch versuchen, in der Mikrowelle fertig gemachte

Schonen statt schönen

Gerichte, die nur noch Müllcharakter haben, durch zusätzliche Präparate aus dem Reich der Pharmazie aufzubessern. Zur artgerechten Ernährung mit vollwertigen Lebensmitteln gehört stattdessen die entsprechende möglichst naturnahe Zubereitung. Schonen statt schönen wäre die notwendige Devise.

Für die gesunde Ernährung wäre das Gegenteil der US-amerikanischen Lösung gefragt, auch wenn diese bereits erfolgreich die alte Welt erobert: frische Lebensmittel, die auf möglichst kurzem Weg auf den Teller gelangen, nachdem sie frisch zubereitet und nicht etwa aufgewärmt wurden. Insofern ist auch der frühe Versuch, in der Küche Zeit zu sparen, das altbekannte beliebte Vorkochen, wenig empfehlenswert. Außer bei (Rot-)Kraut schadet es auch dem Geschmack der Lebensmittel. Was unappetitlich ausschaut, schmeckt oder riecht, gehört nicht auf den Tisch und erst recht nicht in den Magen.

Nachteile US-amerikanischer Industrielösungen

All das spricht für viel frische Lebensmittel aus der jeweiligen Region und Saison. Eine dezentrale Versorgung hat enorme Vorteile gegenüber exotischen Produkten, nicht nur, was die Frische angeht, sondern auch im Hinblick auf die thermische Wirkung und darüber hinaus in ökologischer Hinsicht. Was in der Nähe wächst, wird in der Regel auch zu den hier lebenden Lebewesen passen. Frei und damit natürlich lebende Tiere können sich selbstverständlich nur so ernähren und sind uns auch deshalb in puncto Gesundheit weit voraus – gerade weil sie so »zurückgeblieben« sind. In dieser Hinsicht ist der Fortschritt mit Siebenmeilenstiefeln von den Menschen und ihren Bedürfnissen fortgeschritten. Würden die Tiere nicht ebenso wie wir unter der Umweltverschmutzung leiden, wären sie in gesundheitlicher Hinsicht noch viel überlegener.

Frische aus der Region

Was die Zubereitung angeht, sind sich die westlichen Ernährungspäpste einig: weniger ist mehr. Kurze Behandlungszeiten sind von Vorteil. Das bedeutet, nichts länger im Wasser liegen lassen als nötig, weil das auslaugt und wichtige Bestandteile ins

Wasser übergehen, die dann meist verloren gehen. Hier erweisen sich Dampfdruckkochtöpfe als vorteilhaft, weil sie durch die Senkung des Siedepunktes die Garzeiten drastisch verkürzen und so die Nahrung schonen. Alles, was Transportwege und Zubereitungszeiten verkürzt, ist von Vorteil für die Gesundheit, ebenso alle Methoden, die Behandlungstemperaturen zu senken und den Verbrauch an Konservierungsstoffen zu minimieren. Andererseits sind Verfahren zur Erhöhung der Haltbarkeit im wahrsten Sinne des Wortes mit Vorsicht zu genießen.

Möglichst kurze Wege und Garzeiten

Aber sogar zu so selbstverständlich klingenden Hinweisen gibt es einen Gegenpol. Denn aus Sicht der TCM sind bei Vorliegen von Kälte und Trockenheit lange Kochzeiten von Vorteil. Sie erhöhen nach diesen Erfahrungen den Yang-Anteil in der Nahrung und machen sie dadurch für die Betroffenen verträglicher. Hier hilft in erster Instanz wohl nur, mit wachen Sinnen auszuprobieren, um sich in zweiter Instanz seines individuellen Typs immer bewusster zu werden und mit der Zeit die innere Stimme zu entwickeln.

Der Gegenpol lauert immer und überall

Alchemie und Kochkunst

Unter einem alchemistischen Gesichtspunkt sind Pflanzen derselben Dreiteilung in Körper, Seele und Geist unterworfen, die wir auch bei uns kennen und weitgehend akzeptieren. Verbrennt man eine Pflanze, wird sie zuerst schwarz und dann allmählich grau. Weiter erhitzt, wird die Asche immer heller, bis ganz zum Schluss weißes Salz übrig bleibt, der reine Körper der Pflanze. Auf diesem Weg fallen in Müllverbrennungsanlagen Berge von weißem Salz an.

Der Körper der Pflanzen

Bereitet man dagegen unter Zufuhr von Wärme einen Auszug aus der Pflanze, kann man ihr ätherisches Öl gewinnen. Das würde

Die Seele

die Alchemie als Seele oder Sulfur bezeichnen. Bei der Schafgarbe fördert dieser Prozess beispielsweise ein hellblaues Öl zutage, das dem Wesen der Pflanze entspricht. Die Seele ist der individuelle Aspekt jeder Pflanze.

Schließlich kann man Pflanzen auch zur Gärung ansetzen und erhält so ihren Geist, den Alkohol. Der Geist des Weines ist also nicht nur in dem speziellen Weinbrand enthalten, für den mit diesem Slogan geworben wird, sondern in jeder Form von Alkohol. Da Alkohol und Salz für alle Pflanzen gleich sind, bleibt als eigentlich Individuelles nur das typische und spezifische ätherische Öl, das es bei sinnvollen Zubereitungsvorgängen zu erhalten gilt.

Der Geist

Da der Körper oder das Salz und der Alkohol oder Geist bei allen Pflanzen gleich und also überindividuell sind, ist es erstaunlich, dass so auf Individualität versessene Menschen wie wir ausgerechnet beim Kochen und Essen so viel Wert auf den Körper in Gestalt des servierten Gemüses und den Geist in Form von geistlichen oder eben alkoholischen Getränken legen. Dagegen lassen wir die individuelle Seele in Gestalt der ätherischen Kräfte beim Zubereiten entweichen oder entsorgen sie sogar mutwillig, etwa wenn wir das Kochwasser wegschütten. Ähnlich wie bei der Fleischzubereitung daraus die Sauce entsteht, könnte auch beim Herrichten von Gemüse verfahren werden, indem das Kochwasser als Saucenfond dient, beim Risotto oder in der Suppe weitere Verwendung findet.

Das Wesen der Lebensmittel bewahren

Der Ausflug in die Alchemie mag klargemacht haben, dass sich unsere moderne Küche fast nur noch um den Körper der Pflanzen kümmert, was bei einer so materiell bestimmten Zeit auch nicht weiter verwunderlich ist. Dem Geschmack der Pflanzen ist das aber abträglich, denn er wird von deren Seelenqualität geprägt. Obst und Gemüse wären von daher besonders schonend im Hinblick auf die Seele der jeweiligen Pflanzen zu behandeln. Lange Zeiten im Seelen-

Moderne Zubereitung spiegelt das moderne materielle Leben

element Wasser laugen die Pflanzen aus beziehungsweise lassen ihre Seele ins Wasser übertreten, was möglichst kurze Wasch- und Behandlungszeiten im wässrigen Element nahelegt. Andererseits wird durch diese Überlegung deutlich, dass das Kochwasser wertvoll ist und weitere Verwendung finden könnte, wie etwa für die Zubereitung von Gemüsesud.

Die häufig beim Fasten gegebene Gemüsesuppe ist nichts anderes als dieser Sud und enthält mit dem Seelenwasser der Pflanzen deren wertvollsten Teil. Der ausgelaugte Körper der Pflanzen wird weggeworfen, was bei strengen Fastenseminaren zu regelmäßigen Trauerbekundungen führt. Aber auch das ist typisch, wir versammeln uns ja auch bei Beerdigungen feierlich um den Körper der Dahingegangenen, während sich kaum noch jemand um die Seele kümmert. Lediglich bei der Gemüsesuppe zur Fettverbrennung, wie wir sie zur Frühjahrskur in Montegrotto und bei der Fastenwanderwoche verwenden, kommt das Gemüse mit Körper und Seele zum Tragen und erfreut sich regen Zuspruchs.

Das alchemistische Geheimnis der »Fasten-Gemüse-Suppe«

Dies ist den meisten Köchen und Köchinnen, die im Rahmen der Fleischzubereitung Brühen, Saucen und Suppen herstellen, vertraut. Wenn Knochen ausgekocht werden, geht es gerade darum, die Seelenqualität aus dem Mark herauszubekommen, weil der Körper, eben der Knochen, ungenießbar ist. Fleisch lässt man am besten im eigenen Saft schmoren, der später zur Sauce wird. Dazu ist im Übrigen der Römertopf besonders geeignet, weil er sehr wenig Fett braucht.

Von der Fleischküche lernen

Aus all dem Gesagten folgt weiterhin, Obst, Gemüse und Getreide möglichst mit Schale zu kochen und erst danach zu schälen. Öl ist besser erst hinterher draufzugeben, wie es in der mediterranen Küche üblich ist, da es so geschont wird und das Essen obendrein besser schmeckt und rutscht. Öl ist ja eben nichts anderes als die Seele, die nicht nur bei uns Menschen, sondern auch bei den Pflanzen möglichst schonend zu behandeln

Die Seelenqualitäten der Öle

wäre. Es ist – hier wie dort – diese Seele, die individuell, besonders und einzigartig macht.

Die richtige Zusammenstellung

Zubereitung ist immer der Versuch, Nahrung besser bekömmlich, das heißt leichter verdaulich zu machen. Insofern gäbe es noch eine alte, heute ganz zu Unrecht ins Abseits geratene Kunst wiederzubeleben. Gemeint ist die Beachtung der alten Regeln der Zusammenstellung, wonach Kartoffeln zum Beispiel Petersilie brauchen, während tendenziell blähende Gemüse wie Kraut und Kohl Kümmel zu ihrer Ergänzung erfordern oder Sauerkraut Wacholder. So können Weintrauben mittels ihrer Fruchtsäure schwere Fleischgerichte und üppige Käseplatten besser verdaulich machen. Hier lägen große Vorteile, denn Bekömmlichkeit und Geschmack würden eine mehr als sinnvolle Ehe eingehen. In Resten haben wir dieses Wissen noch bewahrt, es lebt in besseren Küchen fort, und auch, wenn wir zum Fisch lieber Weißwein wählen.

Wer passt zu wem?

Kleine Küchenkräuter- und Gewürzkunde – Verwendung und Wirkung

Der hohe Wert von Kräutern und Gewürzen ist nicht allein auf Geschmack und Aroma zurückzuführen, sondern auch auf ihre medizinischen Wirkungen. Ob verdauungsfördernd, beruhigend, blutbildend, herzstärkend, entwässernd oder aphrodisisch – für fast alle Bedürfnisse ist ein Kraut gewachsen. Das Wissen um die Heilkraft von Pflanzen und ihr Einsatz in der Medizin sind uralt. Es gab Zeiten, in denen Kräuter und Gewürze ähnlich wertvoll und begehrt waren wie Gold, Silber und

Gewürze sind wertvoll und machen wertvoll

Edelsteine. Für Gewürze wurden die Weltmeere bereist, und um die Vormachtstellung im Gewürzhandel wurde erbittert gekämpft. Im alten Rom konnte man sich für Pfeffer die Bürgerrechte kaufen, in Germanien für ein paar Safranfäden ein gutes Pferd bekommen. Gewürze galten als ein Zeichen von Reichtum und wurden als Luxusgüter nicht selten mit hohen Steuern belegt. Fürsten und reiche Kaufleute, auch »Pfeffersäcke« genannt, konnten zeigen, wer sie waren und was sie hatten, indem sie mit Gewürzen protzten. Bei der Hochzeit Karls von Burgund Mitte des 15. Jahrhunderts verbrauchten die Köche 190 kg Pfeffer! Erst Katharina von Medici beendete diesen Trend vom französischen Hof aus, indem sie verlangte, dass der Eigengeschmack der Speisen nicht mehr von den Gewürzen überdeckt würde – und begründete damit die »Haute Cuisine«.

Heute erweist es sich allerdings als Nachteil, wenn wir die Gewürze so gering achten. Der gesundheitliche Wert von Kräutern und Gewürzen wurde schon früh berücksichtigt, wie viele alte Rezepte verraten. So wurde die blähende Wirkung von Kraut und Kohl mit Kümmel gedämpft oder fette Speisen wie Lachs, Schweinebraten und Würste mit der verdauungsfördernden Schärfe von Meerrettich gemildert. Im letzten Jahrhundert erst geriet dieses Wissen in Vergessenheit und muss in einer auf Gesundheit ausgerichteten Ernährung wieder mehr Beachtung finden. Wer sich gesund und bewusst ernähren will, kommt an Kräutern und Gewürzen nicht vorbei. Fast alle Gewürze werden unter verschiedenen Bedingungen auch verschieden schmecken und sind so empfindliche Zutaten. Eine wichtige Regel lautet daher: Je frischer, desto besser – das heißt frisch gepflückt, geschnitten oder gemahlen!

Weniger ist mehr

Bei aller neuen Begeisterung ist aber nie zu vergessen: Es kommt immer auf die richtige Dosis an, und weniger ist oft mehr! Gewürze sollen den Eigengeschmack der Speisen hervorheben, nicht überdecken!

Beschreibungen wie »Dialog des Lachses mit der Flugentenbrust auf dem Spinatbett an Dillsauce« sorgten für eine gewisse Heiterkeit und forderten Witze heraus, die sich auf die künstlichen

Kreationen ebenso bezogen wie auf die geringen Mengen, die serviert wurden. »Wie fanden Sie das Steak?«, fragte der Kellner. »Rein zufällig unter einem kleinen Salatblatt«, antwortete der Gast. Auf der anderen Seite sensibilisierte diese Richtung der Kochkunst für Ästhetik wie kein anderer Küchentrend.

Nouvelle Cuisine oder Kunst auf dem Teller

Gewürze sind nicht nur in der guten Küche unverzichtbar, wo sie schon während des Kochens den Speisen ihren besonderen individuellen Geschmack schenken und Dinge miteinander versöhnen, die sich ansonsten in ihrem Zusammensein schwerer tun würden. Sie passen auch gut auf jeden Esstisch, um noch nachträglich wirklich individuelle Gerichte zu zaubern und die Speisen dem eigenen Typ anzupassen. In der feinen Küche, wie sie sich etwa in der Nouvelle Cuisine zeigte, gab es die blumigsten und zündendsten Namen für die Gerichte, aber die wirklichen Blumen spielten doch nur eine untergeordnete Rolle, was mehr als schade ist, denn sie bieten wundervolle Ergänzungen und geschmackliche Vertiefungen.

Individualisierung mittels Gewürzen

Gewürze sind aromatisch oder scharf schmeckende getrocknete Teile von vor allem tropischen Pflanzen, Küchenkräuter dagegen frische oder getrocknete aromatische Teile von meist einheimischen Pflanzen. Für den charakteristischen Geruch und Geschmack sind ätherische Öle, Bitter- und Scharfstoffe verantwortlich, die den Appetit anregen.

Was sind Gewürze, was Küchenkräuter?

Die allermeisten Gewürze sind von ihrer thermischen Wirkung her wärmend oder sogar erhitzend. Sie machen dadurch die Speisen leichter verdaulich und ermöglichen andererseits dem Organismus durch die Anregung des Stoffwechsels, besser mit der Integration der Gerichte fertig zu werden. Immerhin ist ja jedes Essen erst einmal fremd für den Körper und muss seinen Kriterien angepasst werden. Das ist ein Vorgang, der einige Energie verbraucht und sogar die Kampfbereitschaft des Organismus for-

Gewürze als Helfer des Verdauungsprozesses

dert. Letzteres spiegelt sich in der mit dem Essen einhergehenden sogenannten Leukozytose. Darunter versteht man die Zunahme der Abwehrzellen in Gestalt der weißen Blutkörperchen. Zuerst einmal reagiert der Körper also mit Abwehr gegen das Neue. Heiße Gewürze helfen ihm, Fremdes zu integrieren und zur eigenen Energiegewinnung nutzbar zu machen, unter anderem, indem sie selbst Abwehreigenschaften haben und desinfizierend wirken.

Der Beifuß oder wilde Wermut ist ein aromatisches Bittermittel, das Magen und Darm anregt, die Leber und ihren Gallenfluss unterstützt und dadurch bei der Fettverdauung hilft. Als typisches Herbst- und Wintergewürz macht Beifuß deftige Gerichte wie Ente, Gans, Schwein und Lamm bekömmlich, außerdem Pilze, Hülsenfrüchte oder Gemüsegerichte mit Kohl.

Die Magie des Beifußes

Bohnenkraut beeinflusst durch sein ätherisches Öl sowie seine Gerb- und Bitterstoffe den Magen-und-Darm-Trakt günstig. Außerdem wirkt es appetitanregend und belebend. Besonders bei Hülsenfrüchten, daher wohl auch der Name, und Kohl wird seine blähungswidrige Potenz geschätzt. Es wirkt sozusagen dem Sprichwort »Jedem Böhnchen sein Tönchen« entgegen.

Bohnenkraut gegen Abgasentwicklung

Der Kerbel mobilisiert den Stoffwechsel, wirkt blutreinigend und wassertreibend und somit entschlackend und ist von daher gut für Frühjahrskuren geeignet. Ebenso wie die erfrischende Kresse, die trotz ihres frischen Wesens vor Erkältungen schützt. Bei Erschöpfung wirkt sie aufbauend, und sogar vor Lungenkrebs soll sie bewahren.

Die Kurkräuter Kerbel und Kresse

Die ätherischen Öle sowie Gerb- und Bitterstoffe von Majoran und Oregano unterstützen den Fettabbau, regen den Appetit an und beruhigen gereizte Magenschleimhäute. Insofern sind beide ideale Begleiter schwer verdaulicher Speisen wie fettes Fleisch, aber auch von Hülsenfrüchten und bunt gemischten Eintopfgerichten.

Majoran und Oregano zur Fettverdauung

Die Petersilie ist ganz nebenbei eine Vitamin- und Mineralstoffbombe, denn sie hat einen höheren Vitamin-C-Gehalt als die Zitrone. Sie verbessert den Gesundheitswert aller Gerichte, über die sie gestreut wird, und wie bei Kartoffeln oft auch den Geschmack. Blattpetersilie ist aromatischer, Krauspetersilie dient eher als Dekoration.

Petersilie als natürlicher Geschmacksverbesserer

Rosmarin regt auf der Grundlage seiner ätherischen Öle, Harze, Gerb- und Bitterstoffe den ganzen Kreislauf an und verfügt obendrein über eine magenkrampflösende Wirkung, was sich die Kräuterküche vor allem bei Geflügel-, Lamm- und kräftigen Gemüsegerichten zu Nutze macht, aber auch bei Bratkartoffeln.

Rosmarin regt den Kreislauf an

Salbei wirkt keimtötend und gewährleistet eine problemlose Verdauung. Außerdem mildert er Magenbeschwerden. Die frühen Ärzte der Schule von Salerno prägten den Ausspruch: »Wieso stirbt ein Mensch, in dessen Garten Salbei wächst?« Beliebt ist Salbei bei Kalbs- und Lammgerichten, außerdem in Suppen und Eintöpfen. Salbei ist unter all den warmen bis heißen Kräutern eine Ausnahme mit seiner kühlenden Wirkung.

Wunderwirkungen des Salbeis

Thymian enthält ebenfalls ein spürbar keimtötendes ätherisches Öl, das Thymol. Weil er die Fettverdauung unterstützt, passt er zu allen schweren Gerichten. Zitronenthymian ist besonders ideal zu Fischgerichten.

Thymian macht Schweres leicht (verdaulich)

Beim Knoblauch handelt es sich um ein Gewürzgemüse mit durchdringend scharfem Geschmack, das ideal zu fettem Schweine- und Lammfleisch passt, zu mediterranem Gemüse und allen möglichen Dressings.

Knoblauch zwischen den Welten

Anis und Fenchel sind neben ihrer hustenlindernden Potenz, die sie als Bestandteil vieler entsprechender Bonbons empfehlenswert machen, auch schleim- und krampflösend sowie Magensäure neu-

Anis und Fenchel

tralisierend, blähungswidrig und verdauungsfördernd. Insofern eignen sie sich vorzüglich für Backwaren in Gestalt von Aniskeksen, aber auch für Fisch- und Kohlgerichte kommen sie in Frage.

Ingwer ist in seiner Wirkung extrem wärmend und belebt den gesamten Blutkreislauf, stärkt aber auch den Magen und reguliert die Verdauung – sowohl bei Durchfall als auch bei Verstopfung. Erbrechen hält Ingwer hintan. Die Wurzel eignet sich zur Unterstützung bei Lebensmittel- und besonders bei Fischvergiftungen.

Ingwer als Wärmequelle

Kümmel wirkt verdauungsfördernd, magenstärkend und entkrampfend, indem er Blähungen austreibt. Auf solchen Wegen macht er Kohl und Kraut bekömmlicher und wird zu fetten Speisen wie Schweinebraten gegeben. Außerdem ist Kümmel ein sehr beliebtes Brotgewürz.

Kümmel zur Entschärfung fetter Speisen

Kurkuma, die Gelbwurzel, ist fester Bestandteil der – ebenfalls gelben – Currygewürzmischung und der Worcestersauce. In Indien gilt die Wurzel als Heilmittel bei Leberleiden, denn sie fördert den Gallenfluss und regt auch zur Ausscheidung anderer Verdauungssäfte an. Sie kommt gern in Saucen, aber auch in Geflügelgerichte und an Eier.

Kurkuma als Leberhilfe

Der Lorbeer gereicht nicht nur verdienten Menschen, sondern auch vielen Speisen zur Ehre. Er macht sie bekömmlicher und wirkt allgemein appetitanregend. Traditionell kommt er an Marinaden, eingelegte Gurken, Sauerkraut, Kohl und zu Wild.

Lorbeer gibt sich die Ehre, auch Speisen zu veredeln

Meerrettich wirkt – wie in seiner Schärfe schon fast spürbar – antibakteriell und fördert die Verdauung. Er passt zu allen besonders fetten Speisen wie Räucherlachs und -forelle und als Kren zu Wurzelgemüse und Schweinebraten.

Die Schärfe des Meerrettichs entschärft besonders Fettes

Safran wirkt appetitanregend und wird in Indien bei Harn- und Verdauungsproblemen angewandt. Er würzt so ziemlich alle Reisgerichte, ist also unerlässlich für Paella, aber auch Bouillabaisse. Andererseits handelt es sich hier um das teuerste Gewürz der Welt.

Safran macht nicht nur den Kuchen gel(b)

Ca. 160000 Blüten sind von dieser Krokusart notwendig, um die entsprechenden Fäden für 1 kg Safran zu gewinnen. Der Preis reicht von 580 bis 870 Euro pro kg. Bei den billigeren Angeboten in Urlaubsländern handelt es sich meist nicht um Safran oder jedenfalls nicht um reinen.

Der appetitanregende Wacholder ist zugleich entzündungshemmend und wassertreibend. In der Küche gesellt er sich gut zu schwerverdaulichen Speisen, Wildgerichten und Sauerkraut. Der berühmte Wasserpfarrer Kneipp schätzte die entschlackende Wirkung des Wacholders und empfahl folgende dreiwöchige Kur:

Wacholder regt die Nieren an

Am ersten Tag vier Beeren gründlich kauen und schlucken, am zweiten Tag fünf Beeren und dann bis zum zwölften Tag je eine Beere mehr nehmen, so dass schließlich 15 Beeren zusammenkommen. Dann wiederum jeden Tag eine weniger, bis man am 23. Tag wieder bei vier Beeren angekommen ist.

Wacholderkur nach Kneipp

Pfeffer schließlich ist der König unter den Gewürzen und ebenso unerlässlich wie Salz, weshalb er auch im Duett mit Letzterem auf praktisch jedem Tisch steht. Er wirkt durchblutungs- und verdauungsfördernd und tötet nebenbei noch Bakterien im Essen ab.

Die Erreger tötende Hitze des Pfeffers

Blumen auf Tisch und Teller

Erstaunlich viele Blüten haben verborgene Talente und schenken nicht nur ästhetischen, sondern auch kulinarischen Genuss. Nicht selten fördern sie die Gesundheit, und manchmal heilen sie sogar. Tees aus Blüten sind allgemein bekannt und bei vielen auch geschätzt wie Holunder- und Lindenblüten-, aber auch Malven- und Kamillentee. Bei genauerer Betrachtung sind auch manche Gemüse als Blüten zu betrachten wie etwa Brokkoli, Artischocken und Blumenkohl. Der Volksmund weiß von jeher, dass die Augen mitessen, und so waren Blüten über ihre Geschmackskomponenten hinaus über lange Zeiten sehr beliebt und könnten es heute ohne weiteres wieder werden.

Essbare Blüten – vergessene Delikatessen

Rosen und Veilchen wurden schon im alten Rom in der Küche verwendet. Zusammen mit der Königskerze standen sie später in den Klostergärten bei den heilkräftigen Pflanzen. Rosengelee und Königskerzensuppe sind heute aus der Mode, waren aber bis ins 19. Jahrhundert keine Seltenheit auf den Speisekarten. In frühen Zeiten wusste man noch um die Wichtigkeit des Erntezeitpunktes, etwa sonnige Tage, kurz nachdem der Tau getrocknet ist, wenn Aroma und Duft am besten herauskommen.

Vergessene Blumenpracht auf dem Teller

Wenn nach langen Wintern Wildpflanzen wie Bärlauch, Löwenzahn, Brennnessel und Sauerampfer auf den Tisch kommen, könnten sich auch Gänseblümchen, Veilchen und Schlüsselblumen dazugesellen und etwas später die Holunderblüten.

Frühlingsblüten für den Esstisch

Poetisch wird das Gänseblümchen auch Maßliebchen oder Tausendschönchen genannt. Seine Blüten öffnen sich nur bei Sonnenschein, sind dafür aber das ganze Jahr zu sehen, selbst bei leichtem Schnee. Die appetit- und stoffwechselanregende Wirkung von Blättern und Blüten sorgt für eine gesunde Garnierung. In der Homöopathie ist *Bellis perennis* eine bewährte Indikation bei Prellungen und schlecht verheilenden Wunden. Im Mittelalter war es hoch geschätzt und sollte die Leber kühlen und innere Hitze löschen. Heute landen die frisch aufgeblühten Tausend-

Gänseblümchen

schönchen noch hin und wieder auf Butterbroten. Manchmal werden die Knospen über Suppen gestreut oder in den Wildkräutersalat gegeben, oder sie dekorieren Mozzarella und leisten den Tomaten Gesellschaft.

Das wohlriechende Märzveilchen mit seinen duftenden samtenen Blüten ist umgeben von herzförmigen Blättern. Als Symbol der Hingabe und Bescheidenheit war es immer und auf allen Ebenen beliebt. Griechen und Römer tranken Veilchenwein und legten sich nach allzu üppigen Gelagen Veilchenkränze um die Stirn, um Kopfschmerzen zu verhindern. Die Blüten aß man gebraten und kandiert. Schon immer wurde *Viola odorata* als Tee bei Husten, Kopfschmerzen und Schlaflosigkeit verwendet. Heute dient Veilchensirup zum Aromatisieren von Desserts und Kuchen. Veilchenessig und über Frühlingssalate gestreute Blüten sind fein duftende Köstlichkeiten.

Veilchen

Die Himmelsschlüssel, wie sie auch genannt werden, stehen unter Naturschutz, das heißt, sie dürfen nicht mit der Wurzel ausgegraben werden. Bei Erkältungskrankheiten, Husten, Bronchitis und Asthma wurden sie früher wegen ihrer schleimlösenden und lindernden Eigenschaften geschätzt. Ihr Tee wirkt beruhigend, schmerzstillend und schlaffördernd. Schlüsselblumenwein galt als besonderes Beruhigungsmittel. Hildegard von Bingen empfahl die echte, duftende Schlüsselblume gegen Melancholie, Kopfschmerzen und zur Nervenberuhigung. Die jungen, zarten Blätter passen gut in jeden Frühlingssalat, aber auch in Kräuter- und Kartoffelsuppen. Die Blüten eignen sich nicht nur zur Dekoration, sondern können auch zur Wein-, Essig- und Sirupgewinnung dienen.

Schlüsselblume – Himmelsschlüssel mit alter Tradition

Jeder kennt im Frühling ihre buttergelben Blüten, die ganze Wiesen bedecken, bevor aus den Kuhblumen Pusteblumen werden. *Taraxacum officinale,* wie der Löwenzahn in der Medizin heißt, eignet sich ideal für eine Frühjahrskur, denn der hohe Gehalt an Bitterstoffen und enzymatisch wirkenden

Löwenzahn – Frühlingsboten auf dem Tisch

Substanzen regt den gesamten Stoffwechsel an. Außerdem ist der Vitamin-A- und Vitamin-C-Gehalt beachtlich. Hinzu kommt eine Fülle von heilkräftigen Inhaltsstoffen, die Gicht und rheumatische Beschwerden lindern. Die harntreibende Wirkung führte in Frankreich zum Namen »pissenlit«. Die noch geschlossenen Blüten des Löwenzahns schmecken – zum Beispiel leicht mit Zwiebeln angedünstet – nach zartem Fleisch.
Wohlschmeckend sind nur die zarten, jungen Blätter, bevor sie zu bitter werden. Die leicht nach Honig duftenden, karotinhaltigen Blüten wurden früher als Löwenzahnwein angesetzt. Löwenzahnhonig ist bis heute eine beliebte Süßigkeit. In schlechten Zeiten wurden die Wurzeln getrocknet, gemahlen und als Kaffee-Ersatz verwendet. In Italien und der Türkei schätzt man diese nährstoffreiche Pflanze heute noch, blanchiert oder gedämpft als Beilage zu Fleischgerichten. Köstlich sind auch die gedünsteten Blütenknospen.

Pusteblumen zum Essen

Rezept für Löwenzahnhonig

200 g Löwenzahnblüten
1 l Wasser
1 kg Zucker
1 Zitrone

Blüten vom grünen Kelch befreien, mit dem Wasser aufkochen und 30 Minuten ziehen lassen. Abseihen und mit Zucker und Zitronensaft unter Rühren sirupartig eindicken. Heiß in kleine Gläser füllen.

Obstblüten des Frühlings

Unsere Obstbäume gehören ausnahmslos zu den Rosengewächsen und sind so vielfältig wie die Rose selbst. Da die Blüten die Vorstufen all unserer Früchte sind, mag es direkt schade anmuten, sie zu essen, aber es hat natürlich seinen eigenen Reiz. Den Auftakt des Blütenreigens machen die zarten, frostempfindlichen rosafarbenen Blüten der Aprikose oder Marille, denen die der Pflaumen, Birnen, Kirschen und des Apfels, die zu den schönsten gehören, folgen. Am Boden blüht noch die Walderdbeere, die ebenfalls zu den Rosengewächsen zählt und deren Blüten Blütenteemischungen bereichern. Die »südlich« duftenden Blüten von Orangen- und Zitronenbaum können eine »Entenbrust à l'orange« krönen. Wunderschön lässt sich auch Erdbeereis mit Erdbeerpüree und rosa Apfelblüten garnieren. Einen großen Vorteil bringt die zarte Blütenpracht noch mit sich, denn mit Blüten garnierte Gerichte können wegen ihrer Leichtigkeit kaum verschlungen werden.

Der Blütenreigen des Frühlings

Im Juni schmückt sich der Strauch mit üppigen, süß duftenden, cremefarbenen Blütendolden. Im Herbst biegen sich die Holunderzweige unter schweren Dolden violett-schwarzer Beeren, die die Vögel überallhin verschleppen, weshalb der Holunder oder Holler, wie er in Süddeutschland und Österreich genannt wird, praktisch überall wächst. Er war schon immer Hausapotheke und Nahrungsmittel zugleich. Im Mittelalter galt er sogar als Abwehrmittel gegen Hexen. Zweimal im Jahr ist Erntezeit: Die Blütendolden des späten Frühjahrs werden von alters her als schweißtreibender Grippetee genutzt. Die in den Blüten enthaltene Apfel-, Baldrian- und Weinsäure ist für den erfrischenden Geschmack der Holunderlimonade verantwortlich. Holunderblütensirup ist nicht nur mit Wasser, sondern auch mit Sekt oder Wein ein köstliches Getränk. Die sogenannten Hollerküchlein – in Fett ausgebackene Blüten – sind vielerorts beliebt. Aus den Beeren lässt sich Saft gewinnen, sie können aber auch als Likör angesetzt oder als Hollerkoch oder Fliedersuppe gereicht werden. Roh sind sie allerdings ungenießbar und wirken als rabiates Roborans oder Abhärtungsmittel. Wer es übersteht, wächst daran!

Holunder

Mit dem Sommer wächst die Lust auf leichtes Essen und erfrischende Getränke. Jetzt blühen Rosen, Ringelblumen, Kapuzinerkresse und viele Kräuter. Minzeblättchen und -blüten garnieren Desserts, kalte Kräutertees löschen den Durst.

Rosa, die Rose, ist als Königin unter den Blüten dem Westen, was dem Osten der Lotus ist. In vielen Kulturen als Symbol der Schönheit und Vollkommenheit angesehen, ist sie auch Sinnbild des Unendlichen und Vollendeten, wie es sich etwa im Symbol des Rosenkreuzes ausdrückt. Unsere heimische Rose ist die zartrosa blühende Heckenrose, die Gartenrosen stammen dagegen aus dem Mittelmeerraum. Die Römer wollten nicht auf sie verzichten und brachten sie wie Lavendel, Rosmarin und Wein nach Germanien mit. Sie hatten einen enorm hohen Bedarf an Rosen für ihre üppigen Feste und legten richtige Plantagen an. Rosenblätter würzten den Wein und dienten als Girlanden und Blütenteppiche der Dekoration, Rosenöl und Rosenwasser verbreiteten sinnlichen Duft. Seit alters ist Rosenwasser unverzichtbar in Marzipan und Rosenöl ein wichtiger Bestandteil in Parfums. Die Blütenblätter lassen sich gut zu Gelee und Sirup verarbeiten, eignen sich aber auch für Salate, Bowle und kandiert für Desserts.

Rose

Auch Indianerkresse genannt, kommt *Tropaeolum majus,* die Kapuzinerkresse, ursprünglich aus Peru. Sie wächst in ihren leuchtend gelben, orange und roten Farben an Zäunen, in Gärten und Töpfen und weckt das Interesse der modernen Wissenschaft, da sie antibiotisch wirkt und zugleich die Abwehrkraft steigert. Ihre Blüten und Blätter haben einen frischen, leicht pfeffrigen Geschmack, der an den normaler Kresse und etwas auch an Meerrettich erinnert. Die Blüten sind reich an Vitamin C und passen gut zu Salaten und Eierspeisen, aufs Butterbrot, zu Fisch, in Suppen und auch in Essig. Die Knospen können auch als falsche Kapern eingelegt werden. Medizinisch wird der Presssaft aus Blättern, Blüten und Samen bei Bronchitis und Harnwegsentzündungen verwendet.

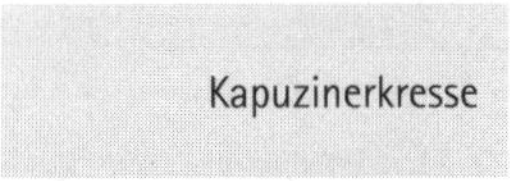

Kapuzinerkresse

Schon zu Zeiten Karls des Großen wuchsen in den Klostergärten mediterrane Kräuter wie Rosmarin, Thymian, Salbei und Lavendel in schönster Eintracht mit einheimischem Schnittlauch, Minze und Petersilie. Die Blüten vieler Kräuter würzen mild, regen den Appetit an und wirken zum Teil antibakteriell. So bereichert die Thymianblüte südliche Gemüsegerichte und Tartes oder – in Begleitung von Salbei- und Rosmarinblüten – jeden knackigen Endiviensalat. Bohnenkraut- und Majoranblüten machen herzhafte Eintöpfe noch schmackhafter und Lavendel gehört nicht nur in den Wäscheschrank, sondern auch zu Geflügel und Fisch – die Franzosen mischen ihn in die berühmten »Herbes de Provence«. Dillblüten gehören traditionell zum Einlegen von Gewürzgurken. Zartlila Minzeblüten schmücken Getränke und Salate, die Blättchen begleiten die Erdbeeren zum Dessert. Die kugelige rosa Schnittlauchblüte schmeckt auf Butterbrot und im Salat, und die blitzblaue Borretschblüte würzt mit ihrem leichten Gurkenaroma Salate und ziert Suppen, Desserts und in Eiswürfel eingefroren auch erfrischende Drinks.

Kräuterblüten

Herbstblüten

Im Herbst wird das Essen wieder herzhafter, warme Suppen, kräftige Gemüse und Wild kommen auf den Tisch. Rosen, Kapuzinerkresse und Ringelblumen begleiten uns bis zum ersten Frost, Dahlien und Chrysanthemen leuchten jetzt in ihren vom Sommer satten Farben.

Calendula officinalis, wie die Ringelblume medizinisch heißt, stammt aus dem Mittelmeerraum und Asien und ist eine traditionsreiche Heilpflanze, die bis heute in kaum einem Bauerngarten fehlt. In der Heilkunde gilt sie als blutreinigend, galletreibend und krampflösend und findet in Salben Verwendung bei Verletzungen. Im Altertum galt die Ringelblume als heilige Blume der Buddhisten. In Mischkultur mit Gemüse wachsend, fördert sie

Ringelblume

strahlend gelb und orange blühend die Gesundheit der Gemüsepflanzen. Früher wurde sie als Färbemittel genutzt und deshalb auch als »Arme-Leut-Safran« bezeichnet. Man färbte nicht nur blonde Haare damit, sondern auch Butter, Reis und Kuchen. Ihre Blüten sorgen für Farbe und Aroma in Salat und Risotto.

Ringelblumenbutter

100 g Butter
$^{1}/_{2}$ TL Curry
Meersalz
2 Ringelblumenblüten

Die weiche Butter mit Salz und Curry würzen, eine Blüte klein schneiden und untermengen – mit der zweiten Blüte anrichten.

Chrysanthemen

Die Chrysanthemen gehören zu den letzten Blütenfreuden des Jahres und stammen aus dem asiatischen Raum, wie der Name *Chrysanthemum indicum* verrät. In China wird diese Blume seit 2000 Jahren gezüchtet, in Japan wird sie sogar im kaiserlichen Wappen geführt. In der asiatischen Medizin dient sie zur Behandlung von hohem Blutdruck, Hautkrankheiten und Entzündungen. Tee aus Chrysanthemen ist in China ein beliebtes Hausmittel gegen Kopfschmerzen und schlechten Atem. Chrysanthemen haben einen angenehmen, leicht bitteren Geschmack und kühlende Eigenschaften. Außerdem sollen sie den Körper entgiften. Verwendet werden die Triebspitzen und jungen Blätter aus der Zeit vor dem Aufblühen roh oder gedünstet als Salat oder Gemüse, die Blüten zum Garnieren oder im Teig herausgebacken.

Dahlie

Die Dahlie ist eine Mexikanerin, die aus dem Reich der Azteken stammt. Schon im sagenhaften Reich Montezumas war sie bekannt und geehrt. Erst vor 200 Jahren wurde sie an den spanischen Hof geholt und durfte nur in königlichen Gärten blühen. Heute ist der Korbblütler eine typische Bauerngartenpflanze, blüht in so ziemlich allen Farben außer Blau und ist in ihren Spielarten so vielfältig wie die Rose. In der Medizin findet sie ausnahmsweise keine Verwendung, dafür aber in der Küche umso mehr. Die kleineren Blüten schmecken würzig-säuerlich und bereichern jeden bunten Salat.

Winterblüten

In der Zeit für gemütliche Teestunden und festliche Essen im Kreise der Familie und mit Freunden kommen konservierte Sommerdüfte besonders zum Tragen und bilden eine wunderschöne Ergänzung zu den winterlichen Gewürzen. Löwenzahnhonig, Veilchen- und Rosensirup verfeinern Tees, Obstsalate und Rahm und aromatisieren Weihnachtskekse. Der im Rosengelee eingefangene Blütenduft bringt Erinnerungen an warme Sommertage zurück, getrocknete Ringelblumen würzen Risottos, und wärmende Blütentees trösten über die lichtarme Zeit hinweg. Und vielleicht finden sich auch noch ein paar Tausendschönchen oder Gänseblümchen, die der Kälte trotzen und zur Zierde für den Wintersalat werden.

Besondere Zubereitungsstrategien

Küche und Kunst

Alles Künstliche ist besonders in der Gesundlebe- und Naturkostszene in Verruf geraten. Aber oft zu Unrecht, denn immerhin steckt die Kunst darin, und um die Kunst des schonenden Kochens soll es jetzt gehen.

Gänzlich unbehandelte Naturkost hat *natür*lich ihre Vorteile, weil sie am meisten Vitamine und Nährstoffe enthält. Allerdings heißt das eben noch nicht, dass am Ende nach abgeschlossenem Verdauungsprozess auch jeder mehr davon hat. Denn Rohkost verbraucht enorm viel Energie und braucht schon deshalb ein wirklich einwandfrei funktionierendes Verdauungssystem, und sie ist eine Geschmackssache. Wer einen Zivilisationsdarm mit den typischen Vorschäden oder typbedingt wenig Verdauungsfeuer hat, ist mit roher Kost schlecht bedient. Ihm bekommt vorverdaute Nahrung, also Gedämpftes, Gekochtes oder Gebratenes, meist viel besser.

Rohkost setzt Verdauungsfeuer voraus

Wie sollte man am besten vorverdauen, um die Nahrung bei bestem Vitamin- und Nährstofferhalt optimal verdaubar zu machen? Wie und womit sollte man kochen, braten, backen? Gas geht bekanntlich schneller als Strom, aber das muss kein Vorteil sein, am besten schmeckt tatsächlich Essen vom alten Herd, der noch geschürt werden muss. Wer Lust hat, kann das sehr einfach mit einem modern und einem althergebracht zubereiteten Porridge, einem Kaiserschmarren oder Rührei ausprobieren. Dem schnellen Zeitgeist aber kann diese alte Methode natürlich nicht genügen. Heute ist der Induktionsherd der absolute Rolls-Royce unter den Herden. Er entwickelt sogar noch rascher Hitze als der Gasherd, aber ob das auch wirklich besser für die Speisen ist, muss dahingestellt bleiben. Zum Glück sind wir inzwischen geschmacklich mehrheitlich so weit, dass wir Gemüse mit Biss und die Nudeln al dente bevorzugen, also nicht mehr völlig verkocht wie früher.

Energiequellen und Tempo in der Küche

Aktuell ist – im Rahmen der Globalisierung auch der Sitten und Gebräuche – der chinesische Wok, eine Art Kochschale aus Metall, die Vorteile bietet, weil hier mit wenig Fett und kurzer Garzeit gearbeitet wird. Allerdings muss vorher alles gut vorbereitet sein, da das Kochen so rasch vorbei ist. Kleingeschnittenes Gemüse ist in Minuten gar. Auszehrendes Verkochen wird unmöglich, da die kleinen Stücke nicht im Wasser schwimmen und so auch ihre Seele nicht vorzeitig aushauchen. Es handelt sich um eine Art »Rührbraten«, bei dem sich köstliche Röststoffe in kür-

Der chinesische Wok

zester Zeit bilden und Gemüse wunderbar knackig bleibt und dabei sowohl Aroma wie Vitamine bewahrt. Allerdings erfordert das Kochen im Wok viel Geschick, da alles so rasch geht und die Zutaten in der genau richtigen Reihenfolge in die Rührpfanne gegeben werden müssen. Was die längste Garzeit hat, muss natürlich zuerst hinein, so dass alles miteinander fertig wird.

Der heiße Stein

Auf dem heißen Stein – einer sehr archaischen Zubereitungsmethode - können nur ganze Stücke gegart werden. Die Ähnlichkeit zum alten Grill ist unübersehbar, wobei die Gefahr des Verbrennens geringer ist. Naturgemäß können auch hier keine Saucen zubereitet werden. Da – wie beim Wok – wenig Fett vonnöten ist, erfreut sich auch der heiße Stein zurzeit besonderer Beliebtheit.

Dampfgarer aus China, Dampfdruckkochtöpfe aus dem alten Europa

Dampfgarer dämpfen das Essen, wie es die Chinesen beim Dim Sum mit Bambuskörbchen über Dampf machen, und gehören heute schon zur Standardausrüstung moderner mitteleuropäischer Küchen. Aus der eigenen Tradition lässt der unverwüstliche Dampfdruckkochtopf, auch als Kelomat bekannt, grüßen. Seine Domäne sind Zutaten, die lange brauchen, wie Kartoffeln, denn er verkürzt die Garzeit um mehr als die Hälfte, indem er die Nahrung nicht nur unter Hitze, sondern auch unter Druck setzt. So wird erheblich Energie gespart und zugleich das Aus- und Verkochen verhindert, wodurch wiederum die Energie der Speisen besser erhalten bleibt.

Römertopf – oder Schmoren im eigenen Saft

Der Römertopf ist, wie der Name schon sagt, uralt und war früher aus Ton. Heute ist er oft teflonbeschichtet und rundum modernisiert. Was in ihm geschmort wird, bleibt saftig, und so eignet er sich ideal für Eintöpfe und Braten, die im eigenen Saft schmoren sollen.

Auch das Grillen im Rohr ist noch zu empfehlen, denn die Hitze kommt hier von oben, was bei Aufläufen und Gerichten, die großer Hitze bedürfen, zwingend ist. Grillen im Garten hat zwar einen hohen Spaßfaktor und in Ländern wie Südafrika enormen Freizeitwert, ist aber gesundheitlich nicht zu empfehlen. Sobald die Nahrung mit offener Flamme in Berührung kommt, verkohlt sie, wobei sich kanzerogene Stoffe bilden. Besonders dramatisch entwickelt sich diese Situation, wenn auch noch ständig Fett in die Flammen tropft. Auf alle Fälle müsste eine Alufolie oder etwas Ähnliches untergelegt werden, um den Kontakt zum offenen Feuer zu vermeiden. Andererseits zeigen heute neuere Untersuchungen, dass alle dunkel, aber nicht schwarz gegarten Nahrungsbestandteile durchaus auch ihren gesundheitlichen Wert haben.

Gegrillt wird besser im Rohr als im Garten

Weniger empfehlenswerte Zubereitungsstrategien

Das so beliebte Panieren, ohne das ein Wiener Schnitzel keines wäre, ist letztlich eine Fettorgie, die – im professionellen Bereich – obendrein oft mit minderwertigem, das heißt künstlich gehärtetem Fett zelebriert wird. Aber selbst wo gutes Fett zum Einsatz kommt, wird es durch die große Hitze weitgehend entwertet. Kleine und große Kinder lieben jedoch Paniertes, ohne Rücksicht auf dessen Fettanteil. Die Steigerung wäre noch das Frittieren, das am besten zu unterlassen ist, da damit jedes Nahrungsmittel zu einer Fettdiät verkommt, wie das weltweit erfolgreiche Modell der Pommes frites zeigt. Allerdings gibt es heute auch bereits – von der Industrie erdachte und entwickelte – Pommes-Varianten, die fast ganz auf Fett verzichten. Ähnlich bemitleidenswert sind im Fett schwimmend gebackene Fischstäbchen und natürlich auch ihre Esser.

Panierend und frittierend in die Fettorgie

Salzen, von der Schulmedizin lange für verschiedene Krankheitsbilder wie den Herzinfarkt für mitverantwortlich gehalten, ist inzwischen weitgehend rehabilitiert und in der Gesundlebeszene sogar zu einem Höhenflug in der Wertschätzung angetreten. Wenn man dazu die Protagonistin dieser

Das Salz des Lebens kann auch das Leben versalzen

Entwicklung, Frau Dr. Hendel, hört, geht es hier eindeutig mehr um die Qualität als die Quantität. Jedenfalls sollte man bei der Nahrungszubereitung auch mit gutem Kristallsalz sparsam umgehen und es erst ganz zum Schluss dazugeben, weil man dann nicht einmal die Hälfte braucht.

SPEZIELLE ERNÄHRUNGSFORMEN IN DER EINZELKRITIK

Alle Diäten haben den Nachteil, dass sie einschränken und damit auch immer etwas wegnehmen. Die eigentliche Aufgabe des Lebens ist aber Integration von möglichst vielem. Ein weiterer Nachteil von Diäten liegt in ihrem Alleinvertretungsanspruch, mit dem fast jede ihr einzigartiges und allein selig machendes Ernährungsregime vertritt. Es sollte doch auffallen, dass es bisher einfach noch niemandem gelungen ist, über Ernährung heilig zu werden. Man kann also wohl davon ausgehen, dass diese Option außer in den Köpfen der Diätapostel gar nicht existiert.

> Keine Chance, über den Darm heil(ig) zu werden

Immer wenn alle Menschen über einen Kamm geschoren werden, kann grundsätzlich etwas nicht stimmen. Nichts, aber auch gar nichts ist für alle Menschen gleichermaßen gültig. Dazu sind wir viel zu individuell. In der Welt der Diäten gibt es aber nichts, was nicht irgendwo verboten und anderswo zwingend erforderlich ist. Diese Kritik gilt auch für all die Ernährungsleitlinien und Lebensregeln, die glauben, für alle Menschen gleichermaßen Seligmachendes anbieten zu können. Niemals ist etwas im Ernährungsbereich immer richtig. Irgendwann merken es auch die meisten, aber es wäre besser, sich derlei gleich von Anfang an klarzumachen. Abraham Lincoln hat den Zusammenhang sehr schön ausgedrückt, als er sagte: »Man kann alle Leute eine Zeit lang und einige Leute für immer, aber man kann nicht alle Leute für immer an der Nase herumführen.«

> Nichts gilt immer und für alle

Die meisten Diäten sind zum Abnehmen gedacht, was sie – wie eingangs schon erwähnt – grundsätzlich nicht leisten können.

Fast alle sind sie auch mit Verzicht assoziiert, was noch nicht schlecht wäre, wenn es denn im Hinblick auf eine dauerhafte Gewichtsentlastung etwas brächte. Andernfalls bleibt es ein sinnloses, das Leben einschränkende Unterfangen. Könnte eine der Diäten in Bezug auf bleibende Gewichtsreduktion etwas bewegen, wären all die anderen überflüssig. Da es sie aber in großer Zahl gibt, ist dies geradezu ein Beleg dafür, dass sie allesamt gemessen an ihren Versprechungen nicht funktionieren. Versprechen hat ja nicht umsonst eine Doppelbedeutung.

Die Vielzahl der Reduktionsdiäten zeigt, dass keine funktioniert

Hier soll es nun um jene Diäten gehen, die nicht vorrangig das Abnehmen, sondern ganz allgemein ein gesundes Leben im Auge haben, wovon einige wiederum geradezu mit Heilsanspruch hervortreten.

Die hohe Schule des Fanatismus

Hehre Absichten, häufig verbunden mit einem Alleinvertretungsanspruch, der sich zugleich allein selig machend gibt, sind eine auffallende Eigentümlichkeit vieler Ernährungsapostel. Selbst über politische Themen kann man sich nicht annähernd so streiten wie über Ernährungsfragen. Wahrscheinlich hat das damit zu tun, dass sich hier der materiellste Aspekt der spirituellen Thematik mit dem einfachsten Bereich der Gesundheitsszene verbindet. Die Gesundheitsapostel stürzen sich wohl auch deshalb mit Vorliebe auf das Thema, weil es so leicht und genussvoll umzusetzen ist. Fast alle Menschen essen gern gut. Wobei außerordentlich unterschiedlich ist, was sie darunter verstehen.

Hehre Absichten und hohe Ansprüche

Über die Jahrmillionen der Evolution haben wir gelernt, dass so ziemlich jeder Zustand mit Essen zu bessern ist, was in einer Zeit des Mangels selbstverständlich ist. Außerdem sitzt uns allen die Erfahrung unserer Vorfahren in den Knochen, dass es sehr schwer sein kann, die richtigen Dinge in genügender Fülle zu bekommen. Von daher ist es naheliegend, Ernährungsfragen sehr wichtig zu nehmen und sie sogar überzubewerten. Über so lange Strecken hing so viel davon ab, dass sich das unauslöschlich eingeprägt hat. Hinzu kam wohl, dass sich in diesen frühen Zeiten auch die Gewohnheit eingeschlichen hat, jenen Anführern am willigsten zu folgen, die zu den besten Nahrungsquellen führen konnten. Da aber schnell alle möglichen Männer auch beste Anführer sein wollen und um diesen Posten heftige Konkurrenz besteht, ist es naheliegend, dass sich bis heute viele des Ernährungsthemas bedienen, um über diesen inzwischen etwas überlebt wirkenden Weg Führungspositionen zu erkämpfen. So mag es dazu kommen, dass Ernährungsapostel schnell das Gefühl entwickeln, mit ihrer Ernährungsvariante die gesamte Menschheit retten zu können und auch zu müssen. Immerhin fällt auf, dass in einem Bereich, in dem ansonsten fast nur Frauen zu Hause sind, die Führungspositionen so überaus häufig von Männern mit ausgesprochen fanatischem Anspruch okkupiert sind.

Uralte Hintergründe modernen Diätwahnsinns

Blutgruppendiät

Diese Diätform hat auf den ersten Blick den Vorteil der Individualität, auf den zweiten allerdings ist diese auf vier Menschengruppen analog den vier Blutgruppen beschränkt, und darin liegen auch bereits ihre Beschränkungen. Denn tatsächlich kann und darf man die Blutgruppen untereinander – mit ganz wenigen definierten Ausnahmen – keinesfalls mischen, ohne die Betroffenen in Lebensgefahr zu bringen. Es ist aber nicht denkbar, dass es nur vier verschiedene Ernährungs-

Vier Ernährungstypen für die ganze Erde?

formen unter den Menschen gibt. Bereits eine einfache Überlegung zeigt die Schwachpunkte dieser Diät, denn danach müsste ein Zulu in Südafrika bei hohen Durchschnittstemperaturen aufgrund der gleichen Blutgruppe ganz ähnlich essen wie ein Same in Nordnorwegen bei sehr niedrigen Temperaturen. Das kann aber allein schon auf der Basis der thermischen Wirkung der Nahrungsmittel gar nicht sein.

Richtig ist dagegen sicher, dass es ganz verschiedene Grundtypen unter den Menschen gibt, was man oft auch in den Familien erleben kann. Während bei uns alle vier Kinder das gleiche gutbürgerliche Essen in reichlicher Ausprägung angeboten bekamen, hatte meine jüngste Schwester doch schnell den Spitznamen einer fleischfressenden Pflanze weg, weil sie sich am liebsten nur von Schnitzeln ernährte. Wir anderen drei mochten durchaus auch Obst und Gemüse oder bevorzugten es sogar. Rückwirkend betrachtet, ging das zwar nicht auf die Blutgruppeneinteilung nach Peter D'Adamo zurück, war aber doch auffällig, da das Bedürfnis eindeutig von innen kam. Denn auch die jüngste Schwester, die dritte in der Geschwisterfolge, hatte keine anderen Erziehungs- oder Sozialisationsmaßnahmen erlebt.

Ein richtiger und wichtiger Grundgedanke

Ob nun die alten Jäger- und Sammlergene in der Ernährungsfrage wirklich so durchschlagen, wie es von den Vertretern dieser Kostform propagiert wird, erscheint mir fraglich, aber immerhin möglich. Sicher haben Blutgruppen Auswirkungen, die ja auch in anderen Bereichen der Medizin anerkannt sind, ob sie allerdings in so deutlicher Weise zum Ernährungswegweiser werden sollten, bezweifle ich aus obigen Überlegungen und persönlichen Erfahrungen. Für mich und einige mir sehr vertraute Menschen stimmen die empfohlenen Einschränkungen sicher nicht, während andere damit gute Erfahrungen gemacht haben.

Nur eigene Erfahrungen können entscheiden helfen

Die eifrigsten Anhänger der Blutgruppendiät sind – nach meinen bisherigen Erfahrungen – relativ leicht zu verstehen. Wer als Mann aufgrund des hohen Ernährungsbewusstseins seiner Ehefrau mit liebevoll sanftem Druck zum Vegetarier umgebogen wurde, wird unter Umständen die Blutgruppendiät mit Kusshand zum Anlass nehmen, wieder zu seinen alten Gelüsten zurückzukehren. Wenn er zufällig die richtige Blutgruppe hat, bekommt er so ein richtig gutes Argument in die Hand.

Psychologische Gründe bei den glühendsten Fans

Fit for Life

Die Diät der Diamonds, der Autoren von »Fit for life«, sprach vielen aus dem Herzen beziehungsweise Bauch, die mit alter Ernährungsweisheit gequält worden waren: »Morgens wie ein Kaiser, mittags wie ein Bürger, abends wie ein Bettelmann«. Dieser Satz hat etwas für sich, denn tatsächlich ist schweres Essen abends weniger bekömmlich, was auch in Übereinstimmung mit der Organuhr der Chinesen ist. Danach ist die Magenzeit morgens zwischen 7 und 9 Uhr, also in der Frühstückszeit, abends herrscht dagegen eher »Yin-Zeit«, die weniger günstig für Verdauungsprozesse ist. Trotzdem widerspricht diese alte Weisheit vielen individuellen Anlagen und Vorlieben. All die Menschen, die morgens chronisch wenig Appetit haben und von gutmeinenden Müttern in bester Absicht vor der Schule vollgestopft wurden, waren heilfroh, als die Diamonds den Spieß umdrehten und den Vormittag zur Tabuzone bezüglich Essen erklärten. Außer ein wenig Obst sollte nun gar nichts mehr angemessen sein. Dieses Ernährungsregime ist in letzter Konsequenz genauso einseitig wie der alte Grundsatz. Beide werden nur einem Teil der Menschen gerecht. Ein Bauer etwa, der im Sommer um sechs Uhr morgens zu arbeiten beginnt, wird sich schwer tun, wenn er erst zu Mittag die erste Mahlzeit bekommt.

Von einer Einseitigkeit zur anderen

Insofern wäre die Lösung eigentlich leicht: Jeder müsste sich nur aus der Vielzahl der Angebote seinen eigenen Weg heraussuchen.

Kein Lebensrezept kann den individuellen Weg ersetzen

Deren Problem ist allerdings, dass sie mit solchem Alleinvertretungsanspruch auftreten, dass sich immer wieder Menschen – zumeist von gutmeinenden Partnern und Müttern – in ein Regime pressen lassen, das ihrer Körperwirklichkeit nicht entspricht. Man kann nicht oft genug wiederholen: Nichts ist für jeden zu jeder Zeit richtig. Es gibt aber auch nichts, was nicht für irgendwen zu irgendeiner Zeit einmal richtig ist. Selbst eine stehen gebliebene Uhr hat zweimal am Tag recht. Für all jene anderen mit ähnlich apodiktischer Sicherheit vorgetragenen Ernährungsregeln gilt Ähnliches.

Trennkost

Ihr Gedanke ist einfach und überzeugend und geht auf Hay zurück, weshalb diese Richtung auch ursprünglich Hay'sche Trennkost hieß. Man bietet dem Organismus die verschiedenen Nahrungskomponenten getrennt an, um ihm die Arbeit beziehungsweise das Leben zu erleichtern. In der Analogie ist das leicht verständlich. Werden einer Fabrik alle benötigten Komponenten durcheinander angeliefert, wird viel Energie mit Sortierungsarbeiten verbraucht, weil die Systeme nur immer einen Arbeitsgang auf einmal bewältigen können. So ähnlich dachte Hay und forderte, die Kohlenhydrate getrennt vom Eiweiß zu sich zu nehmen.

Alles zu seiner Zeit?

Nun ist es aber eine grundsätzliche Frage: Soll man dem Organismus das Leben leichter machen oder ihn im Gegenteil lieber richtig fordern und zur Arbeit anregen? Natürlich fühlt sich ein entlasteter Verdauungstrakt erst einmal besser und das Leben erscheint schöner, wenn es keine Schwierigkeiten zu meistern gibt. Aber tut das dem Leben gut? In anderen Bereichen hat es sich überhaupt nicht bewährt, die Körpersysteme zu entlasten. Wer seinem Körper über lange Zeit alle Bewegung erspart, wird sicher bald degenerierte Muskeln haben. Ähnliches gilt für den Darm. Wer die beim Fasten unabdingbare Darmreinigung mittels Einlauf nach der Fastenzeit beibehält, wird den Darm träge machen. Der wartet dann mit seiner Entleerung auf den praktischen Einlauf, an den er sich gewöhnt hat. Kommt dieser dann aber nicht, reagiert der Darm mit Verstopfung.

Schonen und schönen oder fordern und fördern?

Diese grundsätzliche Auseinandersetzung zieht sich durch die ganze Medizin. Es gibt wirklich Orthopäden, die zur grundsätzlichen Gelenkschonung tendieren und von anstrengenden Beanspruchungen abraten. Die Analogie zum Gehirn kann in dieser Grundsatzfrage helfen. Lebenslange Schonung des Gehirns durch wenig und sparsames Denken trägt offensichtlich nicht zur Erhaltung der Hirnfunktion bei, sondern fördert im Gegenteil ihren Verfall. Die Analogie der Gehirnschonung kann auf viele Bereiche der Medizin und Gesundheit übertragen werden und sicher auch auf den Verdauungstrakt.

Schonen oder herausfordern?

Auch in der Pädagogik hat sich nirgends die Verwöhnung bewährt, sondern im Gegenteil kommen alle Methoden über kurz oder lang wieder zum System der leichten Überforderung zurück. Mit »Use it or loose it« drücken die Angelsachsen ganz ähnliche Erfahrungen aus. Wir müssen all unsere Systeme benutzen und fordern, wenn wir sie erhalten wollen. Das gilt für den ganzen Organismus. Folglich könnte man sich klarmachen, dass ein normales Verdauungssystem durchaus in der Lage ist, die verschiedenen Nahrungsbestandteile auch dann zu verdauen, wenn sie völlig durcheinandergemischt anfallen. Alles andere wie die Vorsortierung mittels Trennkost birgt die Gefahr in sich, den Verdauungstrakt zu verwöhnen und über diese Verweichlichung zu schwächen.

Use it or loose it – (be-)nutzen oder verlieren

Im Übrigen ist leicht zu durchschauen, dass eine wirkliche Trennung, wie sie den Trennkostvertretern vorschwebt, gar nicht möglich ist, denn jedes Getreidekorn enthält *natür*lich eine Mischung aus Kohlenhydraten, Fett und Eiweiß. Diese auseinanderzudividieren ist praktisch gar nicht möglich. Insofern geht es bei der Trennkost in Wirklichkeit immer nur darum, dem Ideal nahe zu kommen, ohne je eine wirkliche Trennung zu schaffen.

Netter, aber undurchführbarer Gedanke

In besonderen Situationen wie bei starkem Übergewicht oder Darmproblemen ist die Entlastung des Organismus, wie sie auf dem Trennkostweg zu erreichen ist, sicher von Vorteil. Auf die Dauer ist diese Ernährungsstrategie aber – wie die meisten Diäten – durchaus geeignet, die strengen Anhänger sozial geradezu zu isolieren, weil sie ja nie mitessen und sich so auch ihres Lebens weniger freuen können. Wo aber (Lebens-)Genuss auf der Strecke bleibt, kann Gesundheit nicht liegen.

Vorteile in schwierigen Situationen

Eiweißmast-Diäten

Diese Kostformen sind vor allem aus zwei Gründen entstanden. Zum einen, um Übergewicht auf bequeme, um nicht zu sagen faule Art loszuwerden, zum zweiten als Reaktion auf die Normalernährung mit hohen Kohlenhydratanteilen, die durch die Kombination von Bewegungsmangel und raffinierten Kohlenhydraten zu Krankheitsbildern wie Typ-2-Diabetes und Fettsucht führt. Insofern ergibt sich hier die schon beklagte Wahl zwischen Pest und Cholera.

Bequem abnehmen und Diabetes Typ 2 vermeiden?

Die positive Seite ist, dass die Überladung des Organismus mit Eiweiß tatsächlich zur Gewichtsabnahme führt. Diäten wie früher die Manager- oder Köhnlechner-Dät, die mit einem Überangebot an Steaks und Salat relativ rasch relativ viel Gewicht abgebaut haben, machten das deutlich. Das hat damit zu tun, dass der Organismus ein Überangebot an Protein gar nicht verarbeiten kann und das meiste ausscheidet, einen kleineren Teil ablagert und nur den Rest verbrennt. Das Problem ist der Teil, der abgelagert wird. Da dies zum Beispiel mit Vorliebe in den Blutgefäßen und hier besonders in den Arterien geschieht, wird auf diese Weise die bei unserer Lebensweise sowieso ständig drohende Arteriosklerose massiv gefördert. Das ist der entscheidende Nachteil all dieser immer wieder unter neuen Namen auftauchenden Diätformen von der alten Atkins-Diät bis zur modernen South-Beach-Variante. Um dem Übergewicht und dem Typ-2-Diabetes zu entgehen, nehmen sie verstärkte Arteriosklerose, Rheuma und Gicht in Kauf. Der beim Rheuma von den Schulmedizinern so gesuchte Rheumafaktor ist nicht zufällig ein Eiweißkörper, der oft, aber durchaus nicht immer im Blut zu finden ist. Natürlich haben solche Krankheitsbilder auch vor allem mit dem entsprechenden seelischen Hintergrund zu tun, wie er in »Krankheit als Symbol« beschrieben ist. Mit der Eiweißmast wird aber die körperliche Grundlage für diese Probleme gelegt. Medizinisch sind diese Diäten deshalb abzulehnen. Den Teufel mit dem Beelzebub auszutreiben hat sich noch nirgendwo bewährt, und wenn man den Konsequenzen massiver Arteriosklerose nachgeht, erweisen sie sich als ähnlich furchtbar wie die des zu Recht gefürchteten Übergewichts und des Typ-2-Diabetes.

Abnehmen und ablagern

Arterioskleroseförderung von Atkins bis South-Beach

Vegetarismus und Veganertum

Als Gegenpol zu den Anhängern der Eiweißmast-Diäten, denen es vor allem um die eigene Figur geht und die schon bei der eigenen Gesundheit Abstriche in Kauf nehmen, sind diejenigen zu nennen, die aus Bewusstseinsgründen auf tierisches Fleisch (Vegetarier) oder sogar alle tierischen Produkte (Veganer) verzichten. Sie kümmern sich über die eigene Gesundheit hinaus noch um die der Mitgeschöpfe und sind in der Regel sehr viel bewusster auch in anderen Lebensbereichen als die durchschnittliche Bevölkerung. Das macht auch gesundheitliche Vergleiche mit anderen Zeitgenossen schwierig, weil es kaum gelingt, eine ähnlich bewusste Kontrollgruppe aufzutreiben.

Freiwilliger Verzicht setzt immer Bewusstheit voraus

Der Verzicht auf Fleisch und damit auf das Töten von Tieren ist in der Regel weniger gesundheitlich als ideologisch begründet. Man bezieht sich eher auf die Vorbildfunktion eines Franz von Assisi oder die Achtsamkeit und den Respekt vor dem Leben im buddhistischen Sinn als auf Gesundheitsstatistiken. Dass man dadurch der eigentlich für Menschen vorgesehenen Lebensweise näher kommt als durch Eiweißmast-Diäten, dürfte der Grund für das weitaus bessere Abschneiden bei vergleichenden Untersuchungen sein. Obwohl wir eingangs schon gesehen haben, dass diejenigen gesundheitlich am allerbesten abschneiden, die mit einer bezüglich Fleischverzehr drastisch reduzierten Mischkost leben.

Ideologie und Gesundheitsbewusstsein

Allerdings spielt immer auch das Lebensgefühl mit und »verfälscht« die Ergebnisse. Naturgemäß fühlen sich daher Vegetarier, die einen positiv begründeten Verzicht leisten und durchhalten, dabei gut und auf der besseren Seite. Die Gefahr liegt in der Verachtung der anderen, die dergleichen weder schaffen noch oft überhaupt anstreben. Jedes Sich-Erheben über andere vermeintlich Unbewusste führt zwar zur Arroganz, aber auch die wird sich noch subjektiv gut anfühlen. Man isst etwas Besseres und ist damit – in der eigenen Sicht – auch etwas Besseres und sogar ganz Besonderes. Selbst wenn die eigene Ernährungsform offensiv eifernd vorgetragen und dabei massiv und sogar aggressiv missioniert wird, fühlt sich das innerhalb der Gruppe

Verzicht als stärkende Ideologie

Gleichgesinnter immer noch gut an. Darin dürften mehr stabilisierende Faktoren liegen als in der regelmäßig vorgeschobenen gesundheitlichen Argumentation. Wissenschaftliche Untersuchungen haben in letzter Zeit ergeben, dass ein gutes und selbst ein übersteigertes Selbstbewusstsein sogar die Abwehrkraft erhöht.
Solange noch Milchprodukte und Eier akzeptiert werden, ist jedenfalls kaum ein Mangeleffekt bei dieser Ernährungsform zu befürchten, da eine ausreichende Eiweißversorgung gesichert bleibt. Auch die immer wieder behauptete Vitaminmangelsituation bezüglich B_{12} habe ich nie erlebt. Immerhin leben in Indien Hunderte von Millionen Menschen seit langen Zeiten vegetarisch, ohne dabei Schaden zu nehmen. Meine eigene Erfahrung geht auch in diese Richtung. Selbst während Jahrzehnten strenger vegetarischer Ernährung hatte ich doch nie das Gefühl, irgendeinen Mangel zu leiden.

Die Eiweißsituation bei Vegetariern

Die Veganer

Sie sind eine sehr gegensätzliche Gruppe. Neben äußerst bewussten Menschen, deren Ehrfurcht vor der Schöpfung das Leben bis in Ernährungsfragen hinein bestimmt, gibt es darunter auch eine wesentlich von Ideologie geprägte Gruppe, die es sehr genau mit sich und meist auch mit den anderen nimmt. Neben ihnen ist es in der Regel kaum mehr möglich, mit Genuss ein Steak zu essen, weil sie sich dadurch provoziert fühlen. Die Ernährungsform ist wie auch ihre Anhänger oft mit großer Vorsicht zu genießen, denn manche von ihnen sind wenig kompromissbereit und erscheinen anderen als ausgesprochen ungenießbar. Besonders deutlich wird das, wenn die Ernährungs- zur Lebensform wird. Manchmal wird dann sogar die Nutzung von Leder etwa für Schuhe abgelehnt.

Bewusste Menschen und ungenießbare Ideologen

Bei dieser Ernährungssituation wird es schwierig, für ausreichend Eiweiß zu sorgen, und so dreht sich bei den Veganern so ziemlich alles um ihre ausgefallene Ernährungsform. Für Kinder ist diese besonders ungeeignet, denn der Organismus muss sich vor allem aus Eiweißstrukturen aufbauen, die zum Beispiel alle Grenzflächen bilden. Man müsste bei dieser Kostform ständig daran denken, genug Protein zu bekommen. Dessen Sicherstellung nur über Pflanzen ist mehr als mühsam und obendrein eintönig, denn die Hauptquellen in Gestalt von Hülsenfrüchten, Lupinen und Soja wird man relativ rasch durch- und auch überhaben. Kinder von Veganern, die zu dieser Ernährungsform gezwungen werden, sind nach meinen Erfahrungen ständig auf der Suche nach anderen Nahrungsquellen, was ebenso deutlich wie peinlich ist.

Ernährung bestimmt das Leben

Erschwerend kommt hinzu, dass man praktisch nirgends mehr mitessen, kaum noch irgendwo zum Essen gehen kann und ständig mit seinen Sonderwünschen im Mittelpunkt landet. Und obwohl man alles so ernst und ehrlich meint, bekommt man über die Hintertür dann doch eine ziemliche Extrawurstbraterei zusammen, auch wenn man Würste natürlich strikt ablehnt. Möglicherweise schleicht sich über den Schatten hier ein ansonsten nicht eingestandenes und auch gar nicht gewagtes Mittelpunktsbedürfnis durch die Hintertür ins Leben.

Über Extrawürste in den Mittelpunkt

Wer mit einem Veganer zusammenleben will, muss sich in der Regel dem extremen Regime anschließen und wird ständig mit der Schwierigkeit der Essensbeschaffung konfrontiert, was für Menschen ohne einen gewissen Eigensinn und eine Art missionarischer Berufung ausgesprochen energieverbrauchend und lästig ist. Das heißt aber auch, Veganer machen es anderen sehr schwer, zu ihnen Zugang zu finden, und schließen sich indirekt vom großen »Partnermarkt« weitestgehend aus. Es kommen in der Regel nur noch ganz wenige, ganz ähnliche Individuen in Frage. Daran aber lässt sich ermessen, wie

Ausschließlichkeit schließt aus

sehr hier das Essen andere, noch wichtigere Lebensbereiche tangiert und somit überwertig geworden ist. Wir sollten essen, um zu leben, aber nicht leben, um (richtig) zu essen.

Sonnenkost

Die Sonnenköstler bevorzugen wild wachsende, sonnengereifte Körner und Samen, denen nie und zu keiner Zeit Gewalt angetan werden muss, weil sie uns praktisch reif und freiwillig in den Schoß fallen. Sie gehen mit den Einschränkungen also noch einen Schritt weiter als die Veganer, denen sie im strengen Sinn zuzurechnen sind.

Unschuldslämmer bei Tisch

Allerdings haben sie es nicht so einfach mit der völlig unbefleckten Unschuld. Denn selbst diese sonnengereiften Samen zu essen ließe sich immer noch als Vergehen begreifen, denn die Samen wollen ja nicht in Menschenmägen landen, sondern im Boden, um neue Pflanzen zu begründen.

Die Sonnenköstler wollen nichts und niemandem Gewalt antun, was natürlich zuerst einmal ein wunderschöner Gedanke ist, aber möglicherweise fühlt sich ja sogar ein Samenkorn vergewaltigt, weil es durch das Verspeisen die in ihm angelegte Möglichkeit, einen Baum oder Strauch zu gründen, verliert.

Die schönsten Ideologien gehen nicht auf

Was uns zeigen könnte, dass es kaum eine Möglichkeit gibt, wirklich völlig auf der sogenannten guten Seite zu bleiben. Innerhalb der Welt der Gegensätze werden wir immer der Ganzheit irgendetwas schuldig bleiben. Das berücksichtigend, könnten wir etwas milder werden mit uns und allen anderen. Um uns am Leben zu halten, müssen wir immer andere Wesen, ob Pflanzen oder Tiere, in ihren Lebensrechten beschneiden. Es ist immer nur ein gradueller Unterschied, inwieweit wir uns das zugestehen.

Milde durch Verständnis

Die Sonnenkost ist als extrem einschränkende Diät mit einem Rucksack voll Schwierigkeiten im Ernährungsalltag verbunden, obwohl sie – nicht so streng angewandt – auch eine Fülle von netten Seiten hat. Wer mit einem von ihren Anhängern spazieren geht, erlebt staunend, was sich so alles aus Gottes großer Natur verspeisen lässt. Und da die Sonnenköstler von so vielem immer nur so wenig bekommen, sind sie ständig auf der Suche. Darin erinnern sie an die frühen Sammler.

Nette Seiten einer schwierigen Diät

Rohkost

Diese Ernährungsform wurde schon mehrfach erwähnt. Sie hat den großen Vorteil der besten Versorgung mit Vitaminen und Spurenelementen und den Nachteil, dass viele sie gar nicht gut vertragen. All die von der thermischen Einteilung her coolen Typen fahren mit reiner Rohkost sehr schlecht – ganz besonders im Winter. Es ist eher eine Ernährungsform für den Sommer und verdauungsmäßig robuste Typen. Wenn sie nicht vertragen wird, führt sie zu Blähungsorgien. Wo aber anstelle von Verdauung Vergasung eintritt, wird aus einer ursprünglich und vom Gedanken her gesunden Ernährung eine eher ungesunde Kostform. Wer diese Erfahrung mit der Rohkost macht, sollte aufgeben und im Kapitel über die thermischen Typen erst einmal feststellen, zu welchem Verdauungstyp er gehört. Die TCM geht davon aus, dass ausschließliche Rohkost auf Dauer immer auch schwächend wirkt.

Rohkost als Typfrage

Wer dagegen Rohkost gut verträgt und mag, findet in ihr eine wundervolle und extrem einfache Ernährungsform. Er spart sich Geld, Arbeit und bekommt obendrein die optimale Versorgung mit Vitaminen und Spurenelementen.

Die beste, weil natürlichste Kostform

In den meisten Restaurants und an fast allen Büffets kann man sich von Salat- zu Salatplatte retten. Obwohl es natürlich am leichtesten und sinnvollsten wäre, wenn man sich auch hin und wieder aus sozialen Gründen Ausnahmen gönnen und damit auch gleich den Bedenken der alten Chinesen Rechnung tragen würde.

Instinctotherapie nach Burger

Bei dieser Diät geht es – wie der Name schon sagt – einfach darum, seinen Urinstinkten zu folgen und wieder zu essen, was unsere frühen Vorfahren in jenen Zeiten zu sich nahmen, als das Feuer noch nicht domestiziert war. Das heißt, man kann praktisch alles essen, nur immer roh und frisch, so, wie es die Natur bietet. Insofern handelt es sich um eine extreme Form der Rohkost. Allerdings geht es bei der Rohkost nur darum, Gemüse, Körner und Obst roh zu essen, während es hier im wahrsten Sinne um alles geht. Es käme durchaus auch Fleisch in Frage, das roh zu verzehren wäre.

Zurück zu den Urahnen

Natürlich ist es eine Geschmacksfrage, ob man so in die Vor- und Frühzeit zurückkehren will. Allerdings haben die Anhänger der Methode viele Heilungsgeschichten auf ihrer Seite und nennen diese Kostform ja auch nicht etwa Diät, sondern Therapie. Von der Regression, die damit verbunden ist, ließe sich auch die heilsame Wirkung ableiten. Ein Krankheitsbild bedeutet immer, dass die Betroffenen mit einem in ihrem Leben anstehenden Thema nicht fertig geworden sind. Gehen sie in die Regression, also in der Zeit weit zurück auf eine frühere Entwicklungsstufe, können sie dort Kraft und Energie schöpfen und der anstehenden Aufgabe unter Umständen besser gerecht werden. Darin mag die Erklärung für die beobachteten Heilungsphänomene liegen.

Heilende Diät?

Makrobiotik

Hier handelt es sich um eine Ernährungsform, die das Heil ihrer Anhänger mit dem wundervollen Gedanken der Ausgewogenheit verknüpft. Man versucht, die Nahrung nach Yin- und Yang-Kriterien in Einklang zu bringen. So sollen die archetypisch weiblichen Nahrungsbestandteile durch entsprechende archetypisch männliche Anteile aufgewogen werden. Das ist ein sehr schöner Gedanke, dem ebenfalls heilende Wirkungen nachgesagt werden. Allerdings ist es ein fehleranfälliger Ansatz, der immer wieder zu einer ganzen Menge unnötiger Leiden führt. Wer seine Nahrung nur nach den beiden Kriterien Yin und Yang auswählt und zusammenstellt, kann eine Bauchlandung erleben. Das wäre dann ein noch eingeschränkteres Auswahlprogramm als die Blutgruppendiät, die sich immerhin noch auf vier Typen beschränkt. Wer also nur auf den Yin-Yang-Ausgleich setzt, wird grundsätzlich anfällig für den eingangs schon geschilderten Fehler, wo fast der ganze Yang-Anteil durch Salz aufgebracht wurde und sich der Betroffene selbst beinahe das Leben endgültig versalzen hätte.

Die Mitte essend finden

Die Yin-Yang-Falle

Wer aus dem wundervollen Versuch der Ausgewogenheit und Mitte den absurden Schluss zieht, Trinken sei unwichtig, geht gewaltig in die Irre und läuft längerfristig Gefahr, lange vor seiner Zeit zu vertrocknen.

Einfache und einfältige Fehler

Montignac, Glyx-Diät und Co.

Diese Art von Diäten hat den Vorteil – besonders in der Variante nach Montignac –, dass sie den Genussaspekt mit im Auge behält und über ein Stufensystem ihre Anhänger langsam wieder aus der Selbstbeschränkung befreit. Das Neue daran ist die alte Erkenntnis, dass Kohlenhydrate nicht gleich Kohlenhydrate sind. Das wusste man schon lange und empfahl aus Ernährungskreisen einstimmig die vollwertigen Kohlenhydrate.

Gekonnter Umgang mit der Insulinfalle

Die angesprochenen Diäten differenzieren hier jedoch viel stärker. Durch den verschieden starken Anstieg des Glucose- oder Blutzuckerspiegels, den Kohlenhydrate im Blut hervorrufen, haben sie einen ganz unterschiedlichen Effekt auf den Insulinmechanismus des Organismus und von daher auf die Tendenz zur Gewichtszunahme. Bei diesem Gedanken liegt der Ursprung von Diäten wie der Glyx-Diät und all den Diätvarianten, die darauf bauen, den Anstieg der Blutglucose möglichst gering zu halten, um so die sogenannte Insulinresistenz gar nicht erst aufkommen zu lassen und den Körper aus der schon erwähnten Evolutionsfalle herauszuhalten. Der Effekt solcher Ansätze ist durchaus spürbar, und vor allem bringt er – im Gegensatz zu den Eiweißmast-Varianten – keinerlei gesundheitliche Nachteile mit sich. Im Gegenteil ist es für den Organismus sehr entlastend, wenn er aus der Insulinfalle herausgehalten wird.

Das zugrunde liegende Problem ist einfach. Der Organismus hat über Jahrmillionen niemals raffinierte Kohlenhydrate bekommen und so auch nicht gelernt, sich darauf einzustellen. Das höchste der Gefühle war ein wenig Honig, der aber *natür*lich nicht geschleudert werden konnte und von daher mit Ballaststoffen »verunreinigt« blieb. Wenn wir heute raffinierte Kohlenhydrate zu uns nehmen, denkt der Organismus, durch den raschen Andrang dieser Stoffe ins Blut fehlgeleitet, dass eine ungeheuer große Kohlenhydratmenge anfällt, und entsprechend hoch ist seine Insulinausschüttung. Dieser schnelle Blutzuckeranstieg kommt zustande, weil raffinierte Kohlenhydrate nicht erst vom Verdauungssystem aufgeschlossen werden müssen. All diese Arbeit hat der Raffinierungsprozess dem Körper bereits abgenommen. Die als Reaktion auf den großen Anstieg ausgeschüttete In-

Rücksicht auf die Evolution nehmen

sulinmenge sorgt dafür, dass der Blutzucker in Rekordtempo in die Zellen aufgenommen wird. Dann aber bleibt noch eine große Insulinmenge übrig, die den Organismus langfristig überfordert. Denn dieser Insulinüberfluss senkt nun den Blutzucker unter den überhaupt sinnvollen Wert, und diese Unterzuckerung geht mit Empfindungen wie Reizbarkeit, Konzentrationsmangel, Heißhunger und dergleichen einher.

Um diesen schlechten Zustand zu beheben, werden die Betroffenen sehr rasch wieder etwas essen wollen. Mit der Zeit finden sie heraus, dass am besten – weil am schnellsten – hilft, sogleich wieder raffinierte Kohlenhydrate zu sich zu nehmen. Diese beheben das entstandene Blutzuckerdefizit am raschesten. Der sich ergebende Teufelskreis entspricht dem bei jeder beliebigen Sucht.

Sich selbst erhaltender Teufelskreis

Auf diese Weise kann man, ständig im Hungergefühl bleibend, nicht nur beträchtlich zunehmen, sondern auch seine Bauchspeicheldrüse überfordern und die Gefahr des Typ-2-Diabetes heraufbeschwören. Diese Art der Zuckerkrankheit hieß bis vor kurzem Altersdiabetes, weil die Erschöpfung der Bauchspeicheldrüse in der Regel erst im fortgeschrittenen Alter erreicht wurde. Heute erleben viel zu viele diese Situation mittels der beschriebenen Fehlernährung schon in jüngeren Jahren. Wenn wir so weitermachen, wird die Situation des Typ-2-Diabetes immer normaler. Bei den Pima-Indianern Nordamerikas haben bereits 38 % der Bevölkerung diese Form der Zuckerkrankheit, und fast alle sind fett.

Der breite Weg in die Zuckerkrankheit

Das tägliche Elend zwischen Hunger und Insulinfalle

Das typische Essensszenario sieht so aus, dass schon das morgendliche Frühstück gegen 7 oder 8 Uhr eine Orgie an raffinierten Kohlenhydraten von den Semmeln bis zur Marmelade mit sich bringt. Der erreichte Unterzuckereffekt macht sich bereits gegen neun Uhr bemerkbar und erzwingt das zweite Frühstück, die österreichische Jause oder den Znüni der Schweizer. Die Namen wechseln, aber der Unterzuckereffekt ist international ähnlich. In alemannischen Gegenden wird er über das »süße Stückle« erreicht, das ein ähnliches Schicksal wie das Frühstück hat – trotz bescheiden daherkommendem Namen läuft es dann meist doch auf mehrere frühe Stücke aus hochraffinierten Kohlenhydraten hinaus.

Der morgendliche Start in die Glucoseorgie

Schon vor 11 Uhr meldet sich der Heißhunger zurück, gegessen werden kann aber erst um 12 Uhr, so dass man sich nun wirklich sehr hungrig zu Tisch begibt und richtig »reinhaut«, wie der Volksmund so ehrlich sagt. Die dabei gegessenen Kohlenhydrate werden wieder raffiniert sein mit dem schon bekannten Kurzzeiteffekt, der aber neben der Eiweißbombe in Gestalt eines entsprechend großen Fleischlappens untergeht. Dieser wird immerhin den Hunger auf seine allerdings belastende Art und Weise stillen.

Die mittägliche Fortsetzung

Schon lange vor der Kaffeepause wird sich der Hunger zurückmelden. Auf die raffinierten Kohlenhydrate ist in dieser Hinsicht Verlass. Zum Kaffee gibt es natürlich vor allem oder ausschließlich Kuchen und damit neuerlich raffinierte Kohlenhydrate, die wiederum dafür sorgen, dass der Hunger lange vor dem Abendessen zurückkehrt. Die ganze sogenannte Zuckerbäckerei ist – wie ihr Name schon andeutet – eine Zuckerorgie, die, einmal als Belohnung und Ausnahme gedacht, inzwischen längst zum Standard geworden ist. Wenn man die unter dem Aspekt von Seminarpauschalen in besseren Hotels aufgetischten Kalorien addiert, könnte man damit Schwerarbeiter durch einen schweißtreibenden Arbeitstag bringen, und die würden unter dieser Diät wahrscheinlich auch noch zunehmen. Dass Seminarteilnehmer den ganzen Tag oft nur sitzen und zuhören, macht das Zuckerdrama noch unerträglicher. Seminarpauschalangebote sind fast ausnahmslos Ausdruck einer vollkommen an

Kaffeetrinken bedeutet längst Kuchen essen

den eigentlichen menschlichen Bedürfnissen vorbeigehenden Fressorgie. Dass diese Unsitte auch Krankenhäuser und Altenheime erfasst, macht die Sache nicht besser. Kreuzfahrten sind berüchtigt für solchen Schwachsinn, wobei sie natürlich auch gesund möglich sind, wie unsere Varianten seit Jahren demonstrieren.

Die Art beschriebener Zuckerpause belastet wiederum das Abendessen schon im Voraus, denn Ausgehungerte essen natürlich mehr und gerne auch etwas schwerer, will heißen, die hochraffinierten Kohlenhydrate bekommen nun wieder Konkurrenz von einer fleischlichen Eiweißbombe, die immerhin für einige Zeit sättigt. Nach dem entsprechend voluminösen Dinner reicht es dann gerade noch bis in den Fernsehsessel, in dem man schon bald – fernsehend – versinkt und den neuerlich auftretenden Unterzucker mit reichlich Salzgebäck oder Süßigkeiten erfolgreich bekämpft. Um diesen Erfolg zu stabilisieren, muss man allerdings ständig nachlegen. Solch ein Programm halten auch moderne Bauchspeicheldrüsen nicht allzu lange durch. Sie resignieren in Form des Typ-2-Diabetes.

Die Zuckerhypothek erreicht den abendlichen Höhepunkt

Aus dieser Falle können Diäten wie die von Montignac einen Ausweg bieten, denn sie trainieren ihre Anhänger darauf, nur noch Kohlenhydrate auszuwählen, die einen langsamen Glucoseanstieg mit sich bringen, und auf diesem Weg die Insulinfalle zu vermeiden. Wo sie dann noch eine allmähliche Rückkehr zu vollem Lebensgenuss gewährleisten, sind sie sehr zu begrüßen. Im Montignac-System wird das dadurch erreicht, dass man sich von der Verzichtebene stufenweise zu ungeschmälertem Genuss zurückbewegt. Bereits im Kapitel zur ersten Säule der Ernährung ist die entsprechende Tabelle mit den Angaben der glykämischen Potenz der Lebensmittel zur leichteren Orientierung auf dem Weg aus der glykämischen Falle zu finden.

Auswege aus der Glucosefalle

Öl-Eiweiß-Kost nach Johanna Budwig

Die deutsche Fett-Spezialistin Johanna Budwig hat schon vor einigen Jahrzehnten eine Diätform – besonders für Krebspatienten – vorgeschlagen, die sich auch in vielerlei anderer Hinsicht bewährt hat. Einen besonderen Stellenwert bekommt dabei der Leinsamen, der allmählich auch von offizieller wissenschaftlicher Seite wegen seines verblüffend hohen Omega-3-Fettsäuren-Anteils entdeckt wird. Bei dieser Diät geht es darum, sehr weitgehend auf alle anderen Fette zu verzichten und sich auf Leinsamen vor allem in Gestalt von Leinöl zu konzentrieren. Die entschlackenden Wirkungen dieser Vorgehensweise sind eindrucksvoll und haben zum Beispiel auch vielen Rheumatikern gut geholfen. Morgens und abends nimmt man eine süße oder auch pikante Quark-Leinöl-Mischung zu sich, die in Richtung Müsli oder »Mayonnaise« beliebig abgeändert und verfeinert werden kann. Ansonsten verzichtet man auf andere Fette, wobei eine Art Schmalz namens »Diäsan« erlaubt ist, die aber nie große Beliebtheit erreicht hat. Natürlich hatte auch diese Diät als alleinige Therapie ihre Grenzen, aber es traten doch erstaunliche Verbesserungen auf, die bis zu so eigenartigen Erfahrungen wie einer besseren Sonnenverträglichkeit bei schnellerer Bräunung reichten. Bis heute verwenden wir die sogenannte »Topfencreme« nach Budwig als Morgenmischung bei all unseren Seminaren im Thermalbad Montegrotto. Mit frischem Obst wird daraus ein kühlendes Müsli, das sich aber mit Zimt wieder etwas erwärmen lässt. Mit warmem gekochtem Obst lässt sich dieser Effekt noch verstärken.

Der Zauber des Leinsamens

Heute, nach all den Jahren, bekommt für mich die Budwig-Kost noch einen positiven Nachgeschmack, da sie wie keine andere Kostform das Verhältnis zwischen Omega-3- und Omega-6-Fettsäuren verbessert. Leinsamen hat einen Anteil von 53 % Omega-3- bei nur 14 % Omega-6-Fettsäure. Rapsöl hat zwar auch noch einen Anteil von 10 % Omega-3-, aber schon 21 % Omega-6-Fettsäure. Bei Weizenkeimöl beträgt der Anteil der Omega-3-Fettsäure nur noch 5 % gegenüber 57 % Omega-6-Fettsäure. Leinöl wirkt damit dem heute eingetretenen Fehlverhältnis am besten entgegen. Was den realen Nachgeschmack des Leinöls angeht, ist es sehr wichtig, es frisch zu bekommen, am besten direkt aus einer Reformölmühle. In dieser Verfassung hat es kaum Eigengeschmack und wird sehr gut vertragen.

Positiver Nachgeschmack

Fit-for-Fun-Diät

Hierbei handelt es sich um eine sehr empfehlenswerte Kostform, bei der eigentlich nur der Name Diät zum Problem wird, denn im Prinzip handelt es sich einfach um eine vernünftige Ernährung, die weitgehend den hier gegebenen Empfehlungen folgt. Bei einem hohen Anteil an Kohlenhydraten aus Frischkost werden Protein und Fett auf das richtige Maß zurückgestutzt, und dazu wird viel Bewegung empfohlen. Dabei stellt sich eigentlich nur die Frage, ob man das überhaupt Diät nennen sollte. Aber wir sind inzwischen schon so weit, dass das Gesunde und Natürliche längst nicht mehr von einer großen Mehrheit als normal erachtet wird und sich so als Diät durchschlagen muss.

Gesunde Kost ist mehr als Diät

Mit Selbstverständlichkeiten kann man inzwischen schon Furore machen. Der Erfolg der Geburtsvorbereitung von Leboyer ist eigentlich ein Phänomen, denn er empfiehlt nur, einen neuen Erdenbürger auf anständige Weise in Empfang zu nehmen, ihn also weder sinnlos zu quälen noch unnötigen Strapazen auszusetzen. Dass dieses Programm ein solcher Welterfolg wurde, liegt an der extremen Verirrung, in die sich die Geburtshilfe davor begeben hatte.

Wo der Wahnsinn regiert, wird das Selbstverständliche zur Sensation

Ähnlich ergeht es mir mit der Krankheitsbilder-Deutung. Da es nichts auf der Welt gibt, was Form und Gestalt hat und dabei weder Sinn noch Bedeutung, war es völlig unwahrscheinlich, dass das ausgerechnet bei Tumoren oder Magengeschwüren der Fall sein sollte. Tumore sind meist blumenkohlartige Gewächse, Magengeschwüre bilden Krater in der Magenwand. Beide haben also Form und Gestalt und folglich auch Sinn und Bedeutung. Lediglich die absurde Tatsache, dass die Schulmedizin sich für diese Selbstverständlichkeit über Jahrzehnte taub (lat.: surdus = taub) gestellt hat, machte Bücher wie »Krankheit als Weg« und »Krankheit als Symbol« zu Welterfolgen.

Das Plausible wird dort, wo das Absurde die Herrschaft übernommen hat, zur Revolution

In diesem Sinn muss sich eine art- beziehungsweise menschengerechte Ernährung heute schon als Diät anbiedern. Bringt man zur Fit-for-Fun-Diät noch den Gedanken konsequenter Vollwerternährung und den des typgerechten Essens hinzu, ergibt sich eine Ernährungsform, die fit erhält und Freude macht.

Fitness und Lebensfreude durch Essen steigern

Ernährung und orthomolekulare Medizin

Wenn jemand weiterisst, obwohl er kalorisch schon weit über seinen Bedarf hinaus ist, liegt der Verdacht nahe, dass er nicht wirklich satt und befriedigt sein kann. Das liegt heute an Nahrungsmitteln, die nicht mehr die Nährstoffe enthalten, die wir brauchen. Da die Mehrheit das von der Industrie angebotene Billigfutter in übergroßen Mengen verspeist und wenig Wert auf echte Lebensmittel legt, wäre es erstaunlich, wenn die Produzenten von sich aus dieses gut funktionierende System ändern würden. Tatsächlich sind viele nicht nur mit Billig-

Teure Folgen des Billigfutters

nahrung zufrieden, sondern genießen sie sogar schon. Eine große Anzahl künstlicher Aromastoffe lässt die von der Industrie »designte« Nahrung genauso schmecken wie gewünscht. Amerikanische Collegestudenten ziehen längst künstliche Aromen echten Früchten vor, wie Versuche eindrucksvoll ergeben haben. Insofern erscheint die Essenswelt der Mehrheit durchaus heil, wären da nicht zunehmendes Übergewicht und einige andere unerfreuliche Krankheitssymptome.

Bei Kindern wurde beobachtet, wie sie eigenartigste Dinge aßen, nur um an einen fehlenden Stoff zu kommen. Als amerikanische Kids die Lippenstifte ihrer Mütter verspeisten, fanden Forscher bei

Zwickmühlen im Kampf gegen den Mangel

ihnen einen Mangel an einem bestimmten Spurenelement. Dieses war im Lippenstift enthalten, wenn auch dessen restliche Zusammensetzung alles andere als bekömmlich war. Wie die Kinder, die eine Menge Farb- und Giftstoffe zu sich nahmen, weil ihr Organismus Mangel an einem Stoff hatte, reagieren wohl auch die Körper vieler Menschen, wenn sie den schwer zu durchschauenden Cocktail an ungenießbaren Farb-, Konservierungs- und Aromastoffen zu sich nehmen, in der Hoffnung, darunter auch noch ein paar wesentliche Stoffe zu ergattern. Diese Situation bringt heute viele Menschen und ihre Körper in eine Zwickmühle. Um auf der einen Seite einen Mangel zu beheben, werden auf der anderen Seite neue gravierende Probleme geschaffen.

Insgesamt wird die mit Industriefutter abgespeiste Mehrheit immer mehr solcher Mangelerscheinungen hervorbringen, schlicht

Mangel und Hunger

und einfach, weil die Grundstoffe, aus denen Fertiggerichte hergestellt werden, für unsere Gesundheit wesentliche Spurenelemente gar nicht mehr enthalten. Selen, um nur ein Beispiel zu nennen, ist in den durch intensive Bebauung ausgelaugten europäischen Böden kaum noch vorhanden. Folglich wird der Organismus so lange Hunger produzieren, wie er noch Selenmangel hat. Das heißt aber, solch ein Esser wird kaum noch satt, so viel er auch von seiner Mangelnahrung verschlingt. Wer sich den

Bauch bis zum Völlegefühl vollschlägt, ist nicht einmal zwingend satt, sondern eben nur voll. Ginge noch etwas in den Magen, würde er weiteressen, in der unbewussten Hoffnung, vielleicht doch noch zu bekommen, was er braucht – eben Selen.

Ein anschauliches Beispiel für diesen Mechanismus kennt die Medizin seit langem. Wenn in einer Gegend die Nahrung und vor allem das Salz kaum Jod enthält, wird der Organismus krampfhaft versuchen, jede Spur von Jod zu ergattern. Die Schilddrüse, die das Jod verarbeitet, wird immer mehr wachsen, damit sie auch jedes Quentchen Jod aufspüren und verarbeiten kann. Das Ergebnis ist der Jodmangelkropf, der sehr leicht zu besiegen ist, indem man für ausreichend Jod in der Nahrung sorgt. Was hier für ein einzelnes Organ zutrifft, kann sich, wo viele Spurenelemente fehlen, auf den ganzen Organismus auswirken. Der Vorgang ist in der Analogie leicht zu durchschauen, und so ist es eigentlich verwunderlich, wie wenig Beachtung er in der heutigen Medizin findet.

Jodmangelkropf als Lehrstück

Allerdings folgen aus dem Verständnis solcher Zusammenhänge immer die gleichen Fehler. Heute haben wir durch die Zwangsmedikation mit Jod längst viel mehr Schaden als Nutzen. Wer das homöopathische Mittelbild von Jod im Hinterkopf hat, sieht die Zunahme der gesellschaftlichen Hektik und Hyperaktivität zwar mit mehr Verständnis, aber auch ebenso viel Grauen. Ähnliches gilt für die moderne Nahrungsergänzungsmittel-Orgie. Gutgemeint wirkt sich – ohne Verständnis der Polarität – oft eben fürchterlich aus. Aber natürlich gibt es auch dazu wieder einen Gegenpol. Wo etwas wirklich fehlt, sollte es (möglichst) natürlich integriert werden.

Von einem Extrem ins andere

Den zweifachen Weg in den Mangel habe ich weiter oben schon beschrieben, zum einen über die Auslaugung der Böden und zum anderen über die Raffinierung der Nahrungsgrundstoffe. Nun gibt es verschiedene Strategien, mit dem Dilemma umzugehen. Die große Mehrheit ignoriert es schlicht. Sie

Kopf-in-den-Sand-stecken-Methoden

wacht nur jeweils kurzfristig auf, wenn wieder einer der regelmäßigen Skandale durch die Presse geistert. Wo gerade die BSE-Berichte den Blätterwald beherrschen, wechselt man auf Schweinefleisch, und wenn die Schweinepest im medialen Vordergrund steht, auf Geflügel; wenn dessen Salmonellenreichtum öffentlich besprochen wird, kann man ja wieder mit Rind beginnen. Im Übrigen verfolgt man die mediale Suche nach Schuldigen, freut sich an dem entsprechenden Projektionswahn, wenn ein vermeintlich schuldiger Einzeltäter gejagt wird, und futtert sich unterdessen geradezu munter weiter ins oft recht frühe Grab.

Füttert man Versuchstiere reichlich mit einer Kost, wie sie der durchschnittliche Nordamerikaner bevorzugt, reduziert man deren Lebenserwartung um durchschnittlich 30%. Ernährt man dieselben Tierarten andererseits sparsam mit einer artgerechten vollwertigen Nahrung, erhöht sich die Lebenserwartung um 25%. Diese Ergebnisse lassen sich ausnahmsweise gut auf Menschen übertragen. Das aber hieße, dass wir recht sorglos mit Jahrzehnten unseres Lebens spielen. Aber nicht nur die Quantität der Jahre steht auf dem Spiel, sondern vor allem auch deren Qualität. Artgerecht, vollwertig ernährte Tiere erfreuten sich nämlich einer beeindruckenden Vitalität, während ihre reichlich mit Zivilisationskost versorgten Artgenossen ähnlich kläglich an Zivilisationssyndromen verendeten wie die Mehrheit der Menschen moderner Industriegesellschaften.

Deutliche Tierversuche

Eine weitere, allerdings deutlich kleinere Gruppe von Menschen erkennt das moderne Nahrungsdilemma und will gegensteuern. Wer zum Beispiel noch etwas Körperbewusstein bewahrt hat, wird erleben, wie mit dem Mangel auch die Lebensenergie nachlässt. Wenn man sich nur an Fabrikfutter hält, ist es lediglich eine Frage der Zeit, bis Krankheitssymptome auftreten. Wer obiger Logik folgt, kann versuchen, die fehlenden Spurenelemente, (Ko-)Enzyme, Vitamine usw. zusätzlich zur minderwertigen Mangelnahrung zu essen beziehungsweise sie in Pillenform zu schlucken. Das ist im Wesentlichen der Ansatz der orthomolekularen Medi-

Auswege

zin. Tatsächlich ist es heute schwer, so viel vollwertiges Obst und Gemüse zu sich zu nehmen, dass die Vitaminspeicher auf diesem Weg gefüllt werden. Dazu wären mehrere Obst- und Gemüsemahlzeiten pro Tag notwendig.

Einige Nahrungsspezialisten gehen sogar noch einen Schritt weiter und suchen das Heil (ihrer Patienten) in unphysiologisch und damit auch unnatürlich hohen Dosen an Vitaminen. So logisch dieser Weg, was der Ersatz der fehlenden Stoffe angeht, erscheinen mag, hat er doch leider einige gravierende Nachteile und Denkfehler. Unnatürlich hohe Dosen an Nahrungsergänzungsstoffen wie Vitaminen etwa sind in ihren Konsequenzen heute noch gar nicht abzuschätzen. Immerhin mehren sich die Zeichen, dass hohe Vitamin-E-Dosen durchaus gefährlich sein können. Von Vitamin A wissen wir das längst.

Gefährliche Irrwege

Gegen diese hohen Dosen spricht aus meiner Sicht auch, dass die Darreichungsformen oft gänzlich unnatürlich sind. Wenn man die letzten Jahrhunderte der Medizin überblickt, hat es sich rückwirkend nie besonders bewährt, wenn Menschen glaubten, die Natur verbessern zu müssen. Ihrer eigenen Natur auf die Sprünge zu helfen und ihre Selbstheilungskräfte anzuregen, hat sich dagegen immer als sinnvoll erwiesen. Insofern wäre es ungleich besser, sich – wenn schon – mit natürlichen Ergänzungsstoffen zu versorgen. Statt unkontrolliert pillenschachtelweise Selen zu schlucken, ist es sicher gesünder, auf natürlichen Wegen in Algen angereichertes Selen zu sich zu nehmen. Solche Wege beschreiten Firmen wie Life light und Vollkraft Naturnahrung

Natürliche Ergänzung

Der Weg der sogenannten Substitution des Fehlenden klingt logisch. Er ist allerdings auf die Dauer ziemlich teuer. Die verabreichten Spurenelemente werden in der Regel wieder industriell hergestellt, jedenfalls in den USA, wo das Geschäft mit der Zusatznahrung zur Bekämpfung der Schäden aus der allgemeinen Mangelernährung besonders boomt. Die Industrie ist diesem Weg natürlich durchaus zugeneigt. Zuerst ruiniert sie die ursprünglichen

Kostspieliger Ersatz

Lebensmittel, und dann verdient sie wieder an der Reparatur der Schäden. Auch wenn dieses System aus dem schulmedizinischen Bereich ziemlich vertraut erscheinen mag, bleibt es doch beklagenswert. Wenn man alle heute schon entdeckten Spurenelemente zusetzen will, würde das jedenfalls für ein ziemliches Budgetproblem in vielen Familien sorgen.

Inzwischen gibt es Spezialisten, die nur ihren eigenen Cocktail empfehlen, der nicht alle und schon gar nicht die teureren Stoffe enthält und eben gerade noch erschwinglich erscheint. Wer bedenkt, dass sich der Betrag von 50 Euro im Monat dann doch auf 600 im Jahr und auf ein Leben hochgerechnet auf 40000 bis 50000 Euro beläuft, kann zumindest ermessen, um was für Summen es da für die Anbieter geht, die sich zumeist als selbstlose Retter der Menschheit aufspielen. Der von Energiemangel oder Herzinfarktangst umgetriebene Verbraucher wird sich die monatliche Summe leisten, wenn er genug Angst hat, zumal in der einschlägigen Werbung faustdick aufgetragen und mit Wundern nur so gedroht wird, allerdings auch mit dem frühen Tod, wenn man nicht mitschluckt. Die Frage angesichts der mit großem Werbeaufwand und im US-amerikanischen Stil propagierten Spezial- und Wundermischungen gegen Herzinfarkte und so ziemlich alle anderen großen Übel der Zeit, die auf Verdacht und nach der Schrotschussmethode eingenommen werden sollen, ist doch folgende: Woher weiß denn der Einzelne, was ihm überhaupt fehlt? Und vor allem: Kann nicht auch zu viel von einigem schaden?

Billige Geschäftemacherei oder das Spiel mit der Angst

Selbst wenn man aber davon ausgeht, dass zu viel wenigstens nicht schaden könne, wird man ein weiteres Problem nicht los: Wir kennen nach Aussage von Fachleuten gerade erst einen kleinen Teil der Spurenelemente und Koenzyme, Experten gehen aber davon aus, dass es insgesamt wohl über 30000 solcher Stoffe geben dürfte. Abgesehen davon, dass es da langsam auch für Finanzstarke eng werden dürfte, bleibt der Mangel offenbar über lange Zeiten gar nicht behebbar, schlicht weil wir noch gar nicht

Zum Ausmaß des Mangels

wissen, was uns alles fehlt. Insofern liegt in einer Medizin, die versucht, mit Patentrezepten von einigen gängigen Vitaminen, ein paar Amino- und Fettsäuren Wunder zu wirken, keine Lösung. Das ist allerdings für die Verbraucher schwer zu durchschauen, denn versprochen wird ja meist nur, dass sie durch solche Nahrungszusätze niemals einen Herzinfarkt bekommen werden. Wenn der dann nach Jahren oder Jahrzehnten doch eintritt, war dem Hersteller und seinen Vertretern bereits ausreichend gedient. Auch wenn die Patentmittel den Gutgläubigen nicht direkt geschadet haben mögen, tun sie es doch indirekt.

Das Gefährliche an solchen Heilsversprechungen ist, dass sich suggestible Menschen – und Ängstliche sind auffallend leicht suggestibel – mit solchen Wunderrezepten so sicher fühlen, dass sie die wirklich wichtigen Maßnahmen für ihre Gesundheit unterlassen. Wer weiter Industriefutter zu sich nimmt, sich zu wenig bewegt und seine seelischen Bedürfnisse ignoriert, sollte sich von Nahrungszusätzen nicht viel erwarten. Natürlich wäre es schön, weil so einfach, wenn man Gesundheit und ewige Jugend in Vitaminpillenform schlucken könnte, aber leider gibt es bisher keine Anzeichen für diese Möglichkeit.

Gefahren von Heilsversprechen

Die Argumente der Vertreter entsprechender Präparate sind denn auch leicht ad absurdum zu führen. Aus der Tatsache, dass Tiere keinen Herzinfarkt bekommen, zu schließen, es liege daran, dass sie Vitamin C synthetisieren könnten, ist schlicht naiv. Tiere regen sich auch normalerweise nicht so auf wie Menschen, vielleicht bekommen sie auch deswegen keine Infarkte. Im Übrigen bekommen einige Haustiere, die sich aufgrund ihrer Lebensbedingungen trotzdem aufregen, dann prompt doch Herzinfarkte, wie das Beispiel unserer bedauernswerten Hausschweine immer wieder belegt. Haifische bekommen auch keinen Krebs, aber deshalb zeitlebens pulverisierte Haifischknorpel zu futtern ist eine Geschmacksfrage, aber jedenfalls kaum logischer, als an getrockneten Robbenpenissen zu lutschen, um die Potenz zu erhöhen. Wer der Logik solch abstruser »Argumente« folgt, könnte sich auch in

Logische Salti mortali

Krokodilleder hüllen, weil Krokodile nachweislich nie Geldprobleme haben.
All das heißt nicht, dass es vor lauter Falschgeld kein echtes gäbe. Wir können Nahrungsergänzungsstoffe ruhig prüfen, allerdings immer gepaart mit einer Portion gesunden Menschenverstandes. Es gibt sicherlich in diesem Zusammenhang noch vieles zu erforschen. Bis dahin würde ich raten, auf natürliche Stoffe wie die Selen speichernden Algen zurückzugreifen und sich an physiologische Dosen zu halten. Schon heute wissen wir um einige wertvolle Möglichkeiten der Nahrungsaufwertung, die in bestimmten Lebenssituationen wie Krankheitsphasen oder während Regenerationskuren viel Sinn machen und durchaus hilfreich sein können. So haben sich bei uns während der 14-tägigen Fastenperioden im Rahmen der vierwöchigen Krankheitsbilder-Therapie begleitende Kuren mit den Stoffen aus dem Bienenstock bewährt. Gelée royale, Propolis und vor allem aufgeschlossene Pollen, wie sie sich etwa in der Viabolkur finden, können helfen, leichter und vitaler durch Krisen zu gehen.

Hilfe aus dem Bienenstock

Wichtig wird Nahrungsergänzung immer dort, wo echter Mangel festgestellt wurde. Da wir einen ziemlich generellen Folsäuremangel haben, sollten Schwangere gleich von vornherein dieses Vitamin einnehmen. Generell neigen ca. 50 Millionen Europäer nach Angaben der Zeitschrift GEO zu viel zu viel Homocystein in ihrem Blut, einer Aminosäure, die u. a. das Herz bedroht. Sie müssten zusätzlich Folsäure zu sich nehmen. Das ginge über die Nahrung, etwa in Form reichlicher Portionen Feldsalat, dessen Blätter die Blatt- oder Folsäure enthalten. In jedem Fall wäre die Basis einer sinnvollen Orthomolekularmedizin eine ausführliche Nahrungsanalyse, aus der allein sich eine vernünftige Substitution fehlender Stoffe ergeben kann.

Sinnvolle Nahrungsergänzung

Der einfachste Ausweg aus dem Dilemma liegt in reichlich frischer Vollwertkost, der alle bisherigen Erfahrungen recht geben. Wer sich vollwertig mit einer Tendenz zum Vegetarismus ernährt, lebt wesentlich artgerechter als jemand, der auf Fleischmast und

Industriefutter setzt. Er ist auch offensichtlich und nachweislich gesünder, leistungsfähiger und langlebiger, wie Studien zeigen. Als man jüngst herausfand, dass Allergien bei Waldorfschülern deutlich seltener vorkommen, sprachen selbst die untersuchenden Schulmediziner den Verdacht aus, dass dahinter am ehesten die bewusstere Ernährung stecken könnte. Solche Studien haben aber immer das Problem, dass die Gruppen nicht wirklich vergleichbar sind. Denn wer wirklich bewusst an seine Ernährung herangeht, wird auf die Dauer nicht dabei stehen bleiben, sondern in einem umfassenden Sinn bewusster mit sich, seiner Nahrung, aber auch seiner Umwelt und vor allem seiner Seele werden. Insofern wäre der orthomolekulare Ansatz ausbaufähig. Wer anfängt, seine Nahrung zu problematisieren, um leistungsfähiger und weniger krank zu werden, wird mit der Zeit und in der Regel auch die Beschränkungen seiner Methode durchschauen und dann weitergehen. Viele versuchen auch, die beiden Ansätze zu verbinden. Zu einer Vollwerternährung nehmen sie noch Zusatzstoffe nach dem Motto »Doppelt gemoppelt hält besser«. Das ist sicher oft übertrieben, aber als Übergangsstadium eine ganz gute Möglichkeit, schließlich doch zum Wesentlichen zu finden.

Vollwertig statt minderwertig

Eins kommt zum anderen

Der entscheidende Durchbruch in Richtung Gesundheit aber wird erst gelingen, wenn noch weitere Säulen der Gesundheit hinzukommen und wenn vor allem die Seele auf dem Entwicklungsweg bewusst mit eingeschlossen wird. Immerhin verdauen wir die Nahrung in ziemlicher Analogie zu der Art, wie wir unser Leben mit all seinen Aufgaben verdauen. Die Inder sprechen sogar von *Bhoga*, was »Welt essen« bedeutet, und gehen davon aus, dass wir all die sogenannten Karmafrüchte, die Ergebnisse unserer früheren Erfahrungen, *verzehren* und *verdauen* müssen.

Essen ist mehr als sich ernähren

Traditionelle asiatische Ernährungsformen

Die Kost der alten Meister

Der traditionellen chinesischen Medizin sind wir bei der typgerechten Ernährung bereits begegnet. Die sich hieraus ergebende Ernährung hat naturgemäß viele Vorteile und ermöglicht eine ebenso ausgewogene wie eben individuelle Kost. Allerdings steckt hinter der TCM eine sehr anspruchsvolle Philosophie, die sich bis in die tägliche Ernährung auswirkt. Um auf dieser Ebene die Anforderungen einer ehrwürdigen alten Tradition mit den Notwendigkeiten des modernen Lebens zu versöhnen, bedarf es einer intensiven Auseinandersetzung mit dem ganzen Thema. Dass das ansteht und möglich ist, zeigt die österreichische Krankenversicherung »Merkur«, die sich im Lauf unserer langen Zusammenarbeit längst zur Gesundheitskasse gemausert und die TCM inzwischen erfolgreich in ihr Vorsorgeprogramm integriert hat.

Moderne Lösung

Eine sehr einfache Abkürzung, die immer noch gute Resultate bringt, ermöglicht die nicht ganz billige, aus der TCM-Philosophie hervorgegangene Sunrider-Ernährung. Ihre in Riegelform produzierten ausgewogenen Mischungen sind mir auf Reisen eine gute Hilfe, eine Art gesundes Fastfood, das aber nicht nur gesund, sondern oft sogar heilsam wirkt.

Für die indisch ayurvedische Ernährung gilt prinzipiell Ähnliches, nur gibt es hier – meines Wissens – keine moderne, an die heutige Zeit angepasste einfache Version, wie sie die Sunrider-Produkte darstellen.

LEBENSMITTEL IN DER EINZELKRITIK

Genfood

Die aus den USA kommende Strömung des Genfood bedroht uns in einer ganz neuartigen Weise, die wir noch nicht wirklich verstehen und folglich auch nicht durchschauen. Die genetisch veränderten Feldfrüchte folgen einem modernen Trend, den man überall beobachten kann. Alles muss möglichst effizient, billig zu produzieren und von außen ansehnlich sein. Quantität rangiert vor Qualität, und gesundheitliche Aspekte spielen keine Rolle, solange es keinen Volksaufstand gibt. Selbst wenn es den aber gibt, wie in Gestalt des Volksbegehrens in Österreich, in dem sich über zwei Drittel der Bevölkerung gegen die Verwendung von Gentechnologie aussprachen, folgen keine Konsequenzen daraus. Es heißt zwar, die Industrie verstehe nur die Sprache des Drucks. Wenn die Verbraucher entsprechende Produkte boykottieren würden, gäbe es rasche Konsequenzen. Das ist aber kaum zu erwarten, da die Politiker, von den entsprechenden Lobbyisten präpariert, darauf achten, dass es keine wirksame Kennzeichnung der Inhaltsstoffe auf den Verpackungen gibt. Selbst grüne Politiker in der Regierung sind erstaunlich »flexibel« und wenig durchsetzungsstark. Insofern können die Verbraucher sich kaum wehren. Andererseits kommt hinzu, dass sie auch gar nicht so recht wissen, wovor sie sich fürchten sollten. Die Schäden, die die genetische Veränderung von Nahrungspflanzen beim Menschen anrichten, sind noch weitgehend undurchschaubar.

Ungewisse Bedrohung aus dem Erbgut

Die in dieser traurigen Branche führenden Industriekonzerne wiegeln in bekannter Weise ab, so, wie sie das immer machen, wenn es um ihre Geschäfte geht. In der Regel halten sie solche Haltungen auch durch, bis es zu spät ist, wie Beispiele, etwa die Conterganaffäre, zur Genüge gezeigt haben. Bis dahin werden sie aber bereits Fakten geschaffen haben, die nicht mehr umkehrbar sind. Der US-Konzern Monsato hat Schadensersatzprozesse gegen Farmer geführt, die auf ihren Feldern normales Saatgut ausgebracht, aber durch Auswilderung genveränderter Pflanzen aus der Umgebung auch viele solch pflanzlicher Industriechimären auf ihren Feldern hatten. Das belegt neben der skrupellosen juristischen Unverschämtheit solcher Konzerne, dass die gentechnologisch veränderten Pflanzen nicht auf bestimmten Feldern isoliert zu halten sind. Inzwischen gibt es auch schon Hinweise, dass Insekten, die solche Pflanzen bestäuben, ihrerseits Veränderungen durchmachen. Was das für unser menschliches Erbgut bedeutet, ist noch nicht einmal im Ansatz abzusehen.

Industrie sieht naturgemäß keine Gefahr

Ein sicherer Effekt dieser Technologie ist die Artenverarmung, die sich einerseits durch bewusste Bevorzugung bestimmter effizienter Sorten ergibt und sich andererseits durch Gentransfer der oben beschriebenen Art und Weise automatisch einstellt. Diese Tendenz zeichnet sich schon überall dort ab, wo Technokraten die Landwirtschaft reglementieren, wie wohl am deutlichsten in der EU. Wenn Äpfel und Birnen an der EU-Norm scheitern, geht die Vielfalt – politisch verordnet – zugrunde. Bei den gentechnisch veränderten Pflanzen kommt hinzu, dass sie wohl oft robuster sind als die natürlichen und sich so noch besser gegen diese behaupten können. Denn es werden auf diesem Weg nicht nur Tomaten gezüchtet, die nicht mehr faulen, sondern auch gegen Schädlinge resistente Arten. Diese aber haben dann bessere Überlebenschancen. Der raffinierteste Trick der Industrie ist die Zucht von Pflanzen, die auch gegen rabiateste Pestizide und Herbizide resistent sind. Über Feldern, die mit diesen Pflanzen bestückt sind, kann man dann die gefährlichsten Insektengifte oder »Pflanzenschutzmittel« ausbringen, um alles andere umzubringen – das Unkraut sowie die Pflanzen der Konkurrenz und die biologische Vielfalt gleich mit.

Artenverarmung

Im Augenblick können wir noch gar nicht absehen, wo das alles hinführen wird. Im schlimmsten Fall könnte sich das Ende aller biologischen Landwirtschaft anbahnen, wenn sich nämlich die gentechnisch veränderten Pflanzen gegen die natürlichen Arten in der freien Natur durchsetzen, wofür es eben leider schon Anzeichen gibt. Dann gäbe es über kurz oder lang auch keine Vollwerternährung im eigentlichen Sinn mehr, mit all den Konsequenzen für unsere Gesundheit. Möglicherweise ist aber auch Mutter Natur einfach stärker und die auf Gentechnik setzende Landwirtschaft bleibt mit ihren Pflanzen auf der Strecke, und der gesunde Menschenverstand setzt sich durch.

Horrorszenario oder übertriebene Angst

Wasser, Salz und Brot

Salz

Die wesentlichsten Lebensmittel verdienen ein eigenes Kapitel, wobei wir das nicht zufällig an erster Stelle stehende Wasser auf den Getränkebereich verschieben. Ohne Salz wäre unser Leben nicht denkbar, weil es im Stoffwechsel eine entscheidende Rolle spielt. Das wussten die Menschen schon sehr früh, weswegen sie es bis ins letzte Jahrhundert in hohen Ehren hielten. Das Gehalt wurde als Sal-är ausgezahlt, man sprach vom »weißen Gold«. Viele Städte wurden bei uns, aber auch anderswo nach ihm benannt wie zum Beispiel Salzburg und Salzgitter, auch Flüsse wie die Salzach tragen seinen Namen, und zahlreiche erbitterte Kriege wurden im Lauf der Geschichte um seinen Besitz geführt. Der Ausdruck »das Salz der Erde« bezieht sich in der Bibel auf die Christen (Matthäus 5, 13: »Ihr seid das Salz der Erde…«), die offenbar die Würze in Gottes Schöpfung bringen sollen. »Eure Worte seien immer freundlich, doch mit Salz gewürzt«, heißt es

Das Salz dieser Erde und das in der Suppe

im Kolosserbrief 4,6. Allerdings müssen wir modernen Christen aufpassen, uns und ihm nicht die ganze Suppe zu versalzen.

Das Salz hat, was seine Wahrnehmung und seine Bedeutung betrifft, im Lauf der Zeiten einige Veränderungen durchgemacht, und die Geschichte der Menschheit hat letztendlich einen Verlauf genommen, in dem es nicht nur aus dem Mittelpunkt des Interesses verbannt, sondern sogar aus gesundheitsrelevanten Gründen in eine problematische Ecke befördert wurde. Als Gewürz steht es aber immer noch unangefochten an erster Stelle auf jedem Restaurant- und Wirtshaustisch gleichermaßen.

Das Salz, der Mensch und sein Heil

Dass das Salz im letzten Jahrhundert in der Medizin in Verruf kam, hat vor allem zwei Gründe. Zum einen war es durch raffiniertere industrialisierte Produktionsmethoden viel billiger geworden, zum anderen durch denselben Prozess selbst so lange raffiniert worden, bis nur noch sein Hauptbestandteil Natriumchlorid übrig blieb, während die vielen Spurenelemente, die Steinsalz ausmachen, auf der Strecke blieben. Dadurch wurde Salz im Organismus zum Mineralien- und Wasserräuber, während sein natürlicher Urahn, das Steinsalz und noch ausdrücklicher das Kristallsalz, diese Probleme nicht oder nicht annähernd in diesem Ausmaß verursachten.

Zu Tode raffiniert

Salzschäden gibt es leider nicht nur an Autos nach langen Wintern auf gesalzten Straßen, sondern auch schon zunehmend in unseren Körpern. Wenn die Schulmedizin das Salz als Garant für hohen Blutdruck ausmacht, meint sie natürlich das raffinierte Salz, das sie mit sogenannten Saluretika wieder auszuschwemmen sucht. Grundsätzlich ist es richtig, dass Salz bei einem allerdings kleineren Teil der Menschen Bluthochdruck begünstigt, und man müsste heute – bei der in alternativen Kreisen herrschenden Kristallsalzeuphorie – an diesen möglichen schädlichen Effekt denken.

Salzschäden

Auf der sicheren Seite ist, wer von der Salzwelle nur den positiven Effekt mitnimmt und sich mit Kristallsalz versorgt, das ruhig auch aus den Alpen kommen darf, aber natürlich auch aus dem Himalaya. Auf alle Fälle wäre noch das Steinsalz, das auf die Straßen gestreut wird, von seinem Gehalt an übrigen Mineralien besser als das raffinierte reine NaCl, das in Geschäften für den menschlichen Verzehr angeboten wird, dafür aber gänzlich ungeeignet ist. Dem Steinsalz sieht man seine innere Vielfalt schon an der rosigen Farbe an, während das raffinierte Industrieprodukt durch makelloses Weiß imponiert. Aufgrund seiner energetischen Eigenschaften noch besser als einfaches Steinsalz ist Kristallsalz. Davon jedenfalls geht Dr. Barbara Hendel aus, die Autorin des Bestsellers über Wasser und Salz, der die Salz-Renaissance in der Gesundlebeszene ausgelöst hat. Allerdings würde ich auch davon nicht mehr nehmen, als man sonst schon immer verwendet hat. Eine Sole-Kur kann äußerlich für die Haut wundervolle Wirkungen haben, innerlich wäre sie auf alle Fälle nur mit minimalen Dosen sinnvoll. Das Leben ist schneller versalzen, als man denkt!

Was tun und wie salzen?

Brot

»Unser täglich Brot gib uns heute«, heißt schon die erste Bitte im Vaterunser, und Brot steht ganz oben als Erstes unter den Nahrungsmitteln, wenn auch die Milch rein zeitlich noch davor käme. Brot wird aus Getreide gebacken, das unsere Grundnahrung darstellen sollte. Ob es aus ganzen Körnern oder aus dem vollen Mehl gebacken wird, ist weniger wichtig als die Vollwertigkeit des Korns, also seine Herkunft aus biologischem Anbau. Ist diese gegeben, handelt es sich um Vollwertbrot. Dunkle Farbe ist dagegen kein sicheres Kriterium für gutes Brot, denn Bäcker, die dieses Vorurteil natürlich kennen, helfen hier oft mit Malz färbend nach. Vollkornbrot, das mehr oder weniger komplette, also ungemahlene Körner enthält, unterscheidet sich von normalem Brot vor allem dadurch, dass es extrem gut gekaut werden muss. Wir

Unser täglich Brot

haben beim Korn nicht die Wahl, ob wir es mahlen, sondern lediglich, wo wir es mahlen, beim Müller oder im eigenen Mund mit den eigenen Mühlenzähnen. Wer Vollkornbrot nicht genügend mahlt, wird das mit Blähungen und anderen Verdauungsproblemen bezahlen.

Milch

Es mag auf den ersten Blick erstaunen, wenn Milch hier statt unter den Getränken unter den Lebensmitteln abgehandelt wird. In Wirklichkeit gehört sie tatsächlich hierher. Lediglich am Anfang des Lebens ist sie in Gestalt der Muttermilch beides. Der Säugling lebt in jeder Hinsicht von der Milch der eigenen Mutter. Und auch wenn er sie trinkt, bleibt sie doch vor allem seine erste Nahrung, aus der er nicht nur die notwendigen Stoffe zum Aufbau seines Körperhauses und die Kalorien bezieht, sondern auch seine Abwehrkraft in Gestalt ausgeliehener mütterlicher Antikörper. Insofern ist sie unersetzbar als Start ins Leben, danach aber wird Milch als Ersatz in Form von Kuhmilch nicht nur überflüssig, sondern für viele auch schädlich, für alle aber eine erhebliche Fettbelastung.

Nahrung oder Getränk?

Auf der Milchflasche oder dem entsprechenden Karton liest der Verbraucher vom beruhigend geringen Fettanteil und fühlt sich sicher. Aber wie wir schon gezeigt haben, besteht trotzdem der überwiegende Kalorienanteil aus Fett, weil das Wasser, das der Milch ihr eigentliches Volumen gibt, kalorisch nicht zu Buche schlägt. Insofern ist normale Vollmilch immer Fettnahrung. Das ist zumindest wissenswert, denn das viele Fett ist für einen Großteil unserer modernen Übergewichts- und Ernährungsprobleme verantwortlich.

Die fette Wahrheit in der Milch

Wie bereits erwähnt, ist Kuhmilch vor allem aber für die Hälfte der Menschheit gar nicht verdaulich, weil ihr das entsprechende Ferment fehlt. Für diese Hälfte der Menschen ist sie damit sogar schädlich, weil sie zu Blähungen und anderen unangenehmen Verdauungsproblemen führt. Der Grund ist, dass sich eben erst die Hälfte der Menschheit in den rund 12000 Jahren seit Beginn der Hochkulturen und der Milchwirtschaft auf diese zusätzliche Nahrungsquelle einstellen konnte.

Unverträglichkeit der Milch

Bei der Milch sollten wir die Vorarbeit anderen überlassen, wie Joghurtbakterien und anderen Kleinlebewesen, die die Laktose auf dem Weg zu Käse, Quark, Rahm oder Kefir für uns abbauen. Solcher Art vorverdaut, sind Milchprodukte für die allermeisten Menschen verdaulich, aber immer noch nicht unbedingt bekömmlich, denn bei vielen wirken sie verschleimend, was leicht auszuprobieren ist. Auf alle Fälle sind Milchprodukte für diejenigen, die sie vertragen und mögen, ein gutes und zum Beispiel sehr kalziumreiches Lebensmittel.

Vorverdaute Milch ist bekömmlicher

Zucker und Süßigkeiten

Dass Zucker und Süßigkeiten nicht gerade gesund sind, steht heute außer Zweifel, da wäre dunkle Schokolade ungleich empfehlenswerter. Andererseits ist Süße etwas Unverzichtbares für ein erfülltes Leben. Natürlich wäre es besser, sie über andere sinnliche Wege zu bekommen als ausgerechnet über moderne Süßigkeiten. Deren überbordendes Angebot zeigt aber, wie stark in diesem Bereich kompensiert wird. Statt echter Erfüllung setzen immer mehr Menschen wenigstens auf Fülle, die dann in Gestalt der bekannten Polster auch sichtbar wird.

Süße des Lebens auf der falschen Ebene

Zucker besteht aus reiner Glucose, treibt den Blutzucker hoch und wird von den allermeisten Ernährungspäpsten als Mineralräuber ausgemacht, weil er in seiner weißen hochraffinierten Erscheinungsform praktisch keine Spurenelemente mehr enthält und diese folglich dem Organismus entzieht. Er liefert reine Kalorien, das also, was wir zuallerletzt brauchen. Allerdings ist seine etwas weniger verfeinerte braune Form auch nicht viel besser. Selbst geschleuderter Honig ist noch ein recht reiner Energieträger und von daher gar nicht so gesund und gut wie sein Ruf. Auch beim Zucker wird vor allem die Dosis zum Problem. Im Jahr 1850 lag der Pro-Kopf-Verbrauch pro Jahr noch bei zwei, heute dagegen bei 35 kg.

Zucker als Feind der Gesundheit

Süßigkeiten bringen – vom gesundheitlichen Standpunkt – eigentlich nur Nachteile mit sich, haben sie doch praktisch alle einen enorm hohen glykämischen Index und versammeln in sich die Nachteile ihrer Bestandteile von der Milch über den Zucker bis zur Gelatine. Letztere ist eine geschmacklose Substanz, die aus ausgekochten Tierknochen und anderen Abfällen wie Knorpeln, Schwarten, Sehnen und Häuten von Rindern und anderen Schlachttieren besteht. Insofern ist auch das Verspeisen von Obsttorten mit Geleeüberzug eine Geschmacksache, aber auch bei Mousse au Chocolat, Panna Cotta und allen cremigen Süßspeisen und -torten muss man mit Gelatine rechnen. Die Vorstellung, dass der Tortenguss, der über den verlockendsten Früchten glitzert, aus Rinderresten besteht, mag auch Fleischessern den Appetit verderben.

Die Nachteilsammlung des Süßkrams

Zum Glück lässt sich Gelatine durch Agar-Agar ersetzen. So können Süßspeisen auch auf gesundem und vegetarischem Weg eingedickt und versteift werden. Es handelt sich dabei um ein aus Rot- und Braunalgen gewonnenes natürliches Geliermittel, dessen Gelierkraft fünfmal stärker ist als die der herkömmlichen, aus Fleischabfällen gewonnenen Gelatine. Agar-Agar ist in heißem Wasser löslich, hat einen neutralen Geschmack und kann mit Honig oder Beerensäften beliebig gesüßt werden.

Rettung aus dem Pflanzenreich

Wenn man einmal vom hohen Fettgehalt absieht, ist wenig gegen Rahm zu sagen, vorausgesetzt, seine Mengen halten sich in vertretbaren Grenzen. Ohne Rahm und Butter ist eine sinnliche und verführerische Küche kaum möglich, abgesehen davon, dass eine alte Küchenweisheit besagt, Butter sei der Liebe zuträglich. So spricht vieles dafür, sich solch gut schmeckendes Fett zu gönnen und dafür lieber die versteckten Fette in Fertignahrung zu meiden, von denen man ohnehin nichts hat.

Lockendes Fett

Natürlich bietet reifes Obst eine ideale Süße, aber auch Birnen-, Apfel- und Agavendicksaft und Ahornsirup können Zucker oft, wenn auch nicht immer ersetzen. Ahornsirup wird tatsächlich von kanadischen Ahornbäumen gewonnen. Ein Baum gibt pro Jahr 40 Liter Saft, der zu einem Liter Ahornsirup eingekocht wird. Noch gesünder wäre Reismalz, weil es mehr langkettige Kohlenhydrate enthält.

Gefahrlose Süßquellen

Als reines Süßungsmittel wäre Stevia zu empfehlen. Ohne ein Kalorienlieferant zu sein, vermittelt es eine verblüffende Süße, ist dabei vollkommen natürlich und ganz zu Unrecht bei uns diskriminiert und schwer zu bekommen. Als Nahrungsergänzungsmittel kann man es über Sunrider bestellen. Inzwischen lässt es sich auch bei uns als Pflanze erstehen. Dann kann man direkt aus der Natur naschen. Stevia könnte sogar ins Leben von Diabetikern gefahrlose Süße zurückbringen.

Süße ohne Reue

Hingegen sind Süßstoffe wie Aspartam, das wohl zu Recht in Verdacht steht, ungesund zu sein, überall zu finden und in den meisten zuckerfreien Süßigkeiten und Lightprodukten bis hin zu Getränken reichlich versteckt. Natürliche Süßstoffe sind selbstverständlich den künstlichen Produkten der Industrie vorzuziehen, allerdings geht das moderne Conveniencefood, das unsere Welt erobert, den umgekehrten Weg. Einfach, billig und gerade noch nicht verboten reicht hier aus. Verkäuflich sind diese Dinge aufgrund des niedrigen Preises und Bewusstseins der Mehrheit dann trotzdem.

Das Süßstoffelend

NAHRUNG FÜR DEN GEIST

Interessanterweise gibt es neben der Fülle von Hinweisen auf Aphrodisiaka nur wenig Ernährungstipps, die sich auf die Förderung der geistigen Fähigkeiten beziehen. Im Meditationskreis um den indischen Yogi Maharishi zirkulierte aber bereits vor vielen Jahren ein Büchlein namens »Food for thought«, das zu einer aus heutiger Sicht geradezu modernen Ernährung anregte. Erst in jüngster Zeit ergeben sich auch aus den Forschungen der Wissenschaft einige Hinweise. Eigentlich ist es naheliegend, dass schlaue Köpfe das richtige Futter brauchen, denn immerhin beanspruchen allein die grauen Zellen des Gehirns 20% des gesamten Energieumsatzes für sich.

Essen Sie sich schlau

Vollwertige vitaminreiche Kost ist nicht nur für die körperliche, sondern auch für die geistige Entfaltung und Fitness wichtig. Viel frisches Obst, vor allem Banane und Ananas, aber auch vitaminreiche Beeren und Früchte wie der tägliche Apfel wirken unterstützend. Allerdings bleibt auch hier – im Sinne der TCM – die Typfrage wichtig.

Allgemeine Denkhilfen aus der Speisekammer

Eine ausreichende Versorgung mit Omega-3-Fettsäuren soll zum Beispiel das Gehirn zum Wachsen anregen. Diese Fettsäure findet sich besonders in frischem Fisch. So macht der Omega-3-Anteil, der allerdings – wie schon besprochen – immer in Relation zum Omega-6-Anteil zu sehen ist, bei Sardinen 40% aus, bei Thunfisch 32% und bei Lachs 29%. Aber auch bei Heringen sind es noch 25% und in Makrelen immerhin noch 22%.

Fischiges Fett fürs Hirn

Die diesbezüglich vielgelobten Nüsse enthalten etwa in Gestalt der Walnüsse immerhin 13% Omega-3-Fettsäuren. Dass die geöffnete Walnuss von ihrer Gestalt her verblüffend einem Gehirn in der Schädelschale ähnelt, hat die Menschen schon immer zu solchen Überlegungen angeregt. Jetzt findet sich über den wissenschaftlichen Weg sogar eine Bestätigung dafür. Bei Mandeln beträgt der Anteil an Omega-3-Fettsäuren nur noch 1%.

Nuts for thoughts

Bei Rapsöl liegt ihr Anteil bei 10%, bei Weizenkeimöl nur noch bei 5%, das oft hochgelobte Olivenöl enthält schließlich nur noch 1%, Sonnenblumenöl und Traubenkernöl schon gar keine mehr.

Weitere Quellen für Omega-3-Fettsäuren

Absoluter Weltmeister ist diesbezüglich aber der Leinsamen mit 53% Omega-3-Fettsäuren-Anteil. Er hilft nicht nur der körperlichen Verdauung auf die Sprünge, sondern offenbar auch der geistigen. Insofern dürfte die sogenannte Budwig-Diät oder Öl-Eiweißkost ein wahres Lebenselixier für wache aktive Gehirne sein.

Leinsamen für schlaue Köpfe

Sojaprodukte, Käse und Eier enthalten Cholin, einen Grundstoff des Acetylcholins, jenes überaus wichtigen körperlichen Botenstoffes, der unter anderem die Gedächtnisleistung und das Denkvermögen unterstützt.

Cholinhaltiger Treibstoff für schlaue Hirne

Dem Neurotransmitter Serotonin werden wir noch begegnen in Form jenes zauberhaften Abschirmstoffes, der einen Käseglockeneffekt am Gehirn in Gang setzt und es von Reizüberflutungen abschirmt, so dass es sich auf die wirklich wichtigen und wesentlichen Dinge konzentrieren kann. Konzentrationsförderung hilft natürlich auch dem Denken. Volles Korn, Reis, Kartoffeln, aber auch Schokolade fördern die Produktion von Serotonin. Insofern zeigt sich hier, dass Liebe und Geist nicht zwangsläufig in Opposition zueinander stehen. Beide profitieren von ausreichend Serotonin.

Serotoninquellen für bessere Konzentration

NAHRUNG FÜR DIE LIEBE

Last, but not least ist die Beziehung zwischen Essen und Liebe zu untersuchen. Aus Sicht der spirituellen Philosophie liegt alles schon im Anfang begründet, so wie der ganze Samen bereits den Baum enthält. Am Anfang des Lebens aber nimmt die Liebe, die das Kind von seiner Mutter bekommt, ganz natürlich den Weg über Mund und Magen. Der warme, nährende Strom süßer Milch lässt den Einfluss des venusischen Prinzips im Leben erkennen: Das Baby trinkt an derselben Brust, an der auch andere Geliebte saugen, wenn sie Liebe möchten. Wo es dem Kind noch vor allem um die süße, warme Milch geht, kostet der Liebhaber die süße Liebe der Frau, die er begehrt. Saugen nimmt einen zentralen Platz im Liebesgeschehen ein, ist es doch ein Akt des Einverleibens und die früheste Form des Essens. Das Liebesspiel beginnt nicht selten küssend ebenfalls am Mund und spielt sich dann größtenteils saugend an den Körperöffnungen ab. Ersetzt das Essen – wie so häufig – später weitgehend das Liebesspiel, stellt sich statt der runden inneren Zufriedenheit der Sättigung eher eine rundliche und oft stattliche Kugelgestalt ein.

Venus/Aphrodite und Genuss

Definitionen der Liebe und des Essens stehen sich nicht nur sprachlich nahe: Es geht um die Sehnsucht, sich zu öffnen, Begehrtes hereinzuholen und zum Eigenen zu machen. Hier spiegelt sich der Urwunsch der Menschen, zum Ursprung, zur Einheit des Paradieses, zurückzukehren, indem sie alles hereinholen und so zu allem werden. Auf der Ebene des Gleichnisses von den Kugelmenschen gelingt es ihnen für den Augenblick des Geschlechtsakts in der Tat, wieder zur vollkom-

Runde Vollkommenheit als Ziel

menen runden Ganzheit zurückzukehren, was im Orgasmus auf der übertragenen Ebene sowieso immer Ziel war und bleibt.
Das Gleichnis von den Kugelmenschen erzählt, wie die Menschen ursprünglich in Kugelgestalt die Erde bevölkerten und so rund und vollkommen waren mit ihren zwei Köpfen und vier Armen und Beinen, dass sie die Eifersucht der Götter herausforderten. Der Gott Apoll hieb sie schließlich mit seinem Schwert auseinander und teilte sie so in die beiden polaren Hälften. Von jetzt an bestand ihre Aufgabe darin, ihre andere verloren gegangene Hälfte wiederzufinden, um sich mit ihr neuerlich zu vereinen. Das Einheitsgefühl beim Orgasmus belebt für einen – meist kurzen – Moment die runde Vollkommenheit des ursprünglichen Paradieszustandes wieder und verhindert so nebenbei sehr erfolgreich das Aussterben der Menschheit.

Heile Kugeln

Im christlichen Mythos wird die paradiesische Einheit mit dem Essen der verbotenen Frucht, meist als (Liebes-)Apfel dargestellt, verspielt. In Festen der Liebe wird sie wenigstens für Augenblicke zurückgewonnen. Von den – meist verbotenen – Früchten der Liebe spricht man auch im Hinblick auf die Kirschen aus Nachbars Garten, die – wie alle Kirschen – in so verräterisch eindeutiger Signatur zu zweit an ihren Zweigen hängen. Und auch der wilde Erdbeermund bei François Villon spielt auf die Früchte der Liebe an. Spricht man von einem »Früchtchen«, geht es meist weniger um ein botanisches als um ein menschliches Geschöpf.

Verbotene Früchte

Symbolisch stellen körperliche Liebe und Essen sich entsprechende Vorgänge des Einverleibens und Integrierens von Fremdem dar. Allerdings gibt es im seelischen Bereich Lösungsmöglichkeiten, die auf der körperlichen Ebene geradezu gefährlich anmuten. Denn während seelische Liebe alle Grenzen und jeden zu engen Rahmen sprengt, ja sich beliebig ausdehnen und so wahrhaftig zum Spiel ohne Grenzen werden kann, braucht der kulinarische Genuss Grenzen und deren Respektierung. Über die normalen Grenzen

Von sinnlich venusischem und kulinarischem Genuss

hinaus zu essen führt zu all den problematischen Nebenwirkungen von kurzfristigem Völlegefühl bis zu langfristigem Übergewicht. Auch körperliches Überschreiten aller Grenzen in der Liebe kann rasch in die Katastrophen des Aidszeitalters führen. Dieses Krankheitsbild zeichnet sich gerade durch den Zusammenbruch aller körperlichen Abwehrschranken aus. Dagegen führen seelische Liebe und seelisches Essen im Sinne des christlichen Abendmahles oder des indischen Weltessens (Bhoga) zur Lösung. Sie ließen uns wieder rund und gesund beziehungsweise heil wie im Paradies werden.

Nuckeln von Milch und Liebe an der mütterlichen Brust müssen dem Kind als ein dem Paradies noch recht naher Zustand erscheinen, fast wie im Schlaraffenland, wo bekanntlich auch Milch und Honig fließen, ohne dass man sich darum besonders bemühen müsste. Es dauert einige Zeit, bis sich zumindest das männliche Kind wieder Zugang zu jenem paradiesischen Platz am Busen verschaffen kann. Schon das Abstillen ist von daher keine leichte Sache: Das Kind wird den Luxusplatz am Herzen der Mutter, wo es so himmlisch gesäugt, gewärmt und beschützt wird, nur selten ganz freiwillig räumen. Es ahnt wohl noch nicht, dass es später zurückkehren darf, wenn auch unter anderen Vorzeichen, aber zum selben Zweck, um Lust zu erleben und zu schenken. Ist ein kleines Geschwisterchen schon in der Warteschleife, entzündet sich an der säugenden Brust nicht selten das erste Eifersuchtsdrama. Es unterscheidet sich nicht wesentlich von allen späteren, geht es doch schon um Liebe, wenn auch deren essbarer Aspekt noch sehr im Vordergrund steht.

Mütterliches Schlaraffenland

Nach dem Abstillen brauchen und suchen Mutter und Kind in der Regel Ersatz für die sinnliche Befriedigung. Bei der Frau kommt der Partner wieder mehr zum Zuge, das Kind hilft sich mit dem eigenen Daumen oder bekommt einen Schnuller. Beide sind allerdings nicht annähernd so weich und erst recht nicht so ergiebig wie die Mama. Die meisten Kinder merken recht bald, dass durch den eigenen Daumen oder einen

Sinnlicher Ersatz für die Brust

Plastikersatz, der tatsächlich eine Art Brustknopsenplastik darstellt, weder Milch noch Liebe fließen. Daher lassen sich nicht alle auf diese leichte Art abspeisen. Die Milchflasche, die ja auch einen Schnuller hat und zudem warme Milch spendet, wird viel besser angenommen.

Sie liefert aber auch schon die Grundlage für den später häufig zum Problem werdenden Ersatz von Liebe durch Ernährung. Die frühe Lust des Kindes auf Zuwendung, Liebe und Geborgenheit wird über Ernährung befriedigt. Kein Zweifel also, dass die Liebe von Anfang an durch den Magen geht. Da an der Brust der Mutter mehr zu haben ist als Milch, ist verständlich, dass sie meist nur ungern gegen ein recht beliebiges Fläschchen eingetauscht wird. Kleinkinder sind noch wenig materiell eingestellt und dürften den Kalorienanteil der Milch geringer schätzen als das Sinnenfest am mütterlichen Busen.

Frühe Liebesfallen

Heute gilt als erwiesen, dass Kinder zum Gedeihen neben Atemluft und Nahrung auch Liebe brauchen. Jene berüchtigten mittelalterlichen Experimente hatten es gezeigt. Um die Ursprache der Menschen herauszufinden, isolierte ein Herrscher Neugeborene, an die niemand ein Wort richten durfte, die aber materiell gut versorgt wurden. Während der Herrscher vergeblich auf die ersten Worte in der »Ursprache« wartete, kümmerten die Kinder vor sich hin, bis sie schließlich starben. Spätere Beobachtungen an Heimkindern, denen es an Liebe mangelte, bestätigten des Rätsels Lösung. Kinder gehen an Liebesmangel zugrunde, während Erwachsene nur verkümmern. Ohne jeden Zweifel sind Essen und Liebe also von allem Anfang an eng miteinander verbunden.

Liebe als Nahrung des Lebens

Liebe, die von Anbeginn durch den Magen geht, kann auch später diesen Weg nehmen. Wenn sie allerdings gar keine anderen Kanäle findet, wird diese Mund-Magen-Verbindung leicht zur Einbahnstraße. Spätestens wenn sich ein Geschwisterchen ankündigt, muss das Kind von der Brust als Milch-

Liebe geht durch den Magen

und Lustquelle lassen. Offensichtlich soll es schon in solch zartem Alter reifere Formen der Lustbefriedigung finden. Häufig bleibt es aber auf ernährungsabhängigen Genuss angewiesen, und die Zeit der Süßigkeiten und Schleckereien beginnt. Diese süßen Sachen enthüllen ihren Charakter als Liebesersatz sehr deutlich. Kaum erlebt das Kind etwas Schmerzliches, was früher zum »stillenden« Anlegen an die Brust geführt hätte, bekommt es jetzt Bonbons oder einen Lutscher zum Stillen der Tränen. »Süße Mädchen«, die zum »Vernaschen« reizen, »Zuckerpuppen« und »Schokimäuse« verraten die sprachliche Nähe zwischen Zuckerwerk und Liebe. Die Zeit der Süßigkeiten müsste so rasch wie möglich wieder enden. Sie stellen höchstens eine Übergangslösung dar wie dann später noch einmal, wenn die süße Kindheit mit dem ersten Schultag endet und eine mit Süßigkeiten vollgestopfte Schultüte den Übergang ins Elend überbrücken helfen kann. Das Ausmaß der sogenannten Schleckphase ist meist umgekehrt proportional zur erhaltenen Liebe und Zärtlichkeit von Seiten der Eltern.

Empfänglich für Süßigkeiten bleiben aber fast alle auch noch so großen Kinder und hier besonders die Damen, die mit Pralinen, Konfekt und Bonbonnieren beschenkt und oft sogar beglückt werden. Süße Huldigung und Hinweis an ihre verführerische Süße sind in zuckersüßer Form heute mehr denn je zu haben. Natürlich sind diesbezüglich unterversorgte Menschen besonders empfänglich für derlei süße Komplimente und lassen sich mit deren Hilfe leichter verführen, ja »vernaschen«. Erwachsene Naschkatzen gibt es wie Sand am Meer. Sie werden von einer eigenen Industrie versorgt, während sie die Industrie naschend erhalten. Aber auch beim Austeilen der Speisen gibt es mitunter verblüffende Verführungsversuche der Frau, die sich auf dieser Ebene im Beisein ihres Mannes Dinge traut, die auf der so naheliegenden anderen Venusebene wahrscheinlich völlig tabu wären. Übergriffe sind im Venusland naheliegend und gehen immer mit der entsprechenden Ambivalenz einher. Fast alle Menschen werden gern verführt, scheuen aber die Folgen. Die einen machen dick, die anderen dicke Luft. Die Beziehung zwischen Schmausen und Schmusen

Süßigkeiten für große Kinder

liegt auf der Zunge. Die Vor*liebe* für Süßigkeiten beziehungsweise die verzehrende Sehnsucht nach ihnen zeigt die Doppelbödigkeit des Terrains ebenso wie der Ausdruck »es satthaben«, der sich ja durchaus nicht nur im Ernährungsbereich anwenden lässt.

Venusfallen und Auswege daraus

Die Pubertät brächte eine ideale Gelegenheit, die Genussbefriedigung von der Ernährung unabhängiger zu leben, in Gestalt von sinnlicher Liebe, die, vom Herzen ausgehend, sich auf den weiten Hautpartien austobt und alle Körperöffnungen einbezieht und so den Magen schont. Wo er aber im Mittelpunkt bleibt und man auf dieser Stufe hängen und damit im wahrsten Sinne des Wortes an Süßigkeiten kleben bleibt, sind die Weichen unübersehbar auf Ersatzliebe gestellt, und Fülle tritt an die Stelle von Erfüllung. Natürlich gibt es auch später jede Menge Gelegenheiten, sich verliebend den Sprung auf reifere Ebenen erotischer Liebe zu schaffen, allerdings muss nun ein eingefahrenes und oft schon festgefügtes altes Muster aufgegeben werden. Wo es bereits zur sprichwörtlichen zweiten Natur geworden und – wie die Sprache weiß – in Fleisch und Blut übergegangen ist, wird die Lösung schwer. Tatsächlich geht auf der körperlichen wie auf der übertragenen Ebene kaum etwas so schnell in Fleisch und Blut über wie Süßigkeiten, da ihr glykämischer Index so hoch ist. Das heißt, ihr leicht löslicher, hochraffinierter Zucker- beziehungsweise Glucoseanteil ist nach kürzester Zeit im Blut, und die Betroffenen setzen über den beschriebenen Insulinmechanismus besonders schnell »Fleisch« an. So halten Süßigkeiten obendrein den Hunger am Leben, anstatt ihn zu stillen. Diese Form des süßen Genusses macht also niemals satt, sondern füllig, was die Chancen im anderen Feld der Venus wiederum reduziert und so die ersehnte Erfüllung in weite Ferne rücken lässt.

Nach der Pubertät bleiben Essen und Liebe in vieler Hinsicht Partner. Beim »Bratkartoffelverhältnis« manches Studenten mit seiner Wirtin gehen ihre Liebes- und seine Ernährungsbedürftigkeit ein Verhältnis ein, das beiden garantiert, was sie aus Venus' Reich im Augenblick am dringendsten brauchen. Die Liebe ist hier sogar noch ein wenig enger an Tisch und Bett gebunden als sonst. Traditionell war diese Beziehung immer eng. In alten Zeiten galt der Herd als Zentrum des Hauses, so wie das Herz Zentrum unseres Körperhauses ist. Wie sich im alten Haus alles Leben um den Herd drehte, kreist in unserem Leben letztlich alles um die Liebe und heute auch vieles um Ernährung.

Lebenslange Partnerschaft zwischen Lieben und Essen

Der Gegenpol zur Venus/Aphrodite, dem Liebesprinzip, ist Mars, das Prinzip des Kampfes und der Aggression. Es war schon in antiken Zeiten nach draußen verbannt und sollte sich auf den Schlachtfeldern austoben. Eros/Amor, der griechische/römische Liebesgott und beider Kind, nahm bei seinen beiden Eltern Anleihen, wenn er sein Anliegen, die Liebe, mit scharfen Pfeilen in die Herzen der Menschen schoss, eine Brandfackel in ihr Herz stieß oder die Liebe ganz konkret zuschlagen ließ. Der direkte Zugang zum Herzen aber war Mars verwehrt, und auch grimmigsten Kriegern galt das Herdfeuer als heilig. Wenn wir heute beim Essen so auffällig weit in Mars' Reich gerutscht sind und wic die Raubtiere schlingend unsere Beute hinunterwürgen, zeigt sich mit dem Kriegsgott hier ein erkennbarer Gegenpol zu Venus und damit auch zum Genuss.

Mars als Gegenspieler der Liebe und des Genusses

Noch immer erwarten Männer von Frauen, dass sie sie »liebend umsorgen«, was vorrangig »bekochen« meint. Sie bereitet ihm das Mahl, und er *frisst ihr* dafür *aus der Hand*, wie seinerzeit im Paradies, als die Welt gerade noch in Ordnung war. Die Liebe, die durch den Magen geht, hat Eva in der Regel fest unter Kontrolle. Erotische Liebe wäre wohl noch schmackhafter und viel bekömmlicher, aber da müsste er sich mit bemühen. So kommt es, dass der typische Feierabend eher mit einem Festgelage als mit einem Liebesfest gefeiert wird und kulinarische weit vor erotischen *Gelagen* rangieren, wobei wir dem Wort noch anhören, dass hier ursprünglich eher im Liegen gefeiert wurde. Das Erotische kommt, wie die Karikatur weiß, nur selten und bei besonderen Anlässen zum Zuge, wenn ein richtiger Feiertag ansteht und Adam besser bei Kräften ist.

Liebes- und Lebensmittel

Die Beziehung zwischen Essen und Liebe macht auch der klassische Weg des Flirtens deutlich, der sehr rituell geregelten Bahnen folgt. Man kann, sofern man aufeinander steht, noch im Stehen miteinander anstoßen. Anschließend wird die Dame zum Essen eingeladen, was schon auf Sitzen und damit auf eine tiefere Ebene abzielt. Das geschieht, weil der eigentliche Appetit weit darüber hinausgeht. Essend kann man sich beschnuppern und so alle weiteren venusischen Eventualitäten vortesten, ja vorkosten. Typischerweise werden solche Einladungen für das Abendessen ausgesprochen, wo das Abenteuer naheliegt – und die Nacht mit ihren weiter reichenden Eskalationsmöglichkeiten. Im Idealfall eskaliert »die Angelegenheit« in vorgezeichneten Bahnen und wird zur Affäre, die von Stufe zu Stufe und Sinnesorgan zu Sinnesorgan fortschreitet. Zwar konnten sie sich anfangs gar nicht *satt*sehen aneinander und mussten sich am Klang ihrer Stimmen *berauschen*, bei Tisch sitzend war es immerhin möglich, sich schon einmal satt zu essen und an verführerisch perlendem Schaumwein zu berauschen. So wurde der schaumgeborenen Liebesgöttin das Terrain bereitet. Bald will und darf dann auch der Tastsinn ins Spiel der Liebe kommen. Vom ungemütlichen Stehen längst zum vertrauteren Beisammensitzen gewechselt, wird der nächste Schritt zum noch entspannteren Liegen immer naheliegender und die Verbindung von Tisch und Bett ein weiteres Mal deutlich. Es geht im Konkreten wie im Übertragenen immer tiefer hinein ins Abenteuer der Venus. Vom genüsslichen Mahle mit beider Leib- und *Lieblings*speisen, *weinselig* und vielleicht schon *liebestrunken*, entwickelt sich entsprechender Taten*durst*, und er trägt seine kostbare Eroberung ins Bett, wo sie wonne*trunken* den tiefsten Genuss *kosten*, den Venus auf dieser Ebene bieten kann. In ihrer Leiblichkeit erleben sie höchste Lieblichkeit, und in einer köstlichen Nacht empfängt sie ihn und vielleicht mehr. Möglicherweise wird ihre Liebe eine »runde Sache« und trägt Früchte. Dann ist die Vermählung der nächstliegende Schritt, der wiederum auf der anderen Ebene ein Festmahl oder eben Hochzeitsmahl erfordert. Sie werden wie verschiedenes Korn zu-

Vom Essensgenuss
zum Liebeskuss

sammengemahlen und sind nun untrennbar miteinander verbunden oder eben vermählt. Genusszeiten sind immer *Hoch*zeiten. Lediglich eine Trennung von Tisch und Bett kann solch eine Vermählung wieder auflösen.

Alte Zeiten machten die Beziehung zwischen den verschiedenen Ebenen der Aphrodite/Venus oft noch mutiger offensichtlich. Die sinnenfreudigen Römer lagen bereits zum Essen und ließen sich dabei alle möglichen Sinne zugleich verwöhnen. Aber alle Themen kamen aus Aphrodites Genussreich. Bis in unsere Zeit existiert das diskrete Chambre séparée, in dem die Liebe noch immer beim Magen beginnt, allerdings mit den Versprechen, ein gutes Stück darüber hinauszugehen.

Genussfreudigere Zeiten

Die Aphrodisiaka haben heutzutage etwas von ihrer drallen und prallen Symbolkraft eingebüßt und wurden weitgehend Opfer des Trends zur Pille. Auch wenn sie viel von ihrer ursprünglichen Sinnlichkeit eingebüßt haben, konnten sie doch überleben – zum Teil in Gestalt von Gewürzen und Süßigkeiten, von denen wir heute kaum noch wissen, was ihr eigentlicher Einsatzbereich war. Andererseits werden sie aber bis heute genossen und geschluckt: von der Ginsengwurzel über Vitamin-E-Pillen bis zu Viagra, das hier sogar einen neuen Boom ausgelöst hat, wenn es auch wenig Genuss beim *Einverleiben* vermittelt. Unsere Vorfahren waren diesbezüglich deutlich mutiger, um nicht zu sagen dreister, wenn wir nur an Giacomo Casanova denken, der *die* einschlägig beleumundeten glitschigen Austern seiner jeweiligen Geliebten von Mund zu Mund servierte. Das prickelnde Gefühl des Champagnertrinkens haben wir uns dagegen auch in seiner ursprünglichen Bedeutung fast uneingeschränkt bewahrt. Damit können wir noch immer anstoßen, ohne anstößig zu werden. Bis heute hat es für viele Menschen etwas *sündhaft* Teures und auch Leicht-sinniges an sich. Es hebt die Stimmung, bringt das Blut in Wallung und fördert die Lust am Venusischen.

Liebesspeisen und -pillen

Sehr nahe liegt hier das Thema Verführung, und auch dabei finden wir wieder die beiden Themen Essen und Liebe beieinander.

Süßigkeiten haben auf beiden Ebenen etwas Verführerisches. Süße, appetitliche Mädchen, die reizend und zum Anbeißen aussehen, sind ein gefundenes »Fressen« für die hungrigen Blicke des Verführers. Bevor er sich ans Vernaschen macht, kann er über den Magen das Terrain mit »Ferrero-Küsschen« vorbereiten, sie könnte sich gegebenenfalls mit »Mon Chéri« revanchieren. Bei jeder Spielart der Sucht spielt die Verführung eine wichtige Rolle. Auf der Suche nach Liebe und letztlich runder Vollkommenheit werden Süßigkeiten und andere Leckereien leicht zu verführerischem Ersatz. Und weil der zwar füllt, aber nicht erfüllt, gerät die Suche rasch zur Sucht. Hunger und Sehnsucht bleiben ungestillt, und so wird weitergeschmaust statt geschmust, ohne dass bei Ersterem die Chance besteht, je satt zu werden. Die Regression auf die frühkindliche Stufe, wo so ziemlich jeder Unlust mit süßer Nahrung beizukommen ist, wird deutlich. Statt innerlich rund wird man äußerlich zur Kugel. Babyspeck, am Anfang ganz in Ordnung, wird zur Bedrohung der Figur. Schlimmstenfalls wird das Ergebnis ähnlich verpackt wie zu Beginn, in strampelhosenähnlichen, weit und geräumig geschnittenen Kleidern, die mehr verhüllen als zeigen. Jedoch bleibt unübersehbar deutlich, dass hier die Ebenen verwechselt wurden und die Suche nach Erfüllung in die Fülle geführt hat. Phasenweise nahm sich – nomen est omen – die Babydollmode der verunglückten Figuren an.

Verführung im Venusreich

Als noch drastischere Regression erweist sich der Griff (zurück) zur Flasche, mit dem Alkoholiker ihre Sehnsucht nach seelischer Rundheit zu befriedigen suchen. Nach der frühen oralen Frustration des Abgestilltwerdens noch angemessener Ausweg, stellt die Flasche für den Erwachsenen eine in jeder Hinsicht unbefriedigende Flucht zurück in kindliche Gefühlswelten dar. Süße Milch wäre nun nicht mehr ausreichend, um der als zu hart empfundenen Realität zu entkommen, und so bedarf es der benebelnden Weichspülerwirkung des Alkohols als Schlüssel zur weichen Welt des Rausches. Oft finden sich bei Süchtigen unreife Persönlich-

Rückgriff zur Flasche

keiten, die in frühen Entwicklungsphasen stecken geblieben sind und nicht selten in ihrer Kindheit erheblich verwöhnt wurden. So konnten sie nicht lernen, mit Frustrationen fertig zu werden und Schritte zu wagen, um auf die eigenen Beine zu kommen. Besonders schwer haben es verwöhnte Söhne liebesbedürftiger Mütter, die in ihrem eigenen ungestillten Liebeshunger auch den der Söhne nicht wirklich stillen können, sie dafür aber mit allen möglichen Ersatzformen von Liebe überschütten und dadurch umso mehr an sich binden. Da sie nicht satt werden, saugen die Söhne immer weiter und wechseln mit einer kurzen Unterbrechung von der einen zur anderen Flasche. Der Griff zurück zur Flasche zeigt ebenso deutlich die Regressionstendenz wie die Süßigkeitensucht, bei der es letztlich wieder zum *Dauerlutschen* kommt. Die dazwischen angesiedelten Formen übermäßigen Essens und Trinkens deuten auf ähnliche Muster hin. Das Übermäßige ist das über das eigene Maß Hinausgehende und tritt häufig auf, wenn die Anforderungen des Lebens zu hoch erscheinen.

Die nahe Beziehung zwischen Liebe und Essen unter der Obhut der Venus, die ihren gemeinsamen Nenner in der Lust findet, hat im Frust ihren Gegenpol. Unterschiedlichste Enttäuschungssituationen können zum Rückzug in Venus'/Aphrodites Reich (ver-) führen. Ihre Angebote werden zu Balsam für ein angeschlagenes Selbstwertgefühl und ein willkommenes Trostpflaster für schmerzende Wunden. In solchen Augenblicken lässt sich jeder gern mit Liebe verwöhnen, ob zärtliche Hände sie direkt auf die Haut übertragen oder sie den Umweg aus dem Kochtopf durch den Magen unter die Haut nimmt. Wenn einen *alle guten Geister verlassen* haben, liegt Selbstbefriedigung nahe, und wieder bietet Venus/Aphrodite ihre ganze Palette von süßem Zuckerwerk bis zu sinnlich-erotischen Phantasien.

Lust und Frust

Beide Arten, sich die Süße des Lebens zu gönnen, führen allerdings zu keinem befriedigenden Ziel. Selbstbefriedigungs- und Süßigkeitenorgien erhöhen die Lust eher noch und stillen weder den normalen Hunger noch den nach Liebe. Im Venusreich

Ersatz bleibt immer Ersatz

bleiben sie Ersatz. Die ehrliche Sprache lässt, wenn sie von »süßen Mädchen« spricht, die »zum Anbeißen« seien, keinen Zweifel daran. Klappt es mit dem »Vernaschen« der »Schokimaus« auf erotischer Ebene nicht, muss nicht selten echte Schokolade einspringen und Kummerspeck ist die natürliche Folge, und er ist nicht einmal Lustspeck, sondern Frustspeck.

Wie bei allen Archetypen haben wir auch bei Venus/Aphrodite die Wahl, uns reich beschenken oder vergiften (das lateinische »venenum« bedeutet Gift) zu lassen. Ihre Gaben, ja ihr Gift, zum Geschenk (engl.: »gift«) werden zu lassen ist eine besonders lustvolle Möglichkeit im Umgang mit der Liebesgöttin. So wäre – um ihr gerecht zu werden – unbedingt daran zu denken, schön zu essen und das Essen im Hinblick auf Ästhetik und Ritual zu zelebrieren. Und natürlich eignen sich dafür Kunstwerke, wie sie die Nouvelle Cuisine schafft, besser als Plastikdöschen voller Nahrungsergänzungsmittel. Wer aus dem Essen ein Genussritual macht und Kerzen und Musik ebenso zum Einsatz bringt wie gute Stimmung und Humor, kann nicht nur ruhiger und besser essen, sondern auch verdauen. Schönheit und Balance gehören natürlich auch zum Archetyp der Venus. Eine ausgewogene Ernährung etwa im Hinblick auf das Säure-Basen-Gleichgewicht, die auf Lebens- statt Nahrungsmitteln beruht und von ihrer Ästhetik her anspricht und Appetit macht, wäre eine wundervolle Möglichkeit, Venus zu respektieren, ganz abgesehen von speziellen Leckerbissen, die ihrem Wesen in ganz besonderer Weise entsprechen und als Aphrodisiaka immer schon eine große Rolle im Genussleben der Menschen spielten.

Geschenke der Venus

Noch im Mittelalter galten alle Gewürze als Sendboten aus einer sagenhaften Welt und Verbindungsglieder zum Paradies. Pfeffer, Ingwer und Zimt waren besonders angesehen, und man ging davon aus, dass sie im Paradies wüchsen. Hildegard von Bingen geißelte die orientalischen Gewürze, weil sie die Sinnenlust erregten. Kindern blieben sie lange vorenthalten, wegen ihrer »schädlichen Erregung der

Aphrodisiaka, die speziellen kulinarischen Geschenke der Venus

Sinne«, ihrer Stimulation der Geschlechtslust und der Verführung zur Onanie. Im alten Ägypten und später auch in Rom war Anis sehr beliebt, andere Gewürze wurden wegen der Hitze und damit einhergehenden Wallungen geschätzt, die sie in ihren Genießern hervorrufen konnten. Hierfür waren besonders Gewürze aus der Ingwerfamilie wie Kurkuma, Kardamom und Galgant geschätzt. Früher wurden Gewürze nicht selten in hoher Dosierung zur Erweckung der Freuden des Gaumens und des Geschlechts gleichermaßen eingesetzt.

Schokolade als Aphrodisiakum

Schokolade ist wegen ihres oft hohen Zucker- und auch Milchanteils leider kein besonders gesundes Genussmittel, sondern im Gegenteil ein Gesundheitsproblem. Typischerweise führt sie in dieser Zubereitungsart auf schnellstem Weg in die beschriebene Glucosefalle, da sie als süße Milchschokolade einen überaus hohen glykämischen Index aufweist. Außerdem vereinigt sie aufgrund des hohen Milchanteils alle Nachteile der Kuhmilch in sich. In ihrer süßen Erscheinungsform hat sie zwar die Kinderherzen erobert, aber nicht gerade zu deren Fitness und Gesundheit beigetragen und ist nicht nur bei Zahnärzten ins Gerede gekommen, sondern auch so ziemlich allen Ernährungspäpsten zum Ärgernis geworden. Tatsächlich liefert sie der Karies einen idealen Nährboden und ist mit dem hohen Zuckeranteil auch ein Mineralienräuber. Das müsste aber alles gar nicht so sein.

Schokolade ist nicht gleich Schokolade

In ihrer lateinamerikanischen Heimat wurde sie ursprünglich und schon von den Azteken ganz anders genossen, nämlich ohne Milch und Zucker, da beide in dieser Form noch unbekannt waren. Kakao, ihr Grundstoff, galt als Nahrung der Götter. Man genoss ihn als Gebräu aus gemahlenen Kakaobohnen, vermischt mit

Maisbrei und Gewürzen wie Chili, Pfeffer, Vanille und Piment in warmem oder kaltem Wasser. Als Zubereitung aus ziemlich reinem Kakao war diese frühe Schokolade bitter und herb und entfaltete ganz andere Wirkungen, die ihr den Ruf eines Aphrodisiakums einbrachten, einer Speise also, die ihren Genießern zu erhöhtem Liebesgenuss verhalf. Der Aztekenkönig Moctezuma soll täglich 50 Tassen Schokolade getrunken haben, bevor er bei den Frauen seines Harems weiteres Glück suchte. Die mexikanische Schokolade enthielt statt Milch Gewürze wie Zimt, Anis und Gewürznelken und die schon als Zutat bekannten Pfeffer und Vanille, denen allen schon für sich genommen aphrodisische Eigenschaften nachgesagt werden.

Die bittersüße Schokolade der Frühzeit

In einer Zeit, die sich so schwer mit Genuss und Liebe tut wie unsere, verwundert es wenig, wenn dieses Thema vom »Macherpol« aufgegriffen wird. Kakao enthält Stoffe wie Koffein, Theobromin, Phenylethylamin, die in vieler und auch in dieser Hinsicht anregend wirken. Außerdem ist in ihm Serotonin zu finden. Über diesen vielleicht geheimnisvollsten unter den Neurotransmittern, jenen Stoffen, die die Verbindung zwischen den Nerven und ihren Erfolgsorganen sicherstellen, wissen wir inzwischen einiges.

Rückkehr der fast vergessenen Liebesspeisen?

Serotonin legt offenbar eine Art sanften Schutzfilm über unser Großhirn und verhindert neben der Dominanz intellektueller Prozesse die Vielfalt der divergierenden Erregungen. Man ist wie unter einer Käseglocke angenehm abgeschirmt von der Hektik und dem Trubel der Außen- und vor allem der Gedankenwelt. Ruhige Stimmung kehrt ein, die von emotionalen und Gefühlsprozessen bestimmt wird. Subjektiv erlebt man unter Serotonineinfluss, wie sich das Herz(-Chakra) tendenziell öffnet und man die Welt mit liebevollen und milden Augen betrachtet und aus dem Herzen heraus erlebt. Je nach Stärke des Effektes kann das bis zu berauschenden ekstatischen Erfahrungen gehen.

Die herzerweiternde Serotonin-Käseglocke

Solche der (offiziellen) Bürgerwelt prinzipiell verdächtigen Wirkungen hatten immer ihre Anhänger in Gestalt der gegen alle Gesundheitsermahnungen resistenten Schokoladenfans. Heute bekommen sie völlig unerwartete breite Unterstützung von der pharmazeutischen Industrie, die in Gestalt von Prozac ein Pharmakon auf den Markt gebracht hat, dem sich schon über 40 Millionen US-Amerikaner nur zu gern anvertrauen. Dieser auch bei uns unter dem Namen Fluktin längst in den Apotheken gelandete Stoff ist ein sogenannter Serotonin-Wiederaufnahme-Hemmer. Das heißt, er sorgt dafür, dass das ausgeschüttete Serotonin länger wirksam bleibt, weil es nicht so schnell von den Synapsen, den Verbindungen zwischen den Nerven, wieder aufgenommen werden kann. Unter dem Einfluss von Prozac ist man deutlich besser drauf und erlebt die Welt eher von der herzlichen Seite.

Bürgerlicher Zugang zum Herzen

Viel weiter gehen die Jugendlichen der Technoszene, die Raver und Anhänger der weltweiten Love-Parades, wenn sie MdMA einwerfen, das sie bezeichnenderweise Ecstasy nennen. Dabei handelt es sich um ein Amphetamin, das die Serotoninreserven der Synapsen alle auf einmal entleert und so zu einer Überfülle dieses zauberhaften Liebesstoffes führt. Mit offenem Herzen und aus einem Gefühl oft geradezu brennender Liebe kann man wie aufgezogen tanzen oder sich eben einem Liebespartner in nie da gewesener Offenheit hingeben.

Jugendliche Zugänge zu offenen Herzen

Jedenfalls sind die kleinen Glückspillen aus der Jugendszene trotz martialischer Sanktionen von Seiten des Staates nicht mehr wegzudenken. Den Love-ins der Hippies und 68er fehlte ein vergleichbarer Stoff, was ein Grund dafür sein mag, dass sie zwar viel Publicity bekamen, aber niemals auch nur annähernd das Ausmaß der Love-Parades erreichten, auf denen sich nicht selten über eine Million Raver zu öffentlichen »Liebesfesten« versammeln.

Verbote richten gegen den Wunsch nach Ekstase nichts aus

Nun gehen die Wissenschaftler, aus deren Retorten die beiden Stoffe stammen, davon aus, dass Ecstasy gefährlich sei, weil es die Synapsen schädigen könne, wohingegen sie Prozac für harmlos erklärt haben, was nicht gerade logisch erscheint. Hinzu kommt noch, dass MdMA chemisch dem Ritalin, das heute millionenfach an hyperaktive Kinder verteilt wird, sehr nahe steht. Auch die Wirkung scheint sehr ähnlich zu sein, denn in US-Schulhöfen gibt es bereits einen schwunghaften Handel von Kindern, die ihre Ritalinpillen an Jugendliche verscherbeln, die sie statt Ecstasy nehmen.

Nebenwirkungen der beiden chemischen Aphrodisiaka?

Von der Schokolade ist jedenfalls klar, dass sie weder verboten ist noch im Verdacht steht, Synapsen zu schädigen. Ab einem Kakaoanteil von 70 % ist sie gar nicht einmal so ungesund, denn der glykämische Index wird mit steigendem Kakao- und sinkendem Milch- und Zuckeranteil immer günstiger, und die Bedrohung des Zahnschmelzes nimmt mit dem Zuckeranteil ebenfalls ab. Die Kaffeetrinker wussten längst um dieses Geheimnis und bevorzugten sie bitterzart in hauchdünnen Täfelchen als Beigabe zu ihrem Lieblingsgetränk. Wer sich durch größere Mengen von Bitterschokolade anregen lässt, kann spürbar eine bittersüße Liebeslust heraufbeschwören, die der der sinnlichen Liebe gar nicht so fern ist. Immerhin hat der Liebesgott Eros/Amor seine Liebespfeile vor dem Abschuss hin und wieder ebenfalls in bittere Galle getaucht und entsprechende Wirkungen in den Herzen der Getroffenen erzielt.

Die harmlose Lust an der Schokolade

Schokolade ist jedenfalls in ihrer ursprünglichen dunklen kakaodominierten Form ein verblüffend harmloses Mittel des Lebens- und Liebesgenusses. Puritanisch genussfeindliche Menschen werden auch dagegen ihre Einwände finden und diese mit Gesundheitsthemen untermauern und überhöhen. Insgesamt wären sie aber besser beraten, wenn sie sich den zauberhaften französischen Film »Chocolat« ansehen und dabei erspüren würden, auf welche Seite sie gehören wollen.

Lebens- und Liebesgenuss und Schokolade

Der Zauber der Muskatnuss

Ein anderes uraltes Aphrodisiakum ist die Muskatnuss, die von so begnadeten Inseln wie Grenada und Martinique stammt und gut zum karibischen Lebensgefühl passt. Hier gilt wie so oft, dass die Dosis das Pharmakon und das Gift macht. In den Nervenkeksen der heiligen Hildegard von Bingen ist sie vertreten, aber auch in vielen Geheimrezepten. Ganz offenbar bewirkt sie einen ähnlich herzöffnenden, wenn auch deutlich milderen Effekt wie MdMA. Wer mehr als eine Nuss zu sich nimmt, wird allerdings schon sehr beeinträchtigende, eigenartig aufweichende Effekte erleben, die einige noch angenehm empfinden, andere aber weniger genießen können. Auf alle Fälle ist daran zu denken, dass einige »Genießer« ziemlich ungenießbar werden und mit Übelkeit bis zum Erbrechen reagieren.

Eine zu Herzen gehende Nuss

ANDERE »ERNÄHRUNGSFORMEN«

Bekanntlich kann der Mensch auch von Luft und Liebe leben. Dass er ganz wesentlich Energie aus der Luft entnimmt, oder besser aus dem, was die Inder »Prana«, Lebenskraft, nennen, ist mir in der langjährigen Erfahrung mit dem verbundenen Atem klar geworden. Auch die Tatsache, wie rasch ein Mensch erstickt und wie lange er braucht, um zu verhungern, kann die Hierarchie zwischen beiden Bereichen klären. Die Ernährung mit der Lebenskraft Prana in Form des verbundenen Atems ist in jedem Fall sehr gesund und rundherum zu empfehlen. Nicht nur handelt es sich dabei um eine der wirksamsten Entsäuerungsübungen, die Seele wird hier wie bei wenig anderen Gelegenheiten mitgespeist.

Der Atem des Lebens

Die Liebe, ohne die kleine Kinder ziemlich rasch sterben, ist auch im späteren Leben lebens-, aber offenbar nicht mehr überlebenswichtig. Kleine Kinder sterben offenbar lieber, als dauerhaft auf sie zu verzichten, große Kinder können den Verzicht lernen, aber auch nur unter Aufgabe ihres Lebensglücks. Die Liebe ist urprinzipiell nur eine andere Form des Venusthemas, zu dem auch das Essen gehört, was einmal mehr deutlich machen mag, wie wichtig dieser Archetyp für unser Thema ist.

Liebe als Nahrung der Seele

Unbedingt behandelt werden muss in diesem Zusammenhang aber das Trinken, denn es ist eine Form flüssiger Nahrung, die von ihrer Wichtigkeit offensichtlich noch vor dem Essen rangiert, denn wir würden ungleich rascher verdursten als verhungern.

Trinken und Getränke

Die Wasserbasis

Hier können wir auf die gleiche Gliederung wie bei der festen Nahrung vertrauen. Zuerst einmal sollten wir vor allem artgerecht trinken. Diesbezüglich gibt es wohl keinen Zweifel, dass das ursprünglichste und natürlichste Getränk auf Erden für alle Lebewesen gleichermaßen Wasser ist. Alle anderen Getränke von der Muttermilch bis zum Schnaps sind immer auf Wasserbasis. Allerdings sind die Zutaten sehr unterschiedlich und nicht immer sehr natürlich und gesund.

Wasser des Lebens

Wasser prägt unsere Welt

Wasser ist uns etwas so Geläufiges und über alle Maßen vertraut, dass wir nur zu leicht vergessen, wie wichtig es für unser Überleben ist und wie viele ungelüftete Geheimnisse es noch immer hütet. Dass unser Heimatplanet aus dem Weltraum blau-weiß erscheint und eigentlich ein Wasserplanet ist, haben wir durch die Bilder der Raumfahrt immerhin im Bewusstsein, dass wir wesentlich aus Wasser bestehen, vergessen dagegen schon viele und versäumen wohl auch deshalb, die Wasservorräte in ihrem Körper ausreichend zu ergänzen. Im Mikrokosmos unseres Körpers und im Makrokosmos der Welt kümmern wir uns gleichermaßen zu wenig engagiert um die Wasserreservoire.

Alles Leben kommt aus dem Wasser und lebt in ihm

Dabei ist uns nichts so nahe wie Wasser. Zu Anfang unseres Lebens macht Wasser über $^3/_4$ unseres Körpergewichts aus, und noch am Lebensende, wenn wir – nicht nur hinter den Ohren, sondern in vieler Hinsicht – trocken geworden sind, bestehen wir noch zu über $^2/_3$ daraus. Das Innere der Zellen ist wesentlich Wasser, die Zwischenzellräume sind voller Wasser, und Körperflüssigkeiten wie Blut, Lymphe und

Liquor enthalten zwar verschiedene Zellen und Moleküle, doch alles schwimmt auch hier in Wasser. Letztlich badet nicht nur unser Gehirn ständig in Liquor, einer Art Nervenwasser, sondern alle Organe leben in wässrigem Milieu. Angesichts dieser Situation ist es kein Wunder, dass unser Leben am besten als Fluss darzustellen ist und wir auch im übertragenen Sinne die Aufgabe haben, ständig im Fluss zu bleiben.

Vergleicht man das Gewebe eines Babys mit dem eines alten Menschen, fällt sofort auf, wie viel mehr Wasser das des Babys enthält, weshalb es so viel praller und vitaler wirkt. So wie viele Menschen am Ende des Lebens das Wasser nicht mehr so einfach in ihrer Blase halten können, scheinen die Zellen auch ihrerseits und jede für sich die Fähigkeit zu verlieren, ihr Wasser ausreichend zu halten. Auf der symbolischen Ebene würde das mit der nachlassenden Fähigkeit korrespondieren, ausreichend Seelenenergie aufzunehmen und dem Seelischen zu seinem Recht zu verhelfen. Auf der körperlichen Ebene sinkt der Turgor genannte Zellinnendruck, was wir besonders an der Haut wahrnehmen. Insbesondere wenn man bedenkt, wie gern die meisten Menschen zeitlebens eine Haut wie ein Baby behielten, erscheint das heutige Theater um Mineralwasser in eigenartigem Licht.

Eine Haut wie ein Baby

Beim Wasser kümmern wir uns bisher nicht einmal genug um den quantitativen Aspekt, denn eine Mehrheit trinkt noch immer viel zu wenig Wasser. Lediglich um die materielle, sprich mineralische Zusammensetzung des Wassers wird von Seiten der Mineralwasserindustrie einiges Aufhebens gemacht. Es ist ausgesprochen wichtig, täglich mindestens zwei Liter Wasser zu sich zu nehmen, aber dessen Mineralgehalt wird überbewertet, verständlicherweise insbesondere, wenn entsprechende Verkaufsinteressen dahinter stehen und nach Argumenten für die Werbung gesucht wird. Ganz abgesehen davon, dass es überhaupt nicht gesichert ist, wie weit anorganische Mineralien aus dem Wasser überhaupt den Weg in die Körpergewebe finden, bleibt die Frage, ob das überhaupt so wünschenswert ist.

Quantität und Qualität

Der Mensch vertrocknet offenbar von Geburt an während seines ganzen Lebens. Das aber ist ein Mineralisierungsprozess, der sich aus der Ablagerung von anorganischen Mineralien und dem Zurückgehen des Wasserdrucks ergibt, und wir schätzen ihn eigentlich gar nicht, sondern assoziieren Altern damit. Ob wir diesen Vorgang des Mineralisierens noch mit stark mineralhaltigen Wassern unterstützen sollten, erscheint jedenfalls mindestens fraglich. Falls die anorganischen Mineralien aus dem Wasser aber gar nicht aufgenommen werden, sind sie zwar nicht schädlich, aber zumindest sinnlos für uns.

Das andere Gesicht der Mineralisierung

In frühen Zeiten hatten die Menschen gar kein Mineralwasser im heutigen Sinn, da sie noch keine tiefen Brunnen bohren konnten. Denn erst durch langsames Sedimentieren in große Tiefen wird Oberflächenwasser zu Mineralwasser. Das Regen- und Quellwasser der frühen Zeiten hat unserer Evolution offenbar nicht geschadet. Wahrscheinlich sind wir darauf durch Jahrmillionen gepolt, und so ist es unwahrscheinlich, dass wir die Mineralien aus dem Wasser überhaupt verwerten. Das würde erst seit kurzem Sinn machen. Warum aber sollten wir es schon die ganze Zeit über gekonnt haben, wo es gar nichts brachte?

Mineralwasser – eine neue überflüssige Errungenschaft?

Natürlich gibt es Menschen mit Mineralienmangel, aber das scheint nicht am Wasser zu liegen, sondern zum einen an Mangelernährung mit zu wenig frischer pflanzlicher Kost, zum anderen und vor allem an einem seelischen Thema wie der überspielten Lebensmitte, wodurch sich der Organismus gezwungen sieht, Ballast abzuwerfen, weil die Seele das verweigert. Dabei aber greift er auf die Mineralienvorräte in den Knochen zurück. Auf die in den Gefäßen abgelagerten Mineralien hat er offenbar keinen Zugriff mehr. Dieses stellvertretende Ballastabwerfen ist im Sinne von »Krankheit als Symbol«[10] zu verstehen und wäre auch dort nachzulesen.

Mangel und Überangebot an Mineralien

Die Erfahrung zeigt, dass Menschen, die sich mit reichlich frischem vitalem Obst und Gemüse ernähren und dazu noch mineralarmes Wasser trinken, durchaus sehr gesund sind. Die praktischen Konsequenzen daraus sind einfach und billig: Das beste Trinkwasser kommt meist nicht aus den Flaschen der Industrie, sondern aus den Leitungen zu Hause. Oft ist das Leitungswasser der Stadtwerke konkurrenzlos, weil relativ mineralarm und ansonsten reines Grundwasser. Eine fundierte Erkundung der Herkunft des eigenen Leitungswassers ist oft die bequemste, billigste und beste Lösung. Wo es von guter Qualität ist, bräuchten wir nur ausreichend davon zu trinken. Die notwendigen Mineralien können wir am sinnvollsten aus biologisch gezogenem Gemüse und Obst beziehen. Dort liegen sie auf alle Fälle organisch gebunden vor und sind mit Sicherheit für den Organismus verwertbar.

Das billigste Wasser ist oft das beste

Die Regenerationserfahrungen mit reichlich gutem Wasser aus den letzten 25 Jahren bei ungezählten Fasten- und anderen Seminaren und vielen Behandlungen sprechen eine deutliche Sprache und offenbarten viele wundervolle Genesungen. Nicht selten gilt der Satz des persischen Arztes Faridun Batmanghelidj, dass der Organismus gar nicht krank, sondern nur durstig sei. Fließendes Wasser nicht zur Gesundung zu nutzen, ist wirklich ein Phänomen unserer Zeit. Oft habe ich erlebt, dass alte Menschen, die in die Psychiatrie eingeliefert wurden, weil sie verwirrt waren, nach einigen Infusionen physiologischer Kochsalzlösung, also Gewebewassers, wieder ganz in Ordnung kamen und gar keine schweren Psychopharmaka wie Neuroleptika brauchten. Allerdings bestand immer das Problem, dass sie im fortgeschrittenen Alter oft gar nicht mehr lernen konnten, in Zukunft genug zu trinken.

Wasser als Lebenselixier

Wer sich auf Wasser einlässt, findet Bezüge, die bis tief in die menschliche Seelenwelt reichen. Die polare Struktur des Wassermoleküls H_2O spiegelt unseren engen Bezug zur Polarität, der Welt der Gegensätze. Über das Wasser tragen wir

Wasser als polarer Spiegel der Seele

dieses Muster der Polarität in jeder Zelle. Die beiden Wasserstoffatome bilden mit dem des Sauerstoffs einen Winkel, der das ganze Molekül in polarer Spannung hält. Wahrscheinlich ist es diese intramolekulare Spannung, die für viele lebenswichtige, aber nichtsdestoweniger unerklärliche Phänomene der Wasserwelt verantwortlich ist.

Das bekannteste ist hier der eigentümliche Schwerpunkt des Wassers bei 4 Grad C, der garantiert, dass sich Leben im Wasser auch in kälteren Breiten halten kann. Da Wasser hier seine größte Dichte und damit auch Schwere hat, frieren Seen und Flüsse von oben nach unten zu und nicht etwa umgekehrt und schonen so das Leben ihrer Bewohner. Würde sich Wasser wie alle anderen Stoffe verhalten, könnte Leben darin nicht überleben. Diese an sich schon wunderbare, von der Physik gesicherte Tatsache wird durch einige noch eigentümlichere Geheimnisse ergänzt, die bis heute physikalisch ungeklärt sind. Warum etwa frieren Gewässer manchmal nicht zu, wenn es lange sehr kalt ist? Sinkt die Temperatur abrupt und für längere Zeit unter 20 Grad minus, friert der See nicht zu, und die Leute sagen, es sei zu kalt dafür. Warum um Himmels willen gefriert ein Glas mit heißem Wasser im Kühlschrank schneller als eines mit kaltem? Jeder Installateur weiß, dass die Warmwasserrohre deutlich vor den Kaltwasserrohren einfrieren. Was aber sagen die Physiker dazu? Liegen diese Geheimnisse in der Wasserstruktur, den sogenannten Clustern?

Geheimnisse des Wassers

Dass es besondere Heilwässer gibt, ist unbestritten, wenn auch weiterhin unbewiesen. Für einen Hindu steht außer Zweifel, dass Wasser des heiligen Flusses Ganges heil(ig)en kann. Ähnliches erhoffen sich gläubige Katholiken von jener Quelle in Lourdes, die das später heiliggesprochene Bauernmädchen Bernadette Soubirous mit Hilfe der Jungfrau Maria entdeckt hat. Immerhin ereignen sich nach dem Kontakt mit diesem Wasser immer wieder sogenannte Spontanremissionen, wie die moderne Medizin heute Wunder schamhaft umschreibt.

Heil(ig)ende Wässer

Dass auch profanere Heil- und Mineralwässer heilen sollen, behaupten zumindest deren Hersteller gleichermaßen unbewiesen. Völlig unbestritten ist dagegen die Notwendigkeit des Wassers zur Lebenserhaltung, denn viel schneller, als sie verhungern, verdursten Mensch und Tier. Die Heilkraft der verschiedenen Wässer wird bis heute vor allem außerhalb der Universitäten und zumeist mit okkulten oder jedenfalls nicht objektivierbaren Methoden beurteilt. Die Hypothesen für die wunderbaren Eigenschaften der Wässer sind dabei sehr unterschiedlich und reichen von im Ansatz naturwissenschaftlich wenigstens nachvollziehbaren Erklärungsmodellen bis zu solchen aus ganz anderen Sphären.

Heilwässer?

Dass Wasser Verunreinigungen aufnimmt, ist jedem klar, sonst würde man es nicht zum Waschen verwenden. Natürlich hat es diese lösende Eigenschaft auch, wenn wir es trinken. Je heißer das Wasser, desto gestörter ist seine Eigenstruktur. Durch Kochen werden die Wassermoleküle ganz aus ihren Mustern gerissen, was zum Beispiel homöopathische Informationen löscht, die offenbar in der Clusterstruktur der Wassermoleküle gespeichert werden. Auch die ayurvedische Heilmaßnahme, abgekochtes Wasser zu trinken, könnte hier eine Erklärung finden, ganz abgesehen von der offensichtlichen Tatsache, dass es angesichts der verbreiteten hygienischen Missstände in Indien eine gewisse Sicherheit gewährt. Andererseits handelt es sich durch die Auflösung aller Muster zwischen den Molekülen um sozusagen strukturloses Wasser. Das aber könnte logischerweise ein noch besseres Reinigungsmittel für den Organismus sein, weil es sich mangels eigener Struktur allem am besten anpasst und selbst sozusagen leer ist. Es ist noch auf einer weiteren Ebene sauber, nicht nur von Keimen, sondern auch von Mustern oder Strukturen.

Erklärungsmodelle für die heilenden Wirkungen

Wasser ist von seiner Symbolik das weiblichste der Elemente noch vor der Erde. Es steht für die fließenden seelischen Qualitäten, die reinigende und erneuernde Kraft und eine enorme Anpassungsfähigkeit. Die Tatsache, dass wir vorwiegend aus Wasser bestehen und aus ihm kommen, sagt auch viel über unser Verhältnis und unser Angewiesensein auf den weiblichen Pol aus. Das Leben komme insgesamt aus dem Urmeer, sagen uns die Biologen. Menschen kommen ganz eindeutig aus dem Fruchtwasser und aus der weiblichsten Höhle der Frau, der (Gebär-)Mutter. Bis heute entspricht das Fruchtwasser in seiner Zusammensetzung noch immer sehr weitgehend derjenigen des Urmeeres, also der Urheimat des Menschen. Als ursprüngliche Wasserwesen sind wir auch auf Wasser als flüssige Nahrung mehr angewiesen als auf feste Stoffe.

Wasser als weibliches Element

Von den seelischen Möglichkeiten, in Wasser schwebend Urvertrauen aufzutanken wie am Anfang des Lebens im Fruchtwasser[11], bis zu den eher geläufigen täglichen Erfahrungen des Trinkens ist die Spannbreite der Geschenke, die Wasser für uns bereithält, enorm. Allein durch genug Trinken könnten wir so vieles bessern. Würden wir obendrein noch mineralarmes Wasser bevorzugen, erhöhten sich unsere Chancen auf Gesundheit noch einmal. Werden außerdem noch alle Gifte herausgefiltert, wird die Gesundung noch weiter gefördert. Schließlich könnten wir auch noch mit einigem Gewinn für unsere Gesundheit auf den Spuren des österreichischen Wasserpapstes Viktor Schauberger und seiner modernen Nachfahren wandeln. Schauberger war seiner Zeit weit voraus und hat sich um die Qualität des Wassers auf Ebenen gekümmert, die heute noch als okkult gelten. Tatsächlich ist es möglich, das Energieniveau des Wassers zu erhöhen. Auch wenn wir naturwissenschaftlich noch nicht annähernd verstehen, wie das geschieht, sind die Ergebnisse spürbar. Im Heil-Kunde-Zentrum in Johanniskirchen hat sich bei uns nach vielen verschiedenen Versuchen das System von Memon am besten bewährt.

Vom Filtern bis zum Energetisieren des Wassers

Basentrunk

Ein ideales Getränk, das in der Fastenzeit sogar richtig gut schmeckt, ist der sogenannte Basentrunk, der auf den Schweden Are Waerland zurückgeht. Außerhalb des Fastens ist er aufgrund seines nichtssagenden Geschmacks eher weniger beliebt, aber er hilft – wie kein anderes Getränk – den Organismus zu entsäuern. Insofern ist der Basentrunk sogar als Medizin einzustufen und geschmacksunabhängig zu empfehlen. Bei auf sportliche Aktivität zielenden Seminaren ist ein Becher davon am Morgen eine sehr gute Grundlage für einen bewegten Tag.

Einfaches Rezept, um die Mitte zu finden

Gemüse wie Sellerie, Karotten, Kartoffeln, Fenchel oder Zucchini werden gewaschen, in grobe Würfel geschnitten und etwa zehn Minuten in kochendem Wasser gelassen. Dann wird der Topf vom Herd genommen, und das Gemüse kann über Nacht ziehen. Am Morgen ist die Flüssigkeit nur noch aufzuwärmen und auf nüchternen Magen zu trinken. Gut wäre ein Viertelliter, aber jedes Glas ist besser als nichts.

Alkohol und das osmotische Problem

Selbst wenn Getränke natürlich sind, müssen sie noch nicht gesund sein, wie etwa Alkohol, der vollkommen natürlich und trotzdem nicht in jeder Dosis bekömmlich ist. Die auf ihn zurückgehende, in manchen Fällen und Stadien noch angenehme Großhirnvergiftung kann durchaus auch ungesund und sogar gefährlich werden. Aber das ist nur die eine Seite der Medaille.

Nicht alles Natürliche ist auch gesund

Als Getränke sind alle Alkoholika aber auch noch mehr oder weniger problematisch insofern, als sie diuretisch wirken, das heißt dem Organismus mehr Wasser entziehen, als sie ihm einbringen. Während alkoholfreies Bier ein gutes isotonisches Getränk darstellt, weil es den Körperflüssigkeiten ähnlich ist, ist richtiges Bier problematischer, es muss vom Körper erst mit Flüssigkeit ausge-

Alkoholika rauben Wasser

glichen werden. Unter dem Strich kostet es mehr Wasser, als es bringt. Die geübten Fans wissen, dass sie auf diesem Weg mehr Wasser lassen, als sie hereinbekommen, und am nächsten Morgen neben dem Kater auch einen Brand haben, der gelöscht werden will.

Je mehr Teilchen eine Flüssigkeit enthält, desto gespannter ist sie und desto mehr verlangt sie nach Wasser zu ihrer Entspannung.

Von gespannten und entspannten Getränken

Das gilt nicht nur für Alkoholika, für diese aber besonders. Hier liegt der Grund, warum Alkohol, je hochprozentiger er ist, umso mehr Wasser raubt. Berauschte müssen diesen Brand in jedem Fall mit Wasser löschen. Schlimmstenfalls wird wieder mit Alkohol gelöscht und dann entwickelt sich nicht selten ein wahrer »Flächenbrand«, der die Betroffenen in einen Teufelskreis bringt.

Neben diesen – aus gesundheitlicher Sicht – unerfreulichen Aspekten des Alkohols gibt es natürlich noch jene verlockenden Seiten der gehobenen Stimmung und sogar des Rausches, um deretwillen er genossen wird. Rausch und Ekstase sind bei genauerer Betrachtung Lebensrechte des Menschen und nicht selten Höhepunkte des Erlebens. Junge Menschen lassen sich das Recht

Die andere Seite des Rausches

auf Ekstase auch von noch so harten Gesetzen nicht nehmen. Statt Rausch und Ekstase als wichtige Momente des Lebens einzuplanen und zu integrieren, wie das etwa bei den Beltane-Feiern und im Dionysoskult auch in unserer Kultur üblich war und bis heute in vielen archaischen Stämmen selbstverständlich ist, kriminalisieren wir sie ohne den geringsten Erfolg. Im gängigen medizinischen Wörterbuch wird Ekstase als ein Zustand im Rahmen von Schizophrenie und bei religiösen Wahnvorstellungen beschrieben. Eine Gesellschaft, deren Wissenschaft sich zu solch einseitigen Äußerungen hinreißen lässt, läuft erstens Gefahr, jede Glaubwürdigkeit bei ihrer eigenen Jugend einzubüßen und zweitens ein großes Drogenproblem zu bekommen.

Kaffee und andere Genussmittel

Das osmotische Geschehen wirkt sich auch bei anderen Getränken wie Kaffee aus und müsste jeweils mitbedacht werden. Entsprechende Getränke wirken auf den Körper oft wie das schiere Gegenteil, denn sie nehmen ihm mehr Wasser, als sie zuführen. Das spricht noch gar nicht gegen sie als Genussmittel, man sollte nur wissen, dass sie mit entsprechenden Mengen an reinem Wasser kompensiert werden müssen. In Österreich wird zum Kaffee oft noch ein Glas Wasser serviert. Das entspricht diesem Wissen und ist ebenso richtig wie wichtig. Man müsste dieses Glas Wasser nur auch trinken, bevor oder nachdem man seinen Kaffee genossen hat.

> Nicht jedes gute Genussmittel muss auch ein Getränk sein

Am Beispiel des Kaffees soll hier demonstriert werden, wie schwer es ist, eindeutig gesunde von ungesunden Dingen zu trennen. Auch in Maßen getrunkener beziehungsweise wirklich genossener Kaffee kann natürlich wegen der Herz-Kreislauf-Wirkung des Koffeins als schädlich gebrandmarkt werden, aber er kann durch den Genuss, den er vermittelt, die Gemütlichkeit, die von ihm ausgeht, auch Gesundheit fördern. Das geht aber noch viel weiter: Wer regelmäßig Kaffee trinkt, erkrankt statistisch gesehen deutlich weniger an der zweithäufigsten Krebsart, dem Enddarmkrebs. Der Grund liegt wohl einfach darin, dass chronische Verstopfung der Hauptauslöser dieser Krebsart ist und Kaffee die Verstopfung reduziert. Laut Statistik verringert aber Kaffeetrinken auch das Risiko, an Parkinsonscher Schüttellähmung zu erkranken, und noch weiß niemand, womit das zusammenhängt. Also macht es nicht einmal unter medizinischen Gesichtspunkten Sinn, den Kaffeegenuss völlig aufzugeben. Sinnvoll wäre sicherlich, ihn wirklich unter dem Genussaspekt zu zelebrieren, anstatt ihn süchtig in sich hineinzuschütten. Aus Sicht der TCM ist Kaffee von seinem Wesen bitter-warm und wirkt daher austrocknend, was sich aus seiner wasserentziehenden Eigenschaft ergibt.

> Gesundheitliche Vorzüge von Kaffee

Wer das Lebensgefühl, das mit einem typischen italienischen Espresso einhergeht, in kleinen Schlucken genießt, dazu ein hauchdünnes Täfelchen Bitterschokolade oder eine in Bitterschokolade gebadete Mandel genüsslich im Mund zergehen lässt, wird erstens keinen gesundheitlichen Schaden nehmen, schon weil echter italienischer Espresso viel bekömmlicher ist als normaler Kaffee, und zweitens einen Pauseneffekt haben, der sein Lebensgefühl hebt und ihm einen Schwung verleiht, der sich nicht nur gesund anfühlt, sondern auch so auswirkt.

Gesundheit und Lebensgefühl

Zugunsten des Kaffees lässt sich auch eine Untersuchung von Dr. Diokono anführen, die im Archiv für innere Medizin veröffentlicht wurde, wodurch Kaffee in den Verdacht gerät, ein ganz erstaunliches Liebesmittel zu sein. Es stellte sich nämlich heraus, dass in der Altersgruppe der über 60-Jährigen unter den Kaffeetrinkern noch 62% sexuell aktiv waren, wohingegen es bei den Kaffeeverweigerern nur 40% waren. Bei den Kaffeetrinkern derselben Altersgruppe waren nur 36% von Impotenz betroffen, aber 59% bei den Kaffeeabstinenzlern. Es könnte natürlich auch daran liegen, dass Kaffeetrinker einfach die genussfähigeren Menschen sind, was aber ebenfalls für Kaffee spräche.

Schwarzer Liebes-Kaffee?

Ähnliches gilt ganz analog für schwarzen Tee. Wer bei Chado, der klassischen Teezeremonie im Zen-Stil, den Teingehalt der Kamelie-Blätter im Auge hat, übersieht offenbar etwas ganz Wesentliches. Teetrinken ist etwa auch für viele Engländer eine Zeremonie, die zum Lebensgefühl gehört und deshalb ganz unverzichtbar ist. Einen bewährten Lebensstil wegen Gesundheitserwägungen zu ändern, will jedenfalls gut überlegt sein. Sicherlich ließen sich andererseits beide Zeremonien auch mit grünem Tee durchführen, der aus Blättern derselben Pflanze besteht, die aber nicht fermentiert sind und so auch kaum Tein enthalten. Allerdings ist das ein untergeordnetes Argument, da es zumindest bei ersterer Zeremonie gar nicht ums Trinken an sich

Schwarzer, grüner und bunter Tee

geht. Man müsste nur zusätzlich genug Wasser trinken und das Problem wäre sowieso keines. Der Gedanke, eine Teezeremonie mit Früchtetee durchzuführen, mag deutlich machen, wie weit solche Überlegungen am Eigentlichen vorbeigehen.

Andererseits ist bunter Tee aus getrockneten Früchten oder Kräutern eine unter gesundheitlichen Aspekten gute Abwechslung und Alternative zu reinem Wasser, erfüllt er doch alle Voraussetzungen eines guten Getränks und geht wegen seiner pharmakologischen Aspekte noch deutlich darüber hinaus. Beim Fasten ist er so unersetzlich wie bei der Teezeremonie überflüssig.

Alles zu seiner Zeit

Sogar der Kakao der kleinen Kinder ist mit einem ähnlichen »Problem« behaftet. Auch er enthält Koffein, Theobromin und Tein, lauter aufmunternde Stoffe. In der schwarzen Form, wie ihn die Urbevölkerung Mexikos trank, kommt das noch stärker zum Ausdruck, wie auch die herzöffnende Wirkung. Solange aber dafür gesorgt ist, dass die Kleinen auch noch anderes trinken, hat das ganz offensichtlich nichts Beunruhigendes. Wenn daneben allerdings nur noch sogenannte Softdrinks zum Einsatz kommen, beginnt ein riesiges Problem.

Die zwei Gesichter des Kakaos

Die sogenannten Softdrinks

Hierbei handelt es sich im Wesentlichen – ob sie nun dunkelbraun, grün, gelb oder durchsichtig daherkommen – um intensive Zuckerlösungen, die ganz und gar nicht geeignet sind, dem Organismus die notwendige Flüssigkeit zuzuführen. Der leichte Name täuscht, denn sie ziehen allesamt schwere Konsequenzen nach sich. Softdrinks mögen vielen Kindern und denen, die es geblieben sind, schmecken, wegen der intensiven Süße, aber das Beste an ihnen ist noch, dass sie den Durst nicht stillen. Insofern halten sie die Hoffnung am Leben, dass der Organismus doch noch Geeignetes be-

Hochkonzentriertes Zuckerwasser mit Geschmacksverstärkern

kommt, nämlich Wasser. Allerdings kann sich der Körper offensichtlich an extrem ungesundes Verhalten gewöhnen und den Durst schließlich aufgeben, ähnlich wie die Stopfgans irgendwann aufhört zu würgen, wenn sie gemerkt hat, dass es ihr nichts nützt.

Tatsächlich handelt es sich hier um Kindergetränke. Da aber ein Großteil der modernen Menschen mangels Pubertätsritualen gar nicht wirklich erwachsen wird[12], behalten sie auch für Erwachsene eine noch immer wachsende Bedeutung und überschwemmen unzählige Körper mit einem dicken süßen Zuckerfilm, der den Problemen des Übergewichts und des Typ-2-Diabetes Vorschub leistet. Natürliche Limonade und Sirupe sind leider – mangels Werbung und Nachschub – out. Dabei könnte Limonade – wenn sie etwa hausgemacht ist – auch etwas für Kinder ganz Leckeres sein, allerdings nur, wenn sich die Mengen an darin versenktem Zucker in Grenzen halten. Auch wenn Limonaden wie etwa der österreichische Almdudler als Kräutergetränke angepriesen werden, wäre doch immer der Zuckeranteil zu bedenken, der zu den Kräutern hinzukommt.

Die »Ins« und »Outs« bei süßen Kindergetränken

Die Lightvarianten, die den Zucker durch Süßstoffe ersetzen, sind auch keine Alternative, da der verwendete Süßstoff über kurz oder lang zu einem großen Problem werden dürfte. Einiges spricht inzwischen dafür, dass das furchtbare sogenannte Golfkrieg-Syndrom, an dem viele GIs aus dem ersten Golfkrieg leiden, an dem weltweit verwendeten Süßstoff Aspartam liegen könnte. In den millionenweise in die irakische Wüste gekarrten Softdrinks, die dort kochend heiß wurden, soll sich dieses Süßungsmittel in noch gefährlichere Varianten verändert haben. Insgesamt hat sich jedenfalls gezeigt, dass die Verbesserung der Natur nicht eben leicht ist. Auf lange Sicht offenbart sich meist, dass sich die natürlichen Varianten für uns, die wir, ob wir wollen oder nicht, doch vor allem Natur- und erst in zweiter Linie Kulturwesen sind, als gesünder erweisen.

Light und Leid

Vollwertigkeit der Getränke

Natürlich kann man die Kriterien der Vollwertigkeit auch an Getränke anlegen. Wobei Fruchtsäfte, gleichgültig welcher Herkunft, Max Otto Brucker, dem Papst der Vollwertigkeit, immer ein Dorn im Auge waren. Er argumentierte, sie seien grundsätzlich unnatürlich, weil ein normaler Mensch niemals zehn Orangen oder Äpfel in so großer Geschwindigkeit hintereinander essen würde, wie es indirekt beim Trinken von Fruchtsäften geschehe. Das ist auch wohl in der Evolution eher selten vorgekommen, wobei es durchaus solche Möglichkeiten gegeben haben dürfte. Aus den Erfahrungen in drei Jahrzehnten Fastenseminaren muss ich allerdings sagen, dass ich auf frischgepresste Säfte aus gutem, ungespritztem Obst nicht mehr verzichten möchte. Wenn ihre Grundstoffe aus biologisch kontrolliertem Anbau stammen, wären sie für mich auch vollwertig. Dem stimmt eine Reihe von Ernährungsfachleuten und Fastenärzten durchaus zu. Allerdings müsste man sie ja nicht in übertriebenen Mengen hinunterstürzen, sondern könnte ihnen die Ehre bewussten Genusses geben.

Von Fruchtsäften und Vollwertpäpsten

Ansonsten müsste man – nach den üblichen Kriterien – auch Bier, das nach den Reinheitsgeboten, wie sie in Bayern üblich sind, und nach allen Regeln der alten Kunst gebraut ist, beinahe für vollwertig erklären. Wenn die verwendete Gerste und der Hopfen aus kontrolliert biologischem Anbau stammten, ergäbe sich auch hier ganz unerwartet ein Vollwertgetränk. Was die Gesundheit angeht, wären lediglich die den Alkohol und die Dosis betreffenden Einschränkungen zu bedenken. Außerdem hat Bier andererseits einen verblüffend hohen glykämischen Index, was erklärt, warum es so rasch so dick macht. Seine Phytohormone haben obendrein eine ähnliche Wirkung wie weibliches Hormon, was die Brustentwicklung bei Frauen, aber leider eben auch bei Männern fördert. Auch das ist ein Argument für die Männer, Bier nur in Maßen zu genießen.

Bier ein vollwertiges Getränk?

Wenn es um die Vollwertigkeit von Wasser geht, wäre zuerst an die Naturbelassenheit im Sinne von Viktor Schauberger zu denken, der Wert darauf legte, dass gesundes Wasser fließen müsse und nicht stehen dürfe, was wiederum mehr für Leitungs- als für Flaschenwasser spräche. Früher hat man seitens der Wasserwerke ein biologisches Prüfsystem für die Wasserqualität verwendet. Das Stadtwasser wurde durch ein Becken mit Forellen geleitet, und wenn die ohne Schaden darin überleben konnten, galt das Wasser als gut. Mit der Zeit wurde die Verlustrate aber zu hoch, man musste zu robusteren Fischen wechseln und schließlich ganz auf lebende Testsysteme verzichten. Das wäre ein deutlicher Hinweis, dass das moderne Wasser nicht mehr den Anforderungen des Lebens entspricht.

Die Vollwertigkeit von Wasser ist relativ

Bei den Filtersystemen gibt es noch objektive Kriterien der Prüfung. Moderne Presskohle-Filter wie das System von Sanacell[13] haben sich bewährt. Bei den Systemen zur Wasserenergetisierung ist man dagegen auf subjektive Testverfahren und eigene Erfahrungen angewiesen, denn sowohl die Systeme nach Grander wie auch Blocher und die all der inzwischen zahllosen Entdecker und Nachahmer lassen sich mit objektiven wissenschaftlichen Testverfahren meist gar nicht untersuchen. Versuche mit Pflanzen- und Algenwachstum erlauben aber doch Schlüsse auf die Wirksamkeit. Wir haben uns im Heil-Kunde-Zentrum nach guten Erfahrungen mit dem Grander-System inzwischen auf das integrierte System von Memon eingelassen und fühlen uns damit gut versorgt, weil die kombinierte Lösung neben dem Wassersystem auch die übrige Wohnraumqualität einschließt und damit die ganze Lebensqualität erhöht.

Aufbereitungs-verfahren?

Getränke im Spiegel ihrer Auswirkungen auf die Säure-Basen-Balance

Natürlich sollten auch Getränke dazu beitragen, die Mitte zwischen sauer und basisch zu finden. Aus den Fastenerfahrungen vertraue ich auf die basische Wirkung der allermeisten Kräutertees. Aber natürlich lassen sich auch all die anderen Getränke entsprechend der nachfolgenden Tabelle einordnen, die von –35 und maximaler Sauerkeit bis +4 für basisch reicht. Schon auf den ersten Blick zeigt sich, dass Wasser das beste Getränk für uns ist, weil es wirklich neutral reagiert. Die meisten Mineralwässer und hier natürlich besonders kohlensäurehaltige reagieren schon wieder sauer.

Kaffee:	–35
Schwarzer Tee:	–30
Früchtetee:	–30
Gezuckerter Fruchtsaft:	–30
Koffeinfreier Kaffee:	–25
Grüner Tee:	–10
Bier:	–10
Sekt:	–10
Weißwein:	–5 bis –15
Rotwein:	–5
Pasteurisierte Kuhmilch:	–1
Wasser:	0
Kräutertees:	verschieden, aber basisch
Kefir:	+2
Ziegenmilch:	+2
Molke:	+3
Schafmilch:	+3
Frische Kuhmilch:	+4

Typgerechte Getränke

Selbstverständlich ist bei einem ausgewogenen typgerechten Ernährungssystem nach der thermischen Qualität der Lebensmittel auch die Getränkewirkung zu beachten. So, wie man eine kalorienorientierte Diät etwa mittels hochkalorischer Getränke aus der Balance bringen kann, ist es natürlich auch möglich, die typgerechte Ernährung von der Getränkebasis aus sowohl zu unterlaufen als auch zu unterstützen.

heiß	warm	neutral	kühl	kalt
Alkohol > 32 Vol.-%		Süßgekochtes Wasser 20 min.	Brottrunk	Mineralwasser
Ingwertee Yogitee	Schwarztee	Maishaartee Süßholztee	Hibiskustee	
Bittere Liköre	Fencheltee	Hagebuttentee Pu-Erh-Tee	Malventee	Pfefferminztee
Cognac		Malzbier	Melissentee	
Glühwein	Kirschsaft	Qualitätsweine mit Prädikat Auslese	Grüner Tee	Champagner
Madeira	Beerenauslese	Chardonnay	Gemüsesäfte	Weine von der Ahr, Mosel, Nahe
Portweine	Eiswein	Barbaresco	Obstsäfte Apfel-, Birnensaft	Riesling, trocken und jung
Schnäpse	Burgunder Grand Cru weiß und rot	Barolo		Beaujolais

heiß	warm	neutral	kühl	kalt
Sauternes	Rhône	Bordeaux Grand Cru	Altbier	Provence rosé
Tokaj	Sake	Brunello	Pils	Chianti
Muscat	Sherry	Burgunder 1er Cru weiß und rot	Weizenbier	Rotweine, jung und gerbstoff-reich
Shiraz	Honigwein	Rioja		
			Apfelwein	
			Badische Weine	
			Elsässer Weine	
			Pfälzer Weine	
			Sancerre	
			Bordeaux A. C.	
			Burgunder A. C.	
			weiß und rot	

Getränke zum Essen?

Wer sich seinem Typ entsprechend nicht nur ernährt, sondern auch in dieser Hinsicht achtsam beim Trinken ist, wird sich insgesamt besser fühlen. Ernährung und Trinken gehören natürlich zusammen, aber auch wieder nicht so eng, dass man immer zum Essen trinken sollte. Dadurch werden die Verdauungssäfte verdünnt, was diesbezüglich empfindlichen Menschen bereits Probleme machen kann. Eigentlich sollte ein gesunder Mensch mit dieser Situation zurechtkommen und zum Essen trinken können. Aber wo das nicht der Fall ist, wäre es besser, vorher zu trinken, damit das Wasser schon verdaut ist, wenn die Nahrung ankommt.

ZUKUNFTSPERSPEKTIVEN

In einer Zeit, in der die Beziehungs- und Berufsmuster im selben Sinne zerfallen und immer mehr Unsicherheit, aber auch Unabhängigkeit heraufbeschwören, werden Auswirkungen auf die Ernährung nicht ausbleiben. Wo Lebensarbeitsplätze von Zeitarbeit und Ehen von Lebensabschnittspartnerschaften, ja im Extremfall One-Night-Stands ersetzt werden, ist großen gemeinsamen Essen die Basis entzogen. Der Singlehaushalt wird anders funktionieren müssen als die Großfamilie. Das hat viele Nachteile, aber natürlich auch ein paar Vorteile. Schnellfutter und Conveniencefood liegen hier näher, aber auch die Chance zu wirklich individuellen Lösungen. Da sowieso nicht mehr für viele gekocht wird, könnte sich der einzelne und wohl auch vereinzelte Mensch, der sich auf niemand anderen mehr einlassen will, gleich ganz auf sich selbst einstellen. Hier bietet sich typgerechte Ernährung geradezu an.

Wo alles zerfällt, bleibt auch das Essen auf der Strecke

Hinzu kommt die Tendenz, Zeit einzusparen, wo es geht, und allmählich auch, wo es eigentlich gar nicht geht, wie beim Essen. Trotzdem wird dieser Trend wohl weiter die Welt beherrschen, kommt er doch aus der Heimat aller wichtigen Trends, den USA, und liegt damit automatisch im Zentrum des modernen Lebensstils. Im Haus der Zukunft, das im Epcot-Center in Orlando/Florida bereits zu besichtigen ist, gibt es gar keine Küche mehr. Die »Hausfrau« und der »Hausmann«, die keine mehr sind, können schon aus der Ferne über ihr Multifunktionshandy die entsprechenden Befehle nach Hause senden, so dass Fertiggerichte vollautomatisch aus dem Tiefkühler über Förderbänder in die Mikrowelle fahren. Bei Ankunft stehen die Gerichte

Zeit sparen um jeden Preis?

computergesteuert und genau richtig temperiert, dafür aber ohne Wert und Qualität, bereits am richtigen Ort und warten auf den Verzehr. Auf diese Weise erspart man sich lästige Wartezeiten, aber auch viel Genuss, und vor allem bleiben die Vitamine und Spurenelemente auf der Strecke, abgesehen davon, dass die Mikrowelle so ziemlich alles zerstört, was ein Lebensmittel zu einem solchen macht.

Diese extremen Trends werden vielleicht noch am ehesten durch das sogenannte »total body monitoring« aufgefangen, eine Tendenz der modernen High-Tech-Medizin, den Organismus von innen mittels Elektronik zu überwachen. Schon bald werden wohl kleine Minicomputer in Chipform im Körper deponiert, um seine Funktionen von innen, sozusagen vor Ort, zu überwachen. Wenn die eingebauten Chips Alarm geben bezüglich des Mangels im Überfluss, glauben die Betroffenen möglicherweise diesen wissenschaftlichen Warnungen mehr als denen der Ernährungsfachleute heute.

Kein Nachteil ohne Vorteil

Auch bei uns in Mitteleuropa soll die Kunst des Kochens in dieser Generation weitgehend verloren gehen. Untersuchungen zeigen, dass die jungen Mädchen mehrheitlich diese Fähigkeit nicht mehr von ihren Müttern übernehmen und nun auch in dieser Hinsicht den Jungen immer ähnlicher werden, die das nie getan haben. Selbst die Ausbildungen der Köche haben sich schon verändert. Nur noch wenige lernen angeblich die alte überlieferte Kochkunst, eine moderne Mehrheit wird von Anfang an auf Großküchenbetreuung trainiert, wo es nur noch darum geht, im richtigen Verhältnis vorgefertigte Produkte zusammenzumischen. Das fertige Gemisch braucht nur noch im Hinblick auf die Kalorienzahl in Ordnung zu sein, so ziemlich alles andere ist aus jeder althergebrachten Ordnung gefallen. Erstaunlicherweise wird der Geschmack diesem Trend gnadenlos untergeordnet.

Untergang der Kochkunst

Dieser Trend hat schon mit der Schlingzeit begonnen, die ja kaum noch Möglichkeiten lässt, die Lebensmittel wirklich zu schmecken, da es nur im Mund an Gaumen und Zunge Geschmacksknospen gibt und der Nahrungsbrei, der mangels Kauen eigentlich gar keiner mehr ist, kaum noch im Mund verweilt. Der moderne Raubtier-Mensch sieht die Nahrung während seiner Schlingzeit nur noch kurz auf dem Teller und beim Einkaufen und hat ansonsten wenig davon. Höchstens bei etwaigem Aufstoßen bekommt er noch einen Eindruck vom Geschmack. Insofern ist klar, dass Aussehen und Preis immer entscheidender wurden und inzwischen weit vor Geschmack rangieren.

Aussehen und Preis wichtiger als Geschmack

Die Situation wird sich auf dieser Basis wahrscheinlich rasch weiter zuspitzen. Ein ständig größer werdender Bevölkerungsteil wird sich mit den skizzierten minderwertigen Produkten zufrieden geben, weil sie bequem und auf den ersten Blick auch billig sind. Dieser ebenso geschmacklose wie gefährliche Trend wird wohl so lange anhalten, bis sich in breiten Bevölkerungskreisen ein Bewusstsein für Gesundheit im Allgemeinen und Ernährung im Speziellen bildet. Erst wenn uns Gesundheit insgesamt wieder so wichtig wird, dass wir bereit sind, uns dafür in Eigenverantwortung zu engagieren, wird wohl auch die Ernährungsmisere ein Ende finden.

Ausblick auf geschmacklose Zeiten

Eine kleine Elite wird sich wohl auch weiterhin für gesunde vollwertige Lebensmittel entscheiden und dafür steigende Preise in Kauf nehmen (müssen). Sie wird zugleich der Motor sein für den Umschwung in Richtung bewusste Ernährung, sofern er denn stattfindet. Das hat damit zu tun, dass ernährungsbewusste Menschen fast immer einen gewissen missionarischen Drang haben, ihre Lebensform zu verbreiten. Damit gewinnen sie zwar einerseits Anhänger für ihre Position, stoßen aber auch viele ab. Wenn jemand seinen Entwicklungsstand durch seine Ernährungsform belegen will, hat das fast immer etwas Peinliches und oft auch Dummes nach dem Motto »Früher hab ich ja auch alles und sogar Fleisch gegessen, aber das könnte ich jetzt

Gesunde Gegentrends und ihre Schatten

gar nicht mehr, inzwischen bin ich viel weiter«. In der Analogie könnte man sich dann auch damit brüsten, dass man in der Jugend viele Sprachen gelernt habe, aber sich inzwischen so weit entwickelt habe, dass man sie nicht mehr verstehen und sprechen könne.

Eine positive Ernährungszukunft?

Nahrungsmittel müssten wieder Lebensmittel werden! Dabei könnten sie im doppelten Sinn wieder *kost*bar werden. Einerseits essbarer, andererseits teurer. Nach dem Krieg haben die Deutschen über die Hälfte ihres Einkommens für Nahrung ausgegeben, heute sind es knapp 13%. Das ist deutlich zu wenig. Wenn unsere Nahrung wieder kostbarer werden soll, muss sie auch kostspieliger werden. In diesen sauren Apfel müssen wir wohl beißen. Viele tun das schon jetzt, andere planen es immerhin. Über 80% der Deutschen würden sich gern vollwertig ernähren, keine 4% tun es bis jetzt. Diese Kluft zu schließen, dazu sind die Produzenten aufgerufen. Wenn es Demeter und Co. nicht schaffen, bei dieser Lage und dem Vorsprung, den sie heute noch haben, die Chance zu ergreifen, werden sicher auf die Dauer Konzerne wie Unilever und Nestlé einsteigen. Das könnte erhebliche Qualitätseinbußen mit sich bringen, muss es aber nicht zwingend. Vieles hängt vor allem davon ab, was sich die Verbraucher gefallen lassen.

*Kost*bares Essen?

Die Grenzen der Verbrauchermacht zeigen sich an Punkten wie Genfood. Wo die Lebensmittelpflanzen zum Schluss gar nicht mehr zu unterscheiden sind, endet auch alle Entscheidungsmacht. Andererseits zeigt ein Beispiel wie die bereits erwähnte Umstrukturierung des Mine-

Möglichkeiten und Grenzen der Kundenmacht

ralölkonzerns BP zum Solarzellenhersteller, was Marktmacht vermag. Sogar das Logo wurde inzwischen in eine strahlend grüne Sonnenblüte umgewandelt. Wer weiß, wie stark die Wirkung der sogenannten *Corporate Identity* ist, weiß, welchen Aufwand ein diesbezüglicher Wechsel bedeutet. Wo rege Nachfrage ist, wird sie auf die Dauer befriedigt werden. Viel mehr, als wir uns im Allgemeinen zutrauen, liegt in unserer Macht.

Wie lassen sich all die Erkenntnisse sinnvoll zusammenbringen?

Zurück zur (eigenen) Natur

Während es auf den ersten Blick etwas kompliziert erscheinen mag, sich zwischen der richtigen Aufteilung der Einzelkomponenten, der Vollwertigkeit, dem Säure-Basen-Gleichgewicht und dem eigenen Typ zurechtzufinden, ist es auf den zweiten eher einfach. Wir müssten uns nur unserer eigenen und der uns umgebenden Natur wieder bewusster werden. Insofern ist es immer gut, sich an die Evolution zu erinnern und daran, was wir in der Vorgeschichte schon einmal konnten und daher auch rasch (wieder) lernen können. Da wir immer mit Knappheit und Verzicht konfrontiert waren, ist es für den Organismus relativ leicht, zu fasten und zu verzichten.

Über die innere Stimme zum »inneren Arzt«

Dabei könnte sich nicht nur der Organismus reinigen, sondern auch die Seele entwickeln und das Bewusstsein weiten. Allerdings muss es sich um bewusstes Fasten handeln und nicht etwa eine lediglich auf den Körper bezogene Nulldiät. Wenn nicht nur die Rock- und Hosenbünde weiter werden, sondern auch das Bewusstsein, ist die Chance am besten, den richtigen Ernährungsweg für sich zu finden. Insofern wäre Fasten ein wundervoller Einstieg in die Umstellung auf eine neue Ernährungszukunft. Hierbei kann sich wie in keiner anderen Situation die »innere Stimme« entwickeln, die uns im richtigen Augenblick den richtigen Rat gibt, weil sie für eine tief in uns ruhende Instanz spricht, die Paracelsus den »inneren Arzt« oder Archeus nannte. Dieser innere Arzt weiß wie kein äußerer, was uns guttut. Irgendwann wird die innere Stimme zu der des »inneren Arztes« werden und noch später zu der Gottes. Dann ist jener begnadete Zustand der Befreiung erreicht, den Meister Eckhart mit den zeitlosen Worten umschreibt: »Ich sitze auf einem Stein und schweige und lausche, was Gott in mir spreche.«

Allerdings ist auf dem Weg dorthin auch eine gewisse Vorsicht geboten, denn solange der Kontakt zum »inneren Arzt« nicht lebendig ist, wird auch die innere Stimme zu wünschen übrig lassen. Wenn eine ausgewiesene Naschkatze sich mit der Frage, was sie als Nächstes essen soll, nach innen wendet, wird die Antwort vielleicht »Smarties« lauten. Dann ist anzunehmen, dass es sich noch nicht um Gottes und noch nicht einmal um die Stimme des »inneren Arztes« handelt, sondern um die des inneren Schweinehundes, der in den meisten Menschen – jedenfalls zu Beginn des Weges – eine recht dominierende Rolle spielt.

Unterschiedliche innere Stimmen

Auf dem Weg zum hohen Ziel hat es sich bewährt, auf das Wissen um unsere Natur – die äußere und die innere – zu achten. Wenn seit 12 000 Jahren Pflanzen die Basis der Ernährung ausmachen, bewährt es sich, im Wesentlichen dabei zu bleiben. Allerdings fordern auch die Jahrmillionen davor noch in geringem Maße ihr fleischliches Recht. Wenn wir bis vor 150 Jahren nur vollwertige Nahrungsmittel gekannt haben, ist es sinnvoll, sich auch jetzt weiterhin vollwertig zu ernähren, denn in 150 Jahren kann sich genetisch niemand anpassen. Die Evolution braucht immer Zeit – und zwar in einem generationenübergreifenden Ausmaß.

Der Weg ist das Ziel

Wer sich klarmacht, wo er auf dieser Welt lebt und was in diesem seinem Teil der Welt wächst, findet leichter einen Weg zur typgerechten Ernährung. Dinge, die von weither gebracht werden müssen, sollten zumindest immer eine gewisse Nachdenklichkeit auslösen. Sonnengereifte Früchte wachsen in heißen Gegenden und kühlen, was die Menschen in dieser Umgebung auch brauchen. Werden solche Früchte in kalte Regionen verfrachtet, werden sie auch dort kühlen, was jedoch für viele wenig sinnvoll sein wird. Da sich die Entwicklung in Richtung der modernen High-Tech-Zivilisation in den kühlen Gegenden des Planeten ergeben hat, ist dort der Reichtum gewachsen und mit ihm sind es die Probleme. Weniger reiche Leute essen bis heute fast überall auf dieser Welt typgerechter. Die Reichen in den reichen Ländern müssen sich auch eines reicheren Denkens befleißigen, dann finden auch sie ihren Weg. Aber es ist klar, dass mit der Fülle der Möglichkeiten und Alternativen auch die Fehlerwahrscheinlichkeit steigt. Insofern wäre – jedenfalls ernährungstechnisch – eine Rückkehr zu einfacheren Strukturen ein Weg, der wieder mehr Sicherheit bieten könnte. Wer sich an die Regeln der ihn umgebenden Natur hält und auf sein inneres Gefühl hört, ist auf alle Fälle gut beraten. Im Zweifelsfall kann er auch einmal verzichten, wie seinerzeit, und abwarten, bis es wieder zweifelsfrei Gutes für ihn gibt.

Essen, was wächst, wo man lebt

Sicher ist auch der Versuch legitim, sich aus allen Gegenden der Welt das Beste zu suchen, allerdings setzt das ein hohes Einfühlungsvermögen voraus. Der Korallenkalk aus Okinawa, die Mangos aus Palawan und die Steaks aus Argentinien könnten den bolivianischen Bauern mehr aus der Balance bringen als ihn unterstützen. Ganz ohne Zweifel sind genetische Varianten mitbestimmend für die beste Ernährung. Dafür spricht, dass der enorm fettreich essende Inuit Grönlands und die extrem fettarm lebenden Indios des Altiplano gleichermaßen gut zurechtkommen – in ihrer jeweiligen Umgebung.

Die eigene Herkunft beachten und schätzen

Irgendwann wird es für den modernen High-Tech-Menschen sicherlich den eingebauten Stoffwechsel-Chip geben, der ständig die verschiedenen Fließgleichgewichte im Hinblick auf Kalorien und vor allem Spurenelemente und Vitamine analysiert und mitrechnet. Möglicherweise wird er sogar in der Zukunft den Speisezettel bestimmen und schon im Supermarkt darauf dringen, folsäurereichen Feldsalat zu besorgen, weil diesbezüglicher Mangel besteht. Ob dieses sogenannte »total body monitoring« dann zu den geschmacklich besseren Gerichten führt, möchte ich bezweifeln, besser scheint mir allemal, die eigene Bedürftigkeit im Hinblick auf Vitamin- und Kalorienbedarf mit den eigenen Geschmacksvorlieben auf der Basis der Intuition zu versöhnen, so dass Gerichte herauskommen, die gleichermaßen schmecken und nützen. Hier bietet sich trotz all der gutgemeinten Anstrengungen der Forscher doch vor allem der innere Arzt an.

Zwischen High-Tech und Intuition

KULINARISCHER AUSKLANG

Vorschläge für eine gesunde, ausgewogene Woche mit Rezepten für coole, ausgewogene und heiße Typen

Frühstücksvarianten

Zartweizen mit frischen Früchten und Beeren

150 g Zartweizen
100 ml Orangensaft
250 g Beeren der Saison
1 Birne
1 Apfel
100 g Trauben
etwas Honig

Zartweizen mit der doppelten Menge Wasser in einen Topf geben und ca. 15 Minuten dünsten.
Orangensaft und Honig einrühren, zur Seite stellen und ziehen lassen.
Beeren und Trauben halbieren, eventuell entkernen, Birne und Apfel klein schneiden.
Alles unter die leicht abgekühlte Masse heben.

Dieses Frühstück hat einen niedrigen glykämischen Index und lässt sich mit exotischen Früchten wie Ananas, Kiwi und Mango noch erfrischender, mit Trockenfrüchten wie Datteln und Feigen und etwas Zimt wärmender zubereiten.

Hirsebrei

Pro Person eine Tasse Hirse am Vorabend mit etwas lauwarmem Wasser ansetzen und über Nacht quellen lassen.
Am Morgen mit der doppelten Volumenmenge – halb Wasser, halb Milch (sofern sie vertragen wird) – und unter Zugabe von einer Zimtstange und einigen Gewürznelken so lange köcheln, bis ein dicker Brei entsteht (ca. 15 Minuten).
Nach Belieben können auch Rosinen zugefügt werden.

Für »coole« Typen sollte der Brei mit Zimt und Honig und gekochtem Obst wie Apfel- und Birnenkompott angerichtet werden. »Heiße« Typen könnten gut Bananen und andere Südfrüchte dazugeben.

Quark-Leinöl-Creme mit Früchten (Budwig-Creme)

100 g Magerquark mit 1 EL kaltgepresstem Leinöl und etwas Milch oder Sahne verrühren, bis das Öl nicht mehr sichtbar ist und sich eine cremige Konsistenz ergibt, dann Honig nach Belieben unterrühren.

»Coole« Typen mischen Nüsse, Rosinen, Feigen und Dörrpflaumen unter und geben Zimt und eventuell eine Prise Ingwer darüber. »Heiße« Typen halten sich an frische kühlende Früchte aus südlichen Breiten.

Wärmendes Fenchel-Porridge für kalte Zeiten und Typen

100 g Haferflocken
400 ml Wasser
1 Fenchelknolle
100 ml Joghurt
4 Scheiben Räucherlachs

Dill, Basilikum, Petersilie, Schnittlauch
Salz, Pfeffer aus der Mühle, etwas Zitronensaft

Die Fenchelknolle klein schneiden und im Wasser kochen, Haferflocken dazugeben und zu einem dicken Brei einkochen. Etwas abkühlen lassen.

Räucherlachs und Kräuter fein schneiden und unter den Haferbrei mischen.

Salzen, pfeffern und mit Zitronensaft und Joghurt verdünnen, bis eine sämige Konsistenz entsteht.

Eventuell mit den restlichen Kräutern und einer Scheibe Räucherlachs garnieren.

Porridge mit Zimt – die süße Variante für Coole

200 g Haferflocken
Meersalz
8 EL Sahne
4 EL Ahornsirup
Zimt

$^{1}/_{2}$ l Wasser mit einer Prise Salz zum Kochen bringen. Die Haferflocken einrühren und unter Rühren aufkochen lassen. Den Topf vom Herd nehmen, die Flocken mindestens 10 Minuten zugedeckt quellen lassen. Dann mit Sahne und Ahornsirup beträufeln und mit Zimt bestreuen.

Sanddornshake

Für 4 Gläser à 0,2 l

5 Kardamomkapseln
5 Orangen
500 g Vanillejoghurt
150 g Sanddornsaft aus dem Reformhaus
5 EL Ahornsirup oder Honig

Kardamomsamen aus den Kapseln lösen und grob zerstoßen. Orangen auspressen, mit Joghurt, Sanddornsaft und Ahornsirup mit einem Schneebesen gut verrühren.
Ein echter Muntermacher mit viel Vitamin C, der trotzdem ein bisschen wärmt…

Fruchtiger Kefir-Drink

Für 4 Gläser

400 g frisches Obst (Melone, Kiwi, Mango, Ananas)
600 g Kefir
gemahlene Vanille
2–3 EL Apfel- oder Birnendicksaft

Das gewaschene Obst in Stücke schneiden, zusammen mit Kefir, Vanille und Dicksaft pürieren.
In Gläser verteilen.

Der Kefir-Drink schmeckt zum Frühstück und kühlt als fruchtige Zwischenmahlzeit.

Karotten-Mix

Für 4 Gläser

2 kleine säuerliche Äpfel
2 EL Zitronensaft
4 Karotten
200 ml Soja- oder Vollmilch (sofern bekömmlich)
4 TL Ahornsirup
Olivenöl

Äpfel und Karotten schneiden, entsaften und mit den übrigen Zutaten vermischen. In Gläser füllen und je einen Tropfen Olivenöl einrühren.

Wenn es besonders kühlen soll, statt des Apfels eine Mango oder ein Stück Papaya nehmen!

Himbeer-Frischkäse – für heiße Typen

200 g Himbeeren
50 g Zucker oder Honig
1 Bund Minze
200 g Frischkäse
100 g Magerquark
1 EL Milch oder Sahne

Die Himbeeren mit Zucker oder Honig pürieren, Minze waschen und die Blätter von den Stielen zupfen, fein hacken und zum Himbeerpüree geben.
Frischkäse mit Quark und Milch glatt rühren, mit dem Himbeerpüree in ein Glas schichten.
Zu frischen Brötchen oder Brioches servieren.

Nuss-Honig-Joghurt

Für 2 coole Typen

300 g Joghurt
2 TL Honig
60 g gehackte Walnusskerne
4 Datteln
Zimt

Joghurt mit Honig und den Nüssen vermischen, die Datteln in Streifen schneiden und unterrühren, mit Zimt bestreuen und eventuell die Kerne von einem Granatapfel beigeben.

Hafermüsli

Wärmt 2 Personen

2 TL Rosinen
4 EL Haferschrot
4–5 EL Vollmilch (oder gegebenenfalls Sojamilch)
2 TL Zitronensaft
2 kleine Birnen
100 g Trauben oder Kirschen (je nach Saison)

Die Rosinen in warmem Wasser ca. 15 Minuten einweichen. Den Haferschrot in eine Schüssel geben, 4 EL Wasser einrühren und ebenfalls ca. 15 Minuten einweichen. Die Rosinen in einem Sieb abtropfen lassen.
Anschließend den Haferschrot mit der Milch, dem Zitronensaft und den Rosinen mischen.
Birnen grob reiben und unter das Müsli rühren, dann mit Trauben oder Kirschen anrichten. Nach Belieben noch etwas geschlagene Sahne unterrühren!

Vital-Müsli

Ideal für 2 heiße Typen

2 TL Rosinen
200 g Dickmilch
je 2 TL Sanddorn- und Zitronensaft
2 Kiwis
1 Banane
2 EL Weizenkeimlinge
2 TL Sesamsamen

Die Rosinen in warmem Wasser ca. 15 Minuten einweichen. Inzwischen die Dickmilch mit Sanddorn- und Zitronensaft glatt rühren und in 2 Müslischälchen füllen. Kiwis und Ba-

nane schälen und klein schneiden, die Rosinen abtropfen lassen, die Weizenkeimlinge waschen.
Alles über die Dickmilch verteilen und mit dem Sesam bestreuen.

Weizenkeimlinge kann man gut selber ziehen:
Die Weizenkörner kalt waschen und in der vierfachen Menge Wasser in einem Einmachglas 8 Stunden einweichen.
Dann abgießen, mit frischem Wasser abspülen und tropfnass zurück ins Glas geben.
Zum Keimen an einen hellen Platz stellen, währenddessen die Körner 2-mal täglich mit frischem Wasser abspülen.
Nach 2–4 Tagen können die Keimlinge gegessen werden.

Feigen-Reis-Müsli

Für ausgewogene Typen

$^1/_2$ l Milch (sofern verträglich, ansonsten Sojamilch)
$^1/_2$ TL gemahlene Vanille
120 g Naturreis
150 g frische oder getrocknete Feigen
2 EL Honig
300 g Joghurt

Milch mit der Vanille aufkochen lassen. Den Reis einrühren und zugedeckt bei schwacher Hitze quellen lassen.
Inzwischen die Feigen klein schneiden.
Den Reis mit einer Gabel auflockern, mit Honig süßen und etwas abkühlen lassen.
Joghurt und Feigen einrühren. Mit Minze- oder Zitronenmelisse garnieren.

Vollkornbrote mit Apfel-Meerrettichquark

Für 2 ausgewogene Personen

250 g Magerquark
4 EL Vollmilch
1 kleiner Apfel
2 TL frischgeriebener Meerrettich
1 Prise Meersalz
1 EL frischgehackte Kräuter
Vollkornbrot

Quark und Milch in einer Schüssel sämig rühren. Den Apfel in den Quark raspeln, mit Meerrettich und Salz abschmecken. Auf Vollkornbrot streichen und mit den Kräutern bestreuen.

Avocado-Brotaufstrich

Kühlt 2 Personen

1 Jungzwiebel
$^{1}/_{2}$ rote Paprikaschote
2 EL Sprossen
1 EL Zitronensaft
Meersalz, Pfeffer aus der Mühle
1 reife Avocado
Schnittlauch

Zwiebel und Paprika klein schneiden, Sprossen abspülen, Avocado schälen, den Kern entfernen und das Fruchtfleisch mit einer Gabel zerdrücken. Mit Zitronensaft, Salz und Pfeffer verrühren, bis eine cremige Masse entsteht.
Zwiebel- und Paprikastücke und die Sprossen unter die Avocadocreme rühren, mit Schnittlauch garnieren.

Rahmsüppchen von der Brunnenkresse

Möglichst mit wilder Bachkresse zubereiten, die im Vorfrühling am besten schmeckt!
Dieses Süppchen kühlt heiße Typen!
Für 4 Personen

200 g Brunnenkresse
100 g zarter Blattspinat
50 g Kerbel
1 Frühlingszwiebel
20 g Butter
ca. 500 ml Gemüsebrühe
etwas Sahne, Salz, Pfeffer
2 EL Croutons

Kresse, Spinat, Kerbel von den Stielen zupfen, waschen und trocknen.
Die Zwiebel fein hacken und in der Butter leicht andünsten, die Blättchen zugeben und zusammenfallen lassen.
Gemüsebrühe zugießen und ca. fünf Minuten kräftig kochen lassen. Mixen, Sahne einrühren, würzen und abschmecken.
In Teller geben und mit Croutons und Kresseblättchen bestreuen.

Kürbis-Ingwer-Suppe für kühle Herbsttage

Für 4 Personen

200 g Kürbis
80 g Butter
1 Schuss Weißwein
500 ml Gemüsebrühe
100 ml Sahne

20 g frischer Ingwer (geschält und kleingehackt)
Salz
Muskatnuss

Kürbis schälen, Kerne herausnehmen und in fingerdicke Stücke schneiden, in der Hälfte der Butter andünsten.
Mit Weißwein ablöschen, mit Gemüsebrühe aufgießen und auf kleiner Flamme weich kochen.
Kürbis pürieren und durch ein feines Sieb passieren. Mit Sahne und restlicher Butter binden, Ingwer zufügen und mit Salz und geriebener Muskatnuss abschmecken.
Suppe kräftig aufschlagen (eventuell im Mixer).
Mit gerösteten Kürbiskernen garnieren.

Risotto alla parmigiana – Risotto mit Parmesan

Das ist der einfachste Risotto – und hier gibt es nichts, womit man minderwertigen Reis, schlechte Butter oder Parmesan, der nach nichts schmeckt, überdecken kann. Hier müssen die Zutaten perfekt sein. Es ist das Grundrezept für alle anderen Risotti.
Für 3 – 4 Personen

ca. 1,25 l Gemüsebrühe oder Geflügelfond
1 EL Olivenöl
1 kleine feingewürfelte Zwiebel
300 g Rundkornreis
1 Glas trockener Weißwein
40 g Butter
3 EL frischgeriebener Parmesan
Salz
frischgemahlener Pfeffer

Die Brühe bis zum Siedepunkt erhitzen und am Sieden halten. Das Olivenöl in einem großen Topf mit schwerem Boden erhitzen, darin die feingewürfelte Zwiebel andünsten, ohne zu

bräunen. Den Reis zufügen, mit einem Holzlöffel umrühren, bis er mit Öl überzogen ist.
Die Hitze etwas verstärken und mit Wein ablöschen, dabei kräftig umrühren.
Wenn die Flüssigkeit verdampft ist, ca. 125 ml der kochenden Brühe zugießen und den Reis unter ständigem Rühren kochen.
Sobald der Reis den Fond aufgesogen hat, wieder 125 ml zugießen und rühren.
Nach und nach den Fond einrühren, bis der Reis cremig ist, dabei muss er ständig kochen, ohne am Topfboden anzusetzen.
Die Garzeit beträgt mindestens 20 bis 30 Minuten, wenn die Reiskörner dann immer noch einen harten Kern haben, eventuell noch etwas heißes Wasser zufügen.
Anschließend den Topf vom Herd nehmen und den geriebenen Parmesan und die kalten Butterstückchen unter kräftigem Rühren mit dem Reis vermischen.
Dabei noch einige Esslöffel Fond oder heißes Wasser einrühren, bis der Risotto die gewünschte cremige Konsistenz hat. In Italien nennt man das »all' onda« – flüssig wie eine Welle.
Den Risotto kurz ruhen lassen, noch mal abschmecken und servieren.
Eine kleine Schale mit geriebenem Parmesan getrennt dazu reichen.

Brennnessel-Risotto

Für 2 – 4 Personen

Risotto schmeckt als Vorspeise ebenso wie als Hauptgericht, daher reichen die angegebenen Mengen für 2 oder 4 Personen.
Am besten sind sicher die zarten Brennnesseln, die Sie im Frühjahr, vielleicht sogar im eigenen Garten, selbst pflücken – natürlich mit Handschuhen …
Zutaten für den Risotto siehe Grundrezept – statt der Zwiebel ließen sich auch 2 Frühlingszwiebeln verwenden.

Brennnesseln
20 g Butter
2 Frühlingszwiebeln
1 kleine Knoblauchzehe
ca. 150 g Brennnesselspitzen und zarte Blätter
Salz, Pfeffer, eine Prise Muskatnuss
125 ml Sahne

Den Risotto nach dem Grundrezept zubereiten.
Butter hell aufschäumen lassen, gehackte Frühlingszwiebeln und Knoblauch ohne Farbe andünsten.
Die gewaschenen, kurz abgetropften und grob zerschnittenen Brennnesselblätter zugeben, würzen, ohne Deckel zusammenfallen lassen und dünsten, bis alles Wasser verdampft ist.
Sahne angießen und sämig einkochen.

Salat mit gebackenen Pfirsichen

Für 4 Personen

4 Fleisch- oder Eiertomaten
4 weiße Pfirsiche
8 Thymianzweige
8 Rosmarinzweige
5 Lorbeerblätter
Olivenöl
Pfeffer aus der Mühle
1 Bund Rucola
20 g Pinienkerne
2 EL Balsamico-Essig
Salz
1 kleiner Bund Basilikum

Tomaten und Pfirsiche einritzen, überbrühen, abschrecken, halbieren und entkernen bzw. entsteinen.
Backblech mit Backpapier belegen, Kräuter darauf verteilen,

Tomaten und Pfirsiche auf die Kräuter setzen, mit 3 EL Olivenöl beträufeln und pfeffern.
Im vorgeheizten Backrohr bei 100 Grad auf der 2. Einschubleiste von unten 1 Stunde backen (Umluft 80 Grad).
Rucola putzen.
Pinienkerne ohne Fett hellbraun rösten.
Essig mit Olivenöl, Salz und Pfeffer verrühren.
Tomaten und Pfirsiche dritteln, mit Rucola unterheben. Geröstete Pinienkerne und grob zerpflückte Basilikumblätter darüberstreuen.

Zu diesem Salat passen geröstete Baguettescheiben mit Ziegenkäse.

Spargelnudeln in Bärlauchsauce

Für den Nudelteig:
125g Weizenvollkornmehl
125g Hartweizengrieß
1 ganzes Ei und 1 Eidotter

Alle Zutaten zu einem geschmeidigen Teig verkneten, in Klarsichtfolie geben und für ca. 2 Stunden ruhen lassen.

200g weißer Spargel, geschält
50g frische Bärlauchblätter
40g mehlige Kartoffeln
2 EL Olivenöl
Meersalz, Pfeffer aus der Mühle

Spargel in gesalzenem Wasser mit einer Prise Zucker und einem Stück Butter bissfest kochen, anschließend in Eiswasser abschrecken.
200 ml vom Spargelsud aufkochen und die Kartoffeln mit einer feinen Reibe hineinreiben.

1 Minute kochen lassen und beiseitestellen.
Die Enden des Spargels in feine Scheiben schneiden.
Den Nudelteig mit einer Nudelmaschine dünn ausrollen, in 1 cm breite Nudeln schneiden und in reichlich Salzwasser ca. 2 Minuten kochen.
Den Spargel in Olivenöl erhitzen, mit den Nudeln vermischen, salzen und pfeffern.
In den Spargelfond die feingehackten Bärlauchblätter einmixen und auf den angerichteten Tellern um die Spargelnudeln gießen.
Mit den Spargelspitzen garnieren.

Dies ist ein leicht kühlendes Gericht mit niedrigem glykämischem Index.

Köstliches für den Feierabend

Erbsensuppe mit Flusskrebsen
Für 4 Personen

2 feingehackte Schalotten
1 feingewürfelte Knoblauchzehe
1 Zweig Thymian
800 g gepalte frische Erbsen (ersatzweise tiefgefrorene)
Meersalz
5 EL Olivenöl
3 EL trockener Weißwein
500 ml Gemüsefond
100 g kalte Butterwürfel
Pfeffer aus der Mühle
12 gegarte ausgelöste Flusskrebse

4 EL geschlagene Sahne
Minzeblättchen

Schalotten, Knoblauch, Thymian in 3 EL Olivenöl glasig andünsten.
Erbsen dazugeben, salzen, mit Weißwein ablöschen, etwas einkochen.
Gemüsefond angießen, etwa 20 Minuten garen, bis die Erbsen weich sind, dann pürieren.
Mit kalter Butter aufmixen, mit Meersalz und Pfeffer abschmecken.
Flusskrebse in Olivenöl schwenken, salzen.
Krebse in tiefe Teller verteilen, Suppe mit Schlagsahne aufschäumen, darübergeben.
Mit frischer Minze garnieren.

Pesce sotto sale – Fisch in der Salzkruste
Die klassische Zubereitung, die spektakulär wirkt und verblüffend wenig Arbeit macht.
Für 4 Personen

1 Branzino (Goldbrasse) oder Zander von ca. 1 bis 1,2 kg im Ganzen
verschiedene Kräuter – Petersilie, Thymian, Rosmarin, Dill, Basilikum
4 Knoblauchzehen
1/2 Zitrone
ca. 2 kg grobes Meersalz
8 Eiweiß
100 g Vollkornmehl

Den Fisch innen und außen säubern, mit Zitronensaft und Pfeffer aus der Mühle würzen, mit den Kräutern und Knoblauch füllen und außen mit Olivenöl bestreichen.

Meersalz, Vollkornmehl und Eiweiß in einer Schüssel zu einem Teig vermengen, eine halbe Stunde ruhen lassen.
Die Salzteigmasse anschließend ca. 1 cm hoch auf ein Backblech streichen.
Den gefüllten Fisch darauf legen und mit dem restlichen Salz gut zudecken – es darf nirgendwo ein Stückchen Fisch herausschauen!
Im 180 Grad heißen Backrohr bei Heißluft etwa 40 bis 50 Minuten backen – je nach Größe des Fisches!
Das Salz erst bei Tisch aufklopfen und vorsichtig abheben.
Die Haut abziehen, darunter präsentiert sich das Fischfleisch herrlich saftig und zart.
Tipp: etwas kaltgepresstes Olivenöl darüberträufeln.
Dazu Salzkartoffeln und Blattsalate reichen.

Fischsuppe mit Chili und Ingwer

Eine heiße Sache für 4 kühle Typen!

2 Stangen Zitronengras
$^{1}/_{2}$ Chilischote entkernt und feingeschnitten
1 EL frische Ingwerwurzel, feingeschnitten
500 ml Geflügelfond
500 ml Fischfond
5 weiße Pfefferkörner
10 Korianderkörner
2 EL Sojasauce
Saft einer halben Zitrone
Meersalz, Pfeffer aus der Mühle

Einlage
je 50 g Karotten, Petersilienwurzel, Shiitakepilze, Mungobohnen, Sojasprossen, grüner Spargel
ca. 300 g gemischte Fischfilets – z. B. Steinbutt, Zander, Seeteufel und Garnelen

1 EL gehackte Petersilie
1 Zweig Koriander, feingehackt

Vom Zitronengras die äußerste Schicht entfernen, den unteren Teil der Halme etwas andrücken und in feine Ringe schneiden. Mit Chili und Ingwer in Olivenöl leicht anbraten und mit Fisch- und Geflügelfond aufgießen.
Pfeffer- und Korianderkörner zugeben und etwa 20 Minuten köcheln lassen.
Mit Sojasauce, Zitronensaft, Salz und Pfeffer abschmecken und durch ein Sieb passieren.
Das Gemüse putzen und in Streifen schneiden, die Pilze kleiner schneiden und mit den Sprossen blanchieren.
Die Fischfilets in mundgerechte Stücke schneiden und kurz in der heißen Suppe ziehen lassen.
Die Suppe in tiefen Tellern mit dem Gemüse, Petersilie und Koriander anrichten.

Bachforelle in Folie gedünstet

Die Methode ist denkbar einfach: Für jeden wird eine Forelle mit Gemüse und Gewürzen in Alufolie verpackt – deshalb die Mengenangaben pro Person.

1 Bachforelle
30–40 g Butter
Salz, Cayennepfeffer
einige Tropfen Zitronensaft
je ca. 1 TL gehackte Petersilie, Basilikum und Estragon
je 30 g Karotten, Staudensellerie, Lauch und Champignons in Streifen geschnitten
1–2 EL Olivenöl zum Anbraten der Gemüse
etwas trockener Weißwein
2 EL Fischsud oder Wasser

Forelle sauber auswaschen, trocknen, Butterflöckchen, Salz, Pfeffer und Kräuter hineinpacken.
Gemüse in Olivenöl andünsten, ebenfalls würzen.
Ein großes Blatt Alufolie buttern, die Hälfte des Gemüses darauf verteilen, die Forelle daraufbetten und mit dem restlichen Gemüse bedecken.
Einen Spritzer Weißwein oder Wasser daraufgießen.
Die Folie zu einem dichten Paket verschließen.
Die Pakete in den 220 Grad heißen Ofen schieben und in ca. 15 Minuten gar werden lassen. Folienpakete erst am Tisch öffnen.
Ganz nach Geschmack können Sie mit den Kräutern und Gewürzen variieren, um Ihrem Typ gerecht zu werden. So könnte jeder sein »typgerechtes« Päckchen bekommen.

Kräuterhendl auf Schmorgemüse

3 Karotten
2 Zwiebeln
150 g Knollensellerie
1 Freilandhähnchen
Kräuterblätter (z. B. Petersilie, Rosmarin, Liebstöckel, Salbei, Beifuß) für die Haut
Salz, Pfeffer aus der Mühle
1 Sträußchen Petersilie
3 Zitronenscheiben
5 Knoblauchzehen
2 EL Olivenöl
80 ml trockener Weißwein
150 ml Geflügelfond
1 ganze, möglichst junge Knoblauchknolle

Das Gemüse schälen und in ca. 1 cm große Stücke schneiden.
Das Hähnchen waschen, trocken tupfen, mit Hilfe eines Esslöffelstiels die Brusthaut vom Hals her vom Fleisch lösen.

Die Kräuterblätter auf das Fleisch legen und die Haut straff darüberziehen.
Das Huhn innen und außen salzen und pfeffern. In die Bauchhöhle Petersilie, Zitronenscheiben und ungeschälte Knoblauchzehen geben.
Backrohr auf 180 Grad vorheizen.
In einem Schmortopf Olivenöl erhitzen, das Gemüse andünsten, mit Weißwein ablöschen und die Brühe angießen.
Das Hähnchen rundum in Olivenöl anbraten, auf das Gemüse setzen und im Ofen zugedeckt ca. 40 Minuten schmoren.
Dann den Deckel abnehmen, die frische Knoblauchknolle quer halbieren und zum Gemüse geben.
Das Geflügel weitere 30 Minuten goldbraun braten, die Temperatur in den letzten 10 Minuten auf 200 Grad erhöhen.

Dazu *Bauernkartoffeln* servieren
500 g junge Kartoffeln schälen und in Viertel schneiden.
4 EL Olivenöl in einer Pfanne erhitzen, Kartoffeln darin anbraten. Rosmarin, Thymian und eine Knoblauchzehe dazugeben, im 180 Grad heißen Backofen 15 bis 20 Minuten garen, mit Salz und Pfeffer würzen.

Grillgemüse mit Rosmarin

2 weiße Zwiebeln
3 Karotten
2 Selleriestangen
1 Zucchino
200 g Champignons
Salz, Pfeffer aus der Mühle
1 Knoblauchzehe
2 Scheiben Ingwer
1 Rosmarinzweig
50 g Butter
125 ml Gemüsebrühe

Zwiebeln und Karotten schälen, mit dem Sellerie in schräge Scheiben schneiden, den Zucchino längs halbieren, ebenfalls in Scheiben schneiden, Champignons je nach Größe teilen.
Alle Gemüsesorten mischen, salzen und pfeffern.
Den Knoblauch schälen und in feine Scheiben schneiden.
Das Gemüse auf der glänzenden Seite eines großen Stücks Alufolie verteilen. Rosmarinzweig, Ingwer und Knoblauchscheibchen darübergeben.
Mit Butterflöckchen bestreuen und die Brühe darüberträufeln.
Die Folie über der Gemüsemischung zusammenfalten.
Auf dem Grill oder bei 180 Grad im Rohr etwa 30 Minuten bissfest garen.

Dies ist eine ausgewogene Gemüsemischung und könnte mit Okraschoten, Lauch und Fenchel wärmender gestaltet werden. Dann könnten sich zum Ingwer und Rosmarin noch Fenchelsamen oder Chili gesellen!

Venezianisches Kräuteromelette – Fritatta

Für 4 – 6 Personen

8 Eier
10 EL gehackte Kräuter (Petersilie, Schnittlauch, Majoran, Estragon, Dill, Thymian, Basilikum, Mangold, Rucola u. Ä.)
4 EL Butter
1 EL Vollkornmehl
125 ml Milch
2 EL Parmesan
Salz, Pfeffer aus der Mühle

Die feingehackten Kräuter in der Butter in einer großen Pfanne auf kleiner Flamme sanft dünsten, auf keinen Fall anbräunen lassen.

Eier mit Salz, Pfeffer, Parmesan, Mehl und Milch zu einem flüssigen Teig verrühren, über die Kräuter gießen und gut durchrühren.
Wenn sich auf der unteren Seite eine feste Kruste gebildet hat, den Teig wenden und bei Bedarf noch etwas Butter dazugeben, bis auch die Kehrseite knusprig ist.
Die fertige Fritatta wie eine Torte aufschneiden und heiß oder kalt zu trockenem Weißwein servieren.

Kleiner süßer Ausklang

Buchweizencrêpes mit Erdbeeren

Für 4 Personen

250 ml Milch
120 g Buchweizenmehl
2 Eier
Salz
abgeriebene Schale einer halben Biozitrone
Butter zum Backen
1 EL Zucker
40 ml Cointreau
100 ml Orangensaft
400 g geputzte halbierte Erdbeeren

Milch und Mehl zu einem glatten Teig verrühren, Eier, Salz und geriebene Zitronenschale hinzufügen.
Den Teig 20 Minuten ruhen lassen.
Butter in einer beschichteten Pfanne erhitzen, nacheinander 8 dünne Crêpes backen, auf einem Teller übereinanderstapeln.

Zucker in einer Pfanne karamellisieren, mit Cointreau und Orangensaft ablöschen, köcheln lassen, bis der Zucker sich aufgelöst hat. Erdbeeren darin schwenken.
Pro Person 2 Crêpes mit Erdbeeren füllen.

Dies ist ein Dessert für Ausgeglichene und könnte mit gedünsteten Pfirsichen oder Süßkirschen wärmend zubereitet werden. Evtl. noch mit Zimtzucker bestreuen.

Bratapfel auf Portweinsauce

Für kühle Typen und kalte Tage

4 Äpfel
1 EL brauner Zucker
1 TL Puderzucker
100 ml Portwein
125 ml Apfelsaft
1 Zimtstange
2 Scheiben Ingwer
1/2 Vanilleschote
3 EL Butter

Von den Äpfeln eine Kappe abschneiden, das Kerngehäuse ausstechen, etwas braunen Zucker hineinstreuen, die Deckel wieder aufsetzen.
Backrohr auf 180 Grad vorheizen.
In einem flachen Topf den Puderzucker bei kleiner Hitze karamellisieren, mit Portwein ablöschen, einkochen lassen und den Apfelsaft zugießen.
Zimt, Ingwer und aufgeschlitzte Vanilleschote zugeben und die Äpfel hineinsetzen.
Im vorgeheizten Rohr ca. 20 Minuten garen.
Die Äpfel warm stellen, den Schmorsaft durch ein Sieb gießen, in den heißen Sud die Butter in Flöckchen einrühren.

Die Sauce in gewärmte tiefe Teller verteilen, die Bratäpfel daraufsetzen, evtl. eine Kugel Vanilleeis dazugeben.

Beerengratin

Ein erfrischendes Dessert für 4 Personen

400 g gemischte Beeren – Erdbeeren, Himbeeren, Brombeeren, Heidelbeeren
4 cl Grand Marnier
2 Dotter
40 g Zucker
125 ml Weißwein

Beeren mit Grand Marnier marinieren und auf 4 feuerfeste Förmchen verteilen.
Dotter mit Zucker und Wein über Wasserdampf in einem Schneekessel schaumig rühren (die Masse sollte ca. 60 Grad warm sein).
Über die Beeren verteilen, die Förmchen auf ein Backblech stellen und im vorgeheizten Backrohr bei sehr starker Oberhitze ca. 2 Minuten goldgelb gratinieren.
Heiß servieren!

Wir wünschen guten Appetit und hoffen, dass die Rezepte der verschiedenen Köstlichkeiten Sie mit all dem auf dem Weg dorthin erworbenen Wissen wieder versöhnen. Vor allem sollen sie zeigen, dass gesundes Essen ein wundervoller Genuss sein kann. Am besten lesen Sie alles und verstehen es nachhaltig, um anschließend zu essen, was Ihnen Spaß macht und die Lebensfreude erhöht – mit dem deutenden Bewusstsein im Hintergrund und der Offenheit für die Entwicklung der inneren Stimme oder wie immer man diese Instanz nennen mag, die wie keine andere weiß, was für Sie gut ist.

ADRESSEN

Heil-Kunde-Zentrum, D-84381 Johanniskirchen, Schornbach 22, Mail: hkz-dahlke@t-online.de

Dorothea Neumayr: Fasten- und Ernährungsberatung, Atemtherapie, Aqua-e-motion
A-5020 Salzburg, Sackengutstr. 9, Tel. 0043 664 3839377
Mail: dorothea.neumayr@aqua-e-motion.com

Turid Ammon: Heilpraktikerin und Ernährungsberaterin im Raum Ingolstadt: D-85123 Karlskron, Kalvarienbergstr. 13
Mail: mail@naturheilkunde-ammon.de

Sybille Schlüpen: Heilpraktikerin und Ernährungsberaterin im Kölner Raum: D-50259 Pulheim, Bruchrandweg 5
Mail: Sybille.Schluepen@t-online.de

Sunrider-Produkte: Body Balance, Martin Steurer, A-6971 Hard am Bodensee, Hofsteigstr. 21, Tel./Fax: 0043 55774 76235

Nahrungsergänzungsmittel: Vollkraft Naturnahrung Handels- und Produktions GmbH, A-2840 Grimmenstein, Marktstr. 7

Life Light Handels GmbH, Aigner Str. 53, A-5026 Salzburg, Tel.: 0043 662 628628, Fax: 0043 662 628629
Mail: office@lifelight.com

Fasten- und andere Seminare: Heil-Kunde-Institut, A-8151 Hitzendorf, Oberberg 92, Tel.: 0043 316 7198885, Fax: 0043 316 7198886, Mail: info@dahlke.at, Web: www.dahlke.at

Aminas: D-40699 Erkrath, Adolf-Menzel-Str. 8, Tel.: 0049 211 2092609, Fax: 0049 211 2092244
Mail: re@aminas.de, Web: www.aminas.de

DANKSAGUNG

Für Korrekturen und Anregungen danke ich der Ernährungswissenschaftlerin (Dipl. oec. troph.) im Heil-Kunde-Zentrum Johanniskirchen Susanne Miesera.
Josef Hien, mit dem mich 30 Jahre Meditationserfahrungen verbinden und der – ursprünglich Mathematiker – seit vielen Jahren im Heil-Kunde-Zentrum Johanniskirchen als Psychotherapeut arbeitet und sich zum Spezialisten für Orthomolekularmedizin weitergebildet hat, verdanke ich über die Jahre ungezählte Hinweise zum Thema Ernährung. Er hat mir die Highlights seines Spezialgebietes Orthomolekularmedizin, dem ich persönlich immer skeptisch gegenüberstand, in stetiger Beharrlichkeit nähergebracht.
Der Freundin, Heilpraktikerin, Therapeutin für Nahrungsunverträglichkeiten und Allergien Turid Ammon danke ich für viele wesentliche Hinweise aus ihrem Gebiet.
Sybille Schlüpen, Löwe-Freundin, Heilpraktikerin und Spezialistin für chinesische Medizin und Ernährungslehre, verdankt das Kapitel über typgerechte Ernährung entscheidende Impulse.
Jürgen Grieshaber, Ernährungsberater nach Brucker und Organisator meiner Kreuzfahrten, verdanke ich Anregungen im Hinblick auf Vollwertigkeit.
Und herzlichen Dank auch allen Patienten, die mein Ernährungswissen mit ihren Hinweisen und Erfahrungen bereichert haben.
Der größte Dank gilt naturgemäß Dorothea Neumayr, die als Co-Autorin das ganze Buch mitbetreute und ihm erst den richtigen Geschmack verlieh.

ANMERKUNGEN

1 Zum Gewichtsthema siehe »Mein Idealgewicht« (3 CDs mit Begleitbuch), Goldmann, Arkana-Audio Studio, zu Essstörungen siehe »Krankheit als Symbol«, Bertelsmann, München 2000
2 Ruediger Dahlke: »Das Gesundheitsprogramm«, Hugendubel, München 2004
3 Ruediger Dahlke: »Mein Idealgewicht« (3 CDs mit Begleitbuch), Goldmann, Arkana-Audio Studio
4 Zum Cholesterinthema siehe Ruediger Dahlke: »Verdauungsprobleme«, Knaur, München 1990
5 Ruediger Dahlke: »Aggression als Chance«, Bertelsmann, München 2003
6 Siehe dazu Ruediger Dahlke: »Woran krankt die Welt«?, Bertelsmann, München 2001
7 Ruediger Dahlke: »Das Gesundheitsprogramm«, Hugendubel, München 2004
8 Siehe dazu Ruediger Dahlke und Andreas Neumann: »Die wunderbare Heilkraft des Atems«, Integral, München 2000
9 Siehe hierzu Ruediger Dahlke: »Depressionen – Wege aus der dunklen Nacht der Seele, Goldmann
10 Ruediger Dahlke: »Krankheit als Symbol«, Bertelsmann, München 2000
11 Siehe dazu Ruediger Dahlke: »Die Leichtigkeit des Schwebens«, Integral, München 2002
12 Siehe dazu Ruediger Dahlke: »Lebenskrisen als Entwicklungschancen«, Bertelsmann, München 1995
13 Sanacell Gesundheits-Netzwerk GmbH, D-14057 Berlin, Dovestr. 1, Tel.: 0049 30 30 98 06 70, Fax: 0049 30 39 80 67 19

Veröffentlichungen von Ruediger Dahlke

Schlaf – Die bessere Hälfte des Lebens. Integral, München 2005

Fasten Sie sich gesund. Hugendubel, München 2004

Entgiften – Entschlacken – Entspannen. Hugendubel, München 2003

Das Gesundheitsprogramm. Hugendubel, München 2004

Aggression als Chance. Bertelsmann, München 2003

Krankheit als Symbol – Handbuch der Psychosomatik. Bertelsmann München 2000

Woran krankt die Welt? Bertelsmann, München 2001

Die Leichtigkeit des Schwebens. Integral, München 2002

Frauen-Heil-Kunde: Be-Deutung und Chance weiblicher Krankheitsbilder (mit Margit Dahlke, Prof. Volker Zahn). Bertelsmann, München 1999

Krankheit als Sprache der Seele – Be-Deutung und Chance der Krankheitsbilder. Bertelsmann, München 1992

Krankheit als Weg – Deutung und Bedeutung der Krankheitsbilder (mit Thorwald Dethlefsen). Bertelsmann, München 1983

Lebenskrisen als Entwicklungschancen – Zeiten des Umbruchs und ihre Krankheitsbilder. Bertelsmann, München 1995

Der Weg ins Leben – Schwangerschaft und Geburt aus spiritueller Sicht (mit Margit Dahlke und Prof. Volker Zahn). Bertelsmann, München 2001

Mandalas der Welt – Ein Meditations- und Malbuch. Hugendubel, München 1985

Arbeitsbuch zur Mandalatherapie. Hugendubel, München 1999

Säulen der Gesundheit (mit Baldur Preiml und Franz Mühlbauer). Goldmann, München 2000

Reisen nach Innen – Geführte Meditationen auf dem Weg zu sich selbst. Hugendubel, München 1994; Heyne, München 2003

Bewusst fasten – Ein Wegweiser zu neuen Erfahrungen. Goldmann, München 1980

Das Senkrechte Weltbild – Symbolisches Denken in astrologischen Urprinzipien (mit Nicolaus Klein). Heyne, München 1986

Die wunderbare Heilkraft des Atmens (mit Andreas Neumann). Integral, München 2000
Mandala-Malblock. Neptun Music, München 1985
Spirituelles Lesebuch (mit Margit Dahlke). Knaur, München 1996
Habakuck und Hibbelig – das Märchen von der Welt. Heyne, München 1987
Worte der Heilung, Schirner, Darmstadt 2005
Depression – Wege aus der Nacht der Seele. Goldmann, München 2006
Das große Buch der ganzheitlichen Therapien. Integral, München 2007
Wage dein Leben jetzt! Coppenrath, Münster 2007
Die Notfallapotheke für die Seele. Heilende Wahrnehmungsübungen und Meditationen. Nymphenburger, München 2007
Vom Essen, Trinken und Leben. Mit allen Sinnen kochen: 89 Rezepte für besondere Momente (mit Dorothea Neumayr). Haug, Stuttgart 2007
Der Körper als Spiegel der Seele. Gräfe & Unzer, München 2007
Wege der Reinigung (mit Doris Ehrenberger). Hugendubel, München 1998
Meditationsführer (mit Margit Dahlke). Schirner, Darmstadt 2005
Dr. Ruediger Dahlkes Gesundheitskarten. Integral, München 2003
3 Mandala-Malblöcke. Hugendubel, München 1999

Knaur-Taschenbücher zur Krankheitsbilder-Be-Deutung:
Die Psychologie des blauen Dunstes – Be-Deutung und Chance des Rauchens (mit Margit Dahlke). München 1989
Gewichtsprobleme – Be-Deutung und Chance von Über- und Untergewicht. München 1989
Herz(ens)probleme – Be-Deutung und Chance von Herz-Kreislauf-Problemen. München 1990
Verdauungsprobleme – Be-Deutung und Chance von Magen- und Darmproblemen (mit Robert Hößl). München 1990
Von der Weisheit unseres Körpers. München 2007

Meditationen und Musik auf CD und MC

Heil-Meditationen mit den Titeln:

Energiearbeit, Ganz entspannt, Bewusst fasten, die Heilkraft des Verzeihens

Schutzengel-Meditationen, Sucht und Suche, Verdauungsprobleme, Leberprobleme, Traumreisen, Die vier Elemente, Vom Stress zur Lebensfreude, Depression, Ärger und Wut, Selbstheilung, Schlaf, Erquickendes Abschalten, Tinnitus und Gehörschäden, Angstfrei leben, Schlafprobleme, Verdauungsprobleme, Mein Idealgewicht, Hoher Blutdruck, Niedriger Blutdruck, Rauchen, Krebs, Allergien, Rückenprobleme, Suchtprobleme, Kopfschmerzen, Innerer Arzt, Entgiften-Entschlacken-Loslassen, Lebenskrisen als Entwicklungschancen, Partnerbeziehungen, Den Tag beginnen, Tiefenentspannung, Selbstliebe, Naturmeditation, Mandalas - Wege zur eigenen Mitte, Visionen, Schatten, Hautprobleme (2 CDs), Frauenprobleme (mit Margit Dahlke), Schwangerschaft und Geburt (mit Margit Dahlke), Herzensprobleme

Doppel-CDs mit Musik von Shantiprem: Elemente-Rituale, Heilungsrituale.

CDs mit Begleitbuch mit den Titeln:

- Mein Idealgewicht (3 CDs)
- Entgiften – Entschlacken – Loslassen
- Angstfrei leben
- Rauchen
- Tinnitus und Gehörschäden

Hörbücher beim Rhythmus-Verlag mit den Titeln:

- Innerer Arzt
- Visionen
- Seelische Verletzungen

Kindermeditationen mit den Titeln:

- Märchenland
- Ich bin mein Lieblingstier

Vorträge und Workshops (MC, CD, Video, DVD) bei Auditorium-Netzwerk

Folgende Titel sind bei Auditorium-Netzwerk erhältlich:

Vorträge, Workshops und Gesundheitstage auf DVD

- Angst
- Krankheitsdeutung
- Homöopathie
- Woran krankt die Welt?
- Heilung und Meditation
- Mandalas als Ausdruck des göttlichen Selbst
- Lebenskrisen als Entwicklungschancen
- Sucht und Suche
- Fasten
- Psychotherapie und Reinkarnationstherapie
- Säulen der Gesundheit
- Der verbundene Atem, Fragen + Antworten
- Depression
- Gewichtsprobleme
- Kopfschmerzen
- Partnerschaft als Chance und Aufgabe
- Wege der Heilung – Einführung in Medizin und Weltbild der spirituellen Philosophie

Vorträge, Gesundheitstage und Kongressmitschnitte auf CD

- Angst
- Bedeutung der Rituale in Vergangenheit und Gegenwart
- Depression
- Deutung und Bedeutung von Krankheitsbildern
- Die Leichtigkeit des Schwebens
- Die Psychosomatik von Krebs
- Gewichtsprobleme
- Kopfschmerzen
- Partnerschaft als Chance und Aufgabe
- Säulen der Gesundheit
- Wunden des Weiblichen

Ruediger Dahlke

VON DER WEISHEIT UNSERES KÖRPERS

Ruediger Dahlke hat ein »Interview« mit der Gesundheit geführt: Seine Fragen und Antworten zeigen, dass Gesundheit weit mehr ist als die Abwesenheit von Krankheit – und dass der Mensch durchaus ein Leben lang gesund bleiben kann, wenn er der Weisheit seines Körpers vertraut. Ein aufrüttelndes Buch, das uns zeigt, wie wichtig – und gleichzeitig wie einfach – der Weg zu dauerhafter Gesundheit ist.

Knaur
MensSana

Christiane Seifert

DIE FÜNF-ELEMENTE-KÜCHE

Gesund essen nach der chinesischen Ernährungslehre

In der traditionellen chinesischen Medizin spielt die Energie der einzelnen Nahrungsmittel eine entscheidende Rolle – sie beeinflusst unser energetisches Gleichgewicht und damit das körperliche und seelische Wohlbefinden. Dieses Wissen spiegelt sich wider in der Ernährung nach den Fünf Elementen. Dieses anwenderfreundliche Handbuch bietet eine fundierte Einführung in die Fünf-Elemente-Lehre und gibt wertvolle Tipps für Einkauf und Vorratshaltung von Nahrungsmitteln. Das Herzstück bildet eine Vielzahl von neuen leckeren Rezepten für Menschen, die es in der Küche eilig haben, aber auf die Qualität ihrer Speisen dennoch großen Wert legen. Mit ausführlichem Service-Teil und praktischem Nahrungsmittel-Poster zum Aufhängen.

Knaur
MensSana

Astrid Longhurst

ICH MAG MICH, WIE ICH BIN

Schritt für Schritt zu mehr Körper-Selbstbewusstsein

Sich wohl fühlen im eigenen Körper hat nichts zu tun mit Kleidergröße, Figur, Alter oder Schönheit, sondern lediglich mit unserer inneren Einstellung. *Ich mag mich, wie ich bin* zeigt, wie Körper-Selbstbewusstsein unser Leben verändern kann. Es bereitet uns vor auf eine Reise, die uns in neue Gefilde des Denkens und Seins führt. Ein ermutigendes und inspirierendes Buch mit Test zur Selbsteinschätzung und zahlreichen Übungen, die neugierig machen auf das Abenteuer Leben.

Knaur
MensSana

Charlotte Joko Beck

ZEN IM ALLTAG

Der moderne Alltag stellt uns vor vielfältige Herausforderungen, sei es in Beruf, Familie und Partnerschaft oder in der Beziehung zu uns selbst. Die Tradition des Zen ist ein Weg, diese Herausforderungen anzunehmen und zu bestehen und das Leben in seiner ganzen Fülle zu erfahren.

»Ein ungewöhnliches Buch für gewöhnliche Menschen. Es spricht über elementare Dinge mit elementarer Einfachheit.«

David Steindl-Rast

Knaur
MensSana